Academic Research Series of Famous
Doctors of Traditional Chinese
Medicine through the Ages

"十三五"国家重点图书出版规划项目

中医历代名家学术研究丛书

主编 潘桂娟

黄辉 陈雨露 编著

吴澄

全国百佳图书出版单位
中国中医药出版社
·北 京·

图书在版编目（CIP）数据

中医历代名家学术研究丛书 . 吴澄 / 潘桂娟主编；
黄辉，陈雨露编著 . —北京：中国中医药出版社，
2022.8
ISBN 978-7-5132-6718-2

Ⅰ . ①中… Ⅱ . ①潘… ②黄… ③陈… Ⅲ . ①中医
临床—经验—中国—清代 Ⅳ . ① R249.1

中国版本图书馆 CIP 数据核字（2021）第 007651 号

中国中医药出版社出版

北京经济技术开发区科创十三街 31 号院二区 8 号楼
邮政编码 100176
传真 010-64405721
河北品睿印刷有限公司印刷
各地新华书店经销

开本 880×1230 1/32 印张 8.75 字数 224 千字
2022 年 8 月第 1 版 2022 年 8 月第 1 次印刷
书号 ISBN 978-7-5132-6718-2

定价 69.00 元
网址 www.cptcm.com

服 务 热 线 010-64405510
购 书 热 线 010-89535836
维 权 打 假 010-64405753

微信服务号 zgzyycbs
微商城网址 https://kdt.im/LIdUGr
官 方 微 博 http://e.weibo.com/cptcm
天猫旗舰店网址 https://zgzyycbs.tmall.com

如有印装质量问题请与本社出版部联系（010-64405510）

2005 年国家重点基础研究发展计划（973 计划）课题"中医学理论体系框架结构与内涵研究"（编号：2005CB532503）

2009 年科技部基础性工作专项重点项目"中医药古籍与方志的文献整理"（编号：2009FY120300）子课题"古代医家学术思想与诊疗经验研究"

2013 年国家重点基础研究发展计划（973 计划）项目"中医理论体系框架结构研究"（编号：2013CB532000）

国家中医药管理局重点研究室"中医理论体系结构与内涵研究室"建设规划

"十三五"国家重点图书、音像、电子出版物出版规划（医药卫生）

2021 年度国家出版基金资助项目

项目来源及国家重点图书出版计划

前言

中医理论肇始于《黄帝内经》《难经》，本草学探源于《神农本草经》，辨证论治及方剂学发轫于《伤寒杂病论》。在此基础上，历代医家结合自身的思考与实践，提出独具特色的真知灼见，不断革故鼎新，充实完善，使得中医药学具有系统的知识体系结构、丰富的原创理论内涵、显著的临床诊治疗效、深邃的中国哲学背景和特有的话语表达方式。历代医家本身就是"活"的学术载体，他们刻意研精，探微索隐，华叶递荣，日新其用。因此，中医药学发展的历史进程，始终呈现出一派继承不泥古、发扬不离宗的繁荣景象。

中国中医科学院中医基础理论研究所，自2008年起相继依托2005年国家重点基础研究发展计划（973计划）课题"中医学理论体系框架结构与内涵研究"、2009年科技部基础性工作专项重点项目"中医药古籍与方志的文献整理"子课题"古代医家学术思想与诊疗经验研究"、2013年国家重点基础研究发展计划（973计划）项目"中医理论体系框架结构研究"，以及国家中医药管理局重点研究室（中医理论体系结构与内涵研究室）建设规划，联合北京中医药大学等16所高等院校及科研和医疗机构的专家、学者，选取历代具有代表性或学术特色突出的医家，系统地阐释与解析其学术思想和诊疗经验，旨在发掘与传承、丰富与完善中医理论，为提升中医师临床实践能力和水平提供参考和借鉴。本套丛书即是由此系列研究阶段性成果总结而成。

综观历史，凡能称之为"大医"者，大都博览群书，学问淹博赅洽，集百家之言，成一家之长。因此，我们以每位医家的内容独立成书，尽可能尊重原著，进行总结、提炼和阐发。本丛书的另一个特点是，将医家特色学术观点与临床实践相印证，尽可能选择一些典型医案，用以说明理论的实践价值，便于临床施用。本丛书列选"'十三五'国家重点图书、音像、电子出版物出版规划""医药卫生"类项目，收载民国及以前共 102 名医家。第一批 61 个分册，已于 2017 年出版。第二批 41 个分册，申报 2021 年国家出版基金项目已获批准，出版在即。

丛书各分册作者，有中医基础和临床学科的资深专家、国家及行业重点学科带头人，也有中青年骨干教师、科研人员和临床医师中的学术骨干，来自全国高等中医药院校、科研机构和临床单位。从学科分布来看，涉及中医基础理论、中医各家学说、中医医史文献、中医经典及中医临床基础、中医临床各学科。全体作者以对中医药事业的拳拳之心，共同努力和无私奉献，历经数年完成了这份艰巨的工作，以实际行动切实履行了"继承好、发展好、利用好"中医药的重大使命。

在完成上述科研项目及丛书撰写、统稿与审订的过程中，研究团队暨编委会和审订委员会全体成员精益求精之心始终如一。在上述科研项目负责人、丛书总主编、中国中医科学院中医基础理论研究所潘桂娟研究员主持下，由常务副主编陈曦副研究员、张宇鹏副研究员及各分题负责人——翟双庆教授、钱会南教授、刘桂荣教授、郑洪新教授、邢玉瑞教授、马淑然教授、文颖娟教授、陆翔教授、杨卫彬研究员、崔为教授、江泳教授、柳亚平副教授、王静波副教授等，以及医史文献专家张效霞教授，分别承担或参与了团队的组织和协调，课题任务书和丛书编写体例的起草、修订和具体组织实施，各单位课题研究任务的落实和分册文稿编写、审订等工作。编委会多次组织工作会议和继续教育项目培训，推进编撰工作进度，确保书稿撰写规范，并组织有关专家对初稿进行审订；最终，由总主编与常务副主编对丛书各分册进行复审、修订和统稿，并与全体作者充分交流，对各分册内容加以补充完善，而始得告成。

2016 年 2 月，国家中医药管理局颁布《关于加强中医理论传承创新的若干意见》，指出要"加强对传承脉络清晰、理论特色鲜明的古代医家的学术思想研究"。2016 年 2 月，国务院颁布《中医药发展战略规划纲要（2016—2030 年）》，强调"全面系统继承历代各家学术理论、流派及学说"。上述项目研究及丛书的编写，是研究团队对国家层面"遵循中医药发展规律，传承精华，守正创新"号召的积极响应，体现了当代中医人敢于担当的勇气和矢志不渝的追求！通过此项全国协作的系统工程，凝聚了中医医史、文献、理论、临床研究的专门人才，培育了一支专业化的学术队伍。

在此衷心感谢中国中医科学院及其所属中医基础理论研究所、中医药信息研究所、研究生院，以及北京中医药大学、陕西中医药大学、山东中医药大学、云南中医药大学、安徽中医药大学、辽宁中医药大学、浙江中医药大学、成都中医药大学、湖南中医药大学、长春中医药大学、黑龙江中医药大学、南京中医药大学、河北中医学院、贵州中医药大学、中日友好医院 16 家科研、教学和医疗单位对此项工作的大力支持！衷心感谢中国中医科学院余瀛鳌研究员、姚乃礼主任医师、曹洪欣教授与北京中医药大学严季澜教授在项目实施和本丛书出版过程中给予的悉心指导与支持！衷心感谢中国中医药出版社有关领导及华中健编辑、芮立新编辑、伊丽萦编辑、鄢洁编辑及丛书编校人员的辛勤付出！

在本丛书即将付梓之际，全体作者感慨万千！希望广大读者透过本丛书，能够概要纵览中医药学术发展之历史脉络，撷取中医理论之精华，承绪千载临床之经验，为中医药学术的振兴和人类卫生保健事业做出应有的贡献！

由于种种原因，书中难免有疏漏之处，敬请读者不吝批评指正，以促进本丛书的不断修订和完善，共同推进中医历代名家学术的继承与发扬！

《中医历代名家学术研究丛书》编委会

2021 年 3 月

凡例

一、本套丛书选取的医家，为历代具有代表性或特色思想与临床经验者，包括汉代至晋唐医家 6 名，宋金元医家 19 名，明代医家 24 名，清代医家 46 名，民国医家 7 名，总计 102 名。每位医家独立成册，旨在对医家学术思想与诊疗经验等内容进行较为详尽的总结阐发，并进行精要论述。

二、丛书的编写，本着历史、文献、理论研究有机结合的原则，全面解读、系统梳理和深入研究医家原著，适当参考古今有关该医家的各类文献资料，对医家学术思想和诊疗经验加以发掘、梳理、提炼、升华、概括，将其中具有理论意义、实践价值的独特内容阐发出来。

三、丛书在总体框架上，要求结构合理、层次清晰；在内容阐述上，要求概念正确，表述规范，持论公允，论证充分，观点明确，言之有据；在分册体量上，鉴于每个医家的具体情况不同，总体要求控制在 10 万～20 万字。

四、丛书的每一分册的正文结构，分为"生平概述""著作简介""学术思想""临证经验"与"后世影响"五个独立的内容范畴。各分册将拟论述的内容按照逻辑与次序，分门别类地纳入以上五个内容范畴之中。

五、"生平概述"部分，主要包括医家姓名字号、生卒年代、籍贯等基本信息，时代背景、从医经历以及相关问题的考辨等。

六、"著作简介"部分，逐一介绍医家的著作名称（包括现存、已经亡佚又经后人辑复的著作）、卷数、成书年代、主要内容、学术价值等。

七、"学术思想"部分，分为"学术渊源"与"学术特色"两部分进行论述。前者重在阐述医家之家传、师承、私淑（中医经典或前代医家思想对其影响）关系，重点发掘医家学术思想的历史传承与学术渊源；后者主要从独特学术见解、学术成就、学术特点等方面，总结医家的主要学术思想特色。

八、"临证经验"部分，重点考察和论述医家学术著作中的医案、医论、医话，并有选择地收集历代杂文笔记、地方志等材料，从中提炼整理医家临床诊疗的思路与特色，发掘、总结其独到的诊治方法。此外，还根据医家不同情况，以适当方式选录部分反映医家学术思想与临证特色的医案。

九、"后世影响"部分，主要包括"学术影响与历代评价""学派传承（学术传承）""后世发挥"和"国外流传"等内容。其中，对医家的总体评价，重视和体现学术界共识和主流观点，在此基础上，有理有据地阐明新见解。

十、附以"参考文献"，标示引用著作名称及版本。同时，分册编写过程中涉及的期刊与学位论文，以及未经引用但能体现一定研究水准的期刊与学位论文也一并列出，以充分体现对该医家研究的整体状况。

十一、附以丛书全部医家名录，依照时间先后排列，以便查验。

十二、丛书正文标点符号使用，依据中华人民共和国国家标准《标点符号用法》（GB/T 15834—2011）。医家原书中出现的俗字、异体字等一律改为简化正体字，个别不能对应简化字的繁体字酌予保留。

《中医历代名家学术研究丛书》编委会

2021 年 3 月

内容提要

　　吴澄，字鉴泉，号师朗，生于清康熙二十八年（1689）以前，卒于乾隆七年（1742）之后，安徽省徽州府歙县（今安徽省黄山市歙县）岭南卉水人。清代著名医家，新安医学代表医家。著有论述虚损及其相关病证的诊治专著《不居集》（50卷），书中将虚损分为内损、外损，汇集前代治疗虚损九法，并首创外损说，合而为十法；全书以不居为魂，虚损为纲，外损为说，解托补托、理脾阴为法，创系列得效方共计22首，强调不居于滋阴降火一法，又立血证八法等具体治法。本书主要内容包括吴澄的生平概述、著作简介、学术思想、临证经验、后世影响等。

吴澄，字鉴泉，号师朗，生于清康熙二十八年（1689）以前，卒于乾隆七年（1742）之后，安徽省徽州府歙县（今安徽省黄山市歙县）岭南卉水人。清代著名医家，新安医学代表医家。著有论述虚损及其相关病证的诊治专著《不居集》（50卷），现存清道光十三年（1833）芸香阁刻本及其手抄本。文献另载其著有《伤寒证治明条》（6卷），以及《医易会参》《师朗医案》《推拿神书》若干卷，均未见传本。

吴澄在虚损及其相关疾病的辨证、治疗、方药运用和预防方面有独特见解，现代也有零散的专题研究报道。经中国知网（CNKI）检索共有90多篇，但不够深入、清晰、全面，存在一定的偏差，局限于虚损辨治的讨论。迄今为止，尚未见对其生平和学术进行系统研究的著作，专题研究报道不能全面准确地反映其特色鲜明、内涵丰富的学术思想。

本书以吴澄《不居集》原著内涵的发掘、提炼、概括和阐发为重点，参考近现代的研究成果，在对原著及相关文献资料的搜集、解读、阐释和评议的基础上，本着历史研究、文献研究、理论研究有机结合的原则，对其生平事迹、代表著作、学术思想、临床经验、后世影响等进行全方位的系统挖掘、整理和研究。

本书依据的吴澄著作底本，为清道光十三年（1833）芸香阁刻本（个人收藏）及其手抄本（安徽中医药大学收藏），同时参考了近现代以芸香阁刻本为底本出版的校本。

编写说明

一是 1935 年国光印书局印刷、上海中医书局发行的秦伯未校订本，二是 1998 年人民卫生出版社出版的何传毅等点校本，三是 2002 年中国中医药出版社出版的达美君等校注本。此外，旁及《黄帝内经》《难经》《伤寒论》《金匮要略》《内外伤辨惑论》《脾胃论》《古今医统大全》《景岳全书》等经典医著，以及方剂类著作《外台秘要》《太平惠民和剂局方》《太平圣惠方》《医方考》《本草备要》《医方集解》等。其他文献也尽量参考现代名家整理的版本，引述的其他文献和必要的注释说明均随文出注。书后参考文献总目仅列出书籍文献版本及论文题录。

对吴澄学术思想的深入研究，有助于从更深层次揭示中医药学术发展的内在规律及外部条件，有助于中医药理论与临床经验的传承，对于丰富中医药学的理论体系，推动中医药学术进步，具有一定的现实意义。希望本书能为中医药工作者提供一些帮助和启迪。由于水平有限，疏漏之虞、遗珠之憾恐在所难免，加之见仁见智之异，书中观点仅供参考。

在此衷心感谢参考文献的作者、参与本书部分数据统计和整理的洪都同志，以及支持本项研究的各位同仁！

安徽中医药大学　黄　辉

2021 年 3 月

目
录

吴澄

生平概述

吴澄，字鉴泉，号师朗，生于清康熙二十八年（1689）以前，卒于乾隆七年（1742）之后，安徽省徽州府歙县（今安徽省黄山市歙县）岭南卉水人，清代著名医家，新安医学代表医家，著有论述虚损及其相关病证的诊治专著《不居集》（50卷）。《不居集》将虚损分为内损、外损，汇集前代治疗虚损九法，并首创外损说，合而为十法；全书以不居为魂，虚损为纲，外损为说，解托补托、理脾阴为法，创系列得效方共计22首，强调不居于滋阴降火一法，又立血证八法等具体治法。

一、时代背景

根据清道光十三年（1833）芸香阁刻本《不居集·自序》《吴炜序》记载，吴澄因屡试不第转而从医。他从一名落第书生成长为虚损病诊疗大家，有其深刻的自然、人文、历史和文化背景。

在我国古代传统文化中，先哲们观察山川地理时将阴阳的概念和思想贯穿其中。徽州崇山峻岭环峙，山环水绕，徽州先民依山傍水构建村落，布局呈枕山环水、负阴抱阳之貌，独特的地理环境、天然的阴阳太极图式对徽州人的思想产生了潜移默化的影响。

吴澄的家乡歙县岭南，在今歙县北岸、昌溪一带，是徽州吴氏宗族的一个重要的聚居地，位于县城东边偏北，属传统意义上的歙县南乡。按歙县传统习俗所分的东南西北四乡，并非以徽州府治所在地的歙县县城为坐标，传统歙县南乡指渔梁以下练江–浙江（新安江）干流流域。

徽州吴姓是名门望族，吴氏一世祖自汉代伊始即由中原迁入，系"新安十五姓"和"徽州八大姓"之一，深受传统文化的影响和熏陶，尤其是易理、阴阳思想。《不居集》成书不久，吴澄即请其族叔吴炜为之作序，序中提到另一位族叔吴波涵以易学传家，洞悉先后天卦象；而吴波涵又曾得家族中精通易经卦象的长辈吴敬庵先生指点迷津。查《四库全书总目提要·卷一·经部一·易类》所录《易经本义翼》，卷首云"苏州府学附生曹沄手辑吴敬庵《羲经本义》二十本上大宗师鉴定，今呈到十九本，其一本系《图说》，因绘画不及，俟于原本录出补送呈"，由此可以证明吴澄的这位家族前辈吴敬庵先生确有深厚的易学造诣。

徽州吴氏家族以擅易学、通易理、精堪舆而闻名，亦多有以看风水为业者，为住宅、墓地等建筑选址定向。著名的徽州休宁县万安"吴鲁衡罗盘"就是一个证明，2006 年"万安罗盘制作技艺"被列入国家级非物质文化遗产名录，而创办人吴鲁衡（1702—1760）与吴澄基本为同时代人。

唐·卜应天所著风水堪舆经典《雪心赋》言："葫芦山现，术数医流。"意思是地形如葫芦瓢的山区，出预测推算和医术高明的人才。《不居集》成书近百年后出版，出版时补有徽州乡贤程芝云所作之《吴师朗传》，传末追述："内史氏曰：岭南去余家十里，吴心莲师族居于斯，祠面瓢芦山，应术士医流，师朗老人，其最著者。又吾师经、史、谶纬、术数之学，靡不淹贯，尤精相墓冢言，得李董不传之秘。"应了"葫芦山现，术数医流"这句话。

由此可见，吴澄精通易学，既有徽州自然人文背景，又有家族文化的传统。

徽州系"程朱阙里"，是程朱理学"桑梓之邦"。南宋"集诸儒之大成"的徽州婺源人朱熹，被誉为"孔子以后，一人而已"，其理学思想作为元明清三代的官方意识形态，统治了中国思想六七百年时间，影响深远，徽州尤甚。徽州休宁《茗洲吴氏家典》曰："我新安为朱子桑梓之邦，则宜读朱子之书，服朱子之教，秉朱子之礼，以邹鲁之风自待，而以邹鲁之风传之子若孙也。"这不仅是吴氏家族的家训，更是徽州学子遵循的准则。

非常巧合的是，朱熹嫡传的第 4 代弟子中，也有一位姓吴名澄者。这位吴澄，字幼清，号草庐，为宋末元初易学家和理学家，江西抚州崇仁人，先后拜理学家程若庸、程绍开为师，易学造诣深厚。程若庸，徽州休宁人，新安理学九贤之一，从学于著名理学家"双峰先生"（饶鲁，朱熹再传弟子）；程绍开则是与朱熹齐名的理学家陆九渊的弟子。徽州和抚州地缘相近，同是理学的人才高地。这位吴澄因得朱熹"正学真传"，"以绍朱子之统而自任"，且取得了"朱子门人所不及"的经学成就，当时与河南名儒许衡齐名，号称"北有许衡，南有吴澄"。其著有《易纂言》《易纂言外翼》，以阴阳卦对解说《周易》经分上下之义，形成了独到的见解，发展和超越了朱熹的易学思想。其学问之"宏大精深"，有评价称"与朱熹能相比的恐怕只有吴澄一人而已"。

到了清代，同样攻朱子之学、精通易理的徽州吴澄，不可能不知道宋末元初抚州的这位易学和理学大家吴澄，同名同姓的启示是不是会潜移默化地产生同质化的激励作用？抑或父辈取名时就寄予了某种殷殷的期盼？目前虽无确凿的资料证实这一点，但这种可能性是客观存在的。

朱熹致力于著述，曾3次回乡省亲讲学，通过朱熹的传授，新安学风为之一变，原来醉心于科举功名的新安士人，转而"多明义理之学"，其中不少儒生放弃科举，转而从事医学，治病救人。朱熹对《黄帝内经》也深有研究，对医学和养生有较深的造诣，"对症下药"一词就出自《朱子语类》。针对以往医工"多是庸俗不通文理之人"的状况，他还提出："择民之聪明者，教以医药，使治疾病，此仁人之心也。"他倡导修儒须兼修医学，对新安医学的发展产生了重要影响。

徽州"山水幽奇，鸟道萦纡"，"人行明镜中，鸟度屏风里"。此地山川钟毓，以形相感，地灵人杰，代出奇才，尤其医学人才辈出。新安医学流派早在宋元时期就已初步形成，明代进入鼎盛时期。有明代徽籍文学家汪道昆（1525—1593）为新安医家吴崑《医方考》而作的《医方考引》为证，引中有言："今之业医者，则吾郡良；吾郡贵医如贵儒，其良者率由儒从业。"

仅以歙西澄塘吴氏医学世家为例，从明代中期至清代中期，就涌现出吴正伦、吴崑、吴楚、吴谦等多位著名医家。吴正伦（1529—1568）在明隆庆年间，曾因治愈明穆宗贵妃和尚在襁褓中的明神宗之疾而名噪京华；吴崑（1552—1620）是明代医经派代表人物，著有《黄帝内经素问吴注》《医方考》《针方六集》等，熟谙针灸，擅用方药，活人无数，声名显赫；吴楚是清顺治、康熙年间（1644—1722）人，行医于扬州，时有"天上神仙"之誉；与吴澄同时代的吴谦（约1690—1760），是清代大型医学教科书《医宗金鉴》的总撰修官。吴澄同为歙县人，又出生于易学世家，医者易也，医易相通，仕途受阻转而由易入医，顺理成章。

吴澄由儒而医，显然受到了朱熹儒医双修的引导和"学而仁则医"思想的影响，更受到了地域文化"贵医如贵儒"的启发。"学而优则仕""学而仁则医"，生长在这样的自然人文环境里，可以说吴澄由儒入医、由易转医是最好的选择。

二、生平纪略

吴澄生于清康熙二十八年（1689）以前，卒于乾隆七年（1742）之后，徽州府歙县岭南卉水人。其少攻举子业，嗜读《易经》，因屡试不第，转攻医学，学成后行医于徽州本地及邻近的江浙地区。清乾隆四年（1739），编著《不居集》（50卷）。

（一）生卒考证

吴澄生卒年月未详，根据《不居集·自序》所署"乾隆己未（1739）仲秋月"，一般认为约生活于17世纪下半期至18世纪上半期。根据书中蛛丝马迹的记载，可以大致推断出他的生卒年代。

吴澄族叔吴炜为监察御史，返乡祭祖时应邀为《不居集》作序，序中云吴澄"少习举子业","行居长，诸昆季先后云路，皆为吾邑名生。假令师朗而以功名为念，安知其不为诸生之冠，而鹏程远大，或更驾仲季而上也"。明清时期进入府州县学的生员称为秀才，县邑名生指当地歙县秀才中佼佼者，显然吴澄没能像同族兄弟那样通过科举考取功名。于是"弃举子业后，闭户穷研者历有年，临证体验者历有年，所活人几未可以数计"。吴澄少时攻四书五经，年长与族中兄弟一起参加县考却未能进学、未中秀才，转而专攻医学又历几年，基本可以判定吴澄开始行医时至少有 20 岁了。

吴澄在《不居集·上集卷之首·总旨》中云"数十年历治甚多"，《不居集·上集卷之十三·血症八法扼要》中又云"余历练数十年"，说明《不居集》编著之时其行医至少有 30 年了。

结合《不居集·下集卷之十二·酒伤》一节，吴澄自述："余少年时，亦喜豪饮，后究岐轩之书，猛加警戒，先少饮节饮，渐至不饮，而今已数十年于兹矣。"所谓少年，南朝梁代《论语义疏》为《论语》"少之时"注疏"谓三十以前也"，显然"豪饮少年"至少也当在 20 岁上下。"后究岐轩之书"，二三十岁研读中医经典著作后才醒悟豪饮的危害性，加上少饮、不饮数十年（至少 30 年），表明《不居集》成书之时，吴澄至少已是五六十岁的老人了。

《不居集·上集·例言》中又说，书中"选录之方"，除自己的一得之见外，"并儿宏格疏释方意"。其子吴宏格为之疏通解释方剂原理，如果没有一定的临床经验是不可能做到的，至少三四十岁才符合情理，这也佐证了《不居集》成书之时吴澄已到了五十知天命、六十而耳顺之年。

至此，以《不居集·自序》所署 1739 年可以推断，吴澄大约生于康熙十九至二十八年（1680—1689），甚至更早一些时间（1680 年以前），卒年不详。但吴炜在乾隆七年（1742）为《不居集》作序时，吴澄仍在世。

（二）从医之路

吴澄出身于书香之家，先攻举子业，因屡试不第转而习医，嗜读《易经》，以易通医，苦心穷研医书数年，专精岐黄，汲取各家之长，行医于徽州本地及苏州、扬州、湖州、杭州等江浙地区。其临证"随机活用，因证施治"，擅治虚人外感、反复外感、内伤虚损和各种虚损相关的疑难杂症，凡沉疴痼疾经其手后无不立愈，活人无计，医名噪甚，妇孺皆知。

徽州教育发达，文风昌盛，吴澄从小就接受了良好的教育。吴澄幼年聪慧过人，理解能力极强，同徽州绝大多数大家宗族子弟一样，"少习举子业"。家族为吴氏弟子聘请同族同辈的吴隆叔教授学业，吴澄在家乡歙县岭南的南山别墅接受儒学教育，攻读四书五经，月月如此，从未间断。在少年读书学习时，吴澄就表现出超乎寻常的才学，作文新颖离奇，远远超出世俗之想。吴澄为人磊落不羁，才华出众，才情高远，在同门同族的学子中鹤立鸡群，老师吴隆叔曾经给他取了一个"突兀"的外号，言其如一马平川之中突然高高耸起的一座山峰。族叔吴炜认为，吴澄如果专心于功名之途，一定是家族学子中的佼佼者，鹏程远大，前途不可限量。但意外的是，同族同门的兄弟先后考取功名、走向仕途，而吴澄却屡试不第，连秀才都没有考上。

吴氏家族以通易学闻名于徽州，吴炜的族兄吴波涵即为易学名家，为诸生时以易传经，常游艺于江浙一带，访求名师益友，以探究易学原理，后得到族中精通《易经》的吴敬庵先生的指点教正，阐微索隐，得其奥妙，方圆几百里的卦象、先天后天八卦之图无不了然于胸。吴氏家族中的晚辈们耳濡目染，都以易名经。吴澄自幼跟随其父客居于江浙之地，与吴波涵先生的接触尤为密切，打下了深厚的易学功底。后因无缘功名，郁郁不得志，更加嗜读《易经》，以易理自视清高，不再追求功名，转而由易习医，弃举子业后取《素问》《灵枢》《难经》《伤寒论》等中医典籍攻读研究，尤致力于内伤虚劳一门和虚人外感、外感致虚的研究。吴澄关门闭户专心钻研数年，博览群书，吸取各家之长，临证体验，颇多心得。

吴澄精于易学，以儒学医，以易通医，得心应手，常取易理以明医理。

其在临床中遇到问题不得其解时，内心感到惴惴不安，进而又苦心钻研《黄帝内经》《难经》等中医经典和历代医家学术，临证实践多年后，凡沉疴痼疾，多应手取效。吴澄为人心地善良，能解救别人于急难，急患者之所急，想患者之所想，乡里啧啧称赞，有口皆碑。十余年未曾见面的族叔吴炜，回乡祭祖为《不居集》作序时，在序中盛赞吴澄"仙风道骨，气足神完，俨然救世一位活菩萨也"。这是乡贤对医术高明、品德高尚者的最高褒奖。

从《不居集》记载的医案看，吴澄主要在徽州歙县、休宁本地，以及苏州、扬州、湖州、杭州等江浙一带行医，所治多为外感、内伤经他医治疗不效者，活人难以数计，医名噪甚，妇孺皆知。《吴师朗传》记载其又善儿科推拿，以及推算天时和历史变化规律等"六壬""太乙""擒遁"之术。

《吴师朗传》又记载其"偶作画，得梅壑老人意，为医掩，人弗尽知也"。梅壑是新安画派四大家之一查士标之号，"梅壑"谐音"梅鹤"，显然取自宋·林逋"植梅养鹤"的典故，"壑"又为山水丘壑之意。查士标擅画山水，笔墨疏简，风神朗散，气韵荒寒，其性情散漫，有名士气质，不求闻达，故号梅壑、梅壑散人、懒标。由此也可窥见吴澄不苟合世俗、清高自适的性格，有仙风道骨之气。

吴澄之子吴宏格，又名宏定，字文洲，号静庵，著有《新方论注》四卷，阐发明·张景岳制方之旨颇精核，附注《新方汤头歌括》一册，先梓行世，风行一时。孙吴烜，字宾嵋，亦擅长医术，继承世传医业。

吴澄年谱

清康熙十九至二十八年（1680—1689）甚至更早（1680年以前），出生。
少年时代，在家乡歙县南山别墅从族中年长同辈吴隆叔习儒，攻举子业。
清康熙四十八年（1709）以前，开始行医。
清乾隆四年（1739），编著完成《不居集》（50卷）。
清乾隆七年（1742）以后，去世。

吴澄

著作简介

《不居集》，共计 50 卷。此书集虚损之大成，指出滥用滋阴降火之害，提出"外损说"，首分内损、外损，认为"虚损一证不独内伤，而外感亦有之""外感类内伤似损非损""频感外邪终成虚损""有内伤底子感受外邪易成虚损"，发明"解托""补托"治法；又认为虚损脾胃易伤易虚，健脾是治疗虚损的关键，而健脾勿忘脾阴，创立解托、补托方 13 首，理脾阴方 9 首，共 22 首系列得效方。《不居集》上集，共计 30 卷，汇集前人治虚损九法，合其"外损说"而成虚损十法，诸法运用中对嗽、热、痰、血四大证论述甚详；下集 20 卷，专论"外损"运用，以风劳为首。此外，文献载其另著有《伤寒证治明条》（6 卷）及《医易会参》《师朗医案》《推拿神书》等，均未见。

一、内容梗概

《不居集》，共计 50 卷，约 56 万字，分上、下两集；悉本于《灵枢》《素问》《难经》，辑取各家之精要，博采前贤治虚损之良法，以《易经》会通医理，首发外损之论及解托、补托、理脾阴虚之治，而成一家之言。

（一）全书体例要义

吴澄对虚劳的论述，以张仲景《金匮要略·血痹虚劳病脉证并治第六》及其他虚劳病证辨治条文为基础，综合历代医家所述，结合其临证经验，把 50 多种涉及虚劳的常见病证，归纳为 36 门，上下集各 18 门，分门立意，条理井然。每一病证的基本编写体例是，先作说明，立纲领枢要，后依次为经旨、脉法、病机、治法、方药、治案（唯血证分两门，血证例方单列一门），纲举目张；各门大多有论、有注、有新增、有补遗、有治法、有新方，辨治方法详明。前贤名论，吴澄往往结合自身临证心得逐条疏释辨分，以明其义；后附其方论选要和验案，以补充说明；前贤名家诊籍与自身经验，均各有注明，不相混杂，便于后学参悟"变动不居"之机。

书名"不居"，系取《易经》"变动不居"之意。吴澄在《自序》中说得很明确："易曰：化而裁之存乎变，推而行之存乎通，变动不居，周流六虚，吾因名吾书。"其义一语双关，有两层含义：一因于疾病病因病机、治法用药不居于一，"变动不测，非居于寒、居于热、居于补、居于散者可疗"，贵在变通；二则强调本书不拘一家之言，"监前贤之偏而会其全，矫前贤之枉而归于正"，合众家而集大成，不可拘泥于一家一法。

虚损及其相关病证均属难治之候，《不居集》立先圣之法于前，补诸家之治于后，广集前贤名家之论，附加注释、制方和验案，并创外损说，发明解托、补托二法，全面阐述脾阴虚的证治、方药，既采众家之长，又补前人之失，汇各家之言合而观之，有继承、有创新、有综述、有发明，有理、有法，有方、有案，是一部各家各法咸备、理法方药完整的内外真假虚损辨治专著，颇有临床指导价值。

书中选录之方，由吴澄之子吴宏格"疏释方意"。笔者统计共有 27 处，其功不可没。这与选录前贤之论之方不可同日而语，吴宏格实际上参与了本书的编撰，将其列为《不居集》第二作者亦无不可。

（二）上集汇虚损论治之大成

《不居集》上集 30 卷，论治虚损，以内伤为主，以真阳真阴立论。卷首《例言》说明全书编撰体例和书名要义，《总旨》实为虚损辨治各家各法之大纲；附附《十种治法提纲》，仅 200 余字，言简意赅，高度凝练。卷一先叙述虚劳统治大法，总结阐述虚损之理；继之，卷二至卷十一，则集历代先贤、名家治内损九法，合吴澄独创之外损说，而为虚损十法；卷十二又补其他名家治法；其后18卷，详述嗽、热、痰、血四大证及其他内损杂证辨治。

书中所述历代治虚损之法，可分为4个层次。

第一层次，吴澄尊秦越人、张仲景为医中之圣，葛可久为医中之仙，并以此三人为虚损辨治之祖。其中，首宗"治虚损之祖"秦越人治法，虽其提出的五脏治法无方可考，但虚损调治已明显呈现，吴澄特于卷尾附上"增补《难经》方""吴师朗增方"，以全其法；次为张仲景治法，以行阳固阴为主、补中安肾为辅；次又为葛可久治法，立十方以治阴虚脉数，称其《十药神书》方方深奥，用药味味精奇。吴澄认为，"此二圣一仙者，乃治虚损之祖也，后之论治，无能脱此三法者"。

第二层次，从宋元时期至明代，刘河间论感寒则损阳、感热则损阴，尽上下传变之说；李东垣主温补脾胃以固后天之本，设升发脾胃之法，以治虚损中气虚下陷；朱丹溪以"阳常有余、阴常不足"立论，定滋阴降火治则，以治虚损中阴虚火旺；薛新甫以六味补阴、桂附壮阳，长于补阴中之阳，引火归原。此四家皆补三法之未尽。后代诸贤，再补此四家之未尽。

第三层次，张景岳以真阴真阳立论，以温补脾胃元气为先；吴澄提出虚损分内损外损，以真阴真阳五脏内亏立论；唐宋以来医籍多有记载的水丘道人，以"开关""把胃"二法治疗传尸痨瘵之证。

以上3个层次汇成治虚损十法，各为一卷。

第四层次，其他各宗一派、各执一说、"是彼非此"者16家，又另汇一卷，以便于临床选择应用。

上集中单列《吴师朗治虚损法》一卷，为十法之一，系统提出"外损说"，创补托、解托治法。吴澄从李东垣论及内伤类外感中得到启发，认为外感也有类内伤者，似损非损，虚损非仅有内伤一因，外感如缠绵日久，则渐及内伤，亦可变成外损。前贤诸家多论及内伤虚损，极少言及外感后虚损，唯《难经》论脉象上下、刘河间论寒热因虚而感、张景岳论思虑劳倦外感伤阳之中，隐隐含有外损之意，但未言明，前代医学中并无"外损"这一名目，此为吴澄独树。关于外损病机，吴澄认为有因"从表而入"者，有因"从口鼻而入"者，有因"从皮毛而入"者，有因禀赋不同者，尤多因医家学术不精而误判误治者，"真气大伤，终成外损之证"。"外损"邪未尽而虚劳已成，虚实夹杂，治疗当分邪正孰多孰少而治，故特创解托、补托之法，内伤轻而外感重者宜用解托之法，内伤重而外感轻者宜用补托之法，并据此创立了13首论治"外损"的方剂。

《吴师朗治虚损法》进一步指出，虚损之证往往表现为脾胃后天虚损之象，主张健脾胃为治疗虚损第一步，而脾虚当分阴阳，特立理脾阴之法以治虚劳脾薄胃虚之证，理脾阴为健脾胃重中之重。虽然脾阴虚、补脾阴最早见于明·王纶《名医杂著》，但"虚损健脾勿忘脾阴"的观点则是吴澄在《不居集》中率先提出的。在此之前，古方理脾健胃多偏重胃中之阳，而吴澄之理脾阴法除继承健脾胃、用药力避寒凉的特点外，重点强调以芳香甘平之品培补中宫，润燥合一，而不燥其津液，并据此自制了理脾阴正方等9个效验方。

上集对虚损各证的论治，以"嗽、热、痰、血"为四大证，论述尤详。治疗血证强调"治血必先治气"，并把"调气"作为纲领进一步提出8种治疗血证的法则，即补气温气、补气升气、降气活血、利气行血、滋阴降火、苦寒泻火、引火归原、温表散寒；热证因其头绪纷繁，故采用爻象比拟；咳嗽一证，则以纲目分治，以外感、内伤、虚中夹邪为三纲，分寒、热，金、水、轻、重、虚、实为目；痰证则从肺虚、脾虚、肾虚三方面立治痰三法。四大证之后，为七情郁结、遗精白浊、自汗盗汗、泄泻，次为怔忡惊悸、喉痛声哑、嗌干喉癣、左右不得眠、饮食不甘、诸痛等证，再次为妇人胎产失调、室女经闭、童子疳痨，皆有详细辨治，理法方药俱全。

（三）下集以虚损为纲论治外感

《不居集》下集 20 卷，专论外感辨治，虚损为纲，皆从六淫外邪补入，由浅入深，补前贤之未逮。卷首中《外损总旨》，阐述外损说提出的缘由，进一步说明书名之义，后列《风劳论》等七论。外感虚损以风劳之患最突出，继卷首总括之后，卷一又单独列出，汇集各家之论、各家之方；其后 17 卷，论风寒、风热、暑证、湿劳、积热、积痰、积瘀、积食、失血、酒伤、赌劳、疑虑郁滞、肺痈肺痿、瘰疬、外虫、诸漏等各外感疾病的具体辨治，凡外因所伤，日久不愈而致虚损，皆归于外损；又，最后 2 卷以病后调理、丸药误服结尾，指明虚损调摄和用药戒忌的重要性。

二、版本概况

《不居集》成书于乾隆四年（1739），因卷帙浩繁，剞劂艰难，乾隆年间仅刊其引言，民间罕有传本。道光年间，徽州休宁籍学者程芝云、程芝华兄弟得其抄本，校点付梓，邀请歙县虬村黄氏名工黄文度、黄星田写镌，由芸香阁刊行于道光十三年（1833）。

芸香阁刻本，其总目、各卷目录和首页，均赫然署有"浣月斋正本"。考程芝云、程芝华兄弟之父程鸿绪善刻印，为篆刻家项怀述之门人和女婿，约于清嘉庆十九年（1814）出版《浣月斋印谱》，翁婿及孙皆究心篆刻，一门风雅，为印林佳话。由此可见，"浣月斋"当为家族私家所立之刻书出版机构。

安徽中医药大学图书馆古籍部藏有芸香阁刻本的手抄本，一切仿照原刻本对应抄录，甚至每行字数都相同，唯每页行数有增，属精抄本，传抄具体年代不详，从用字、用纸来看，当传抄于清末。

民国二十四年（1935）上海中医书局发行、国光印书局印刷的秦伯未校订本，上等白宣精印，同样署以"浣月斋正本"，以表明传本之正宗地道。

20 世纪八九十年代，人民卫生出版社着手编纂出版《中医古籍整理丛书》，《不居集》列入其中，何传毅、祝新年点校，1998 年 6 月出版，硬精装，竖版繁体，一版一印。

2002 年，中国中医药出版社出版的达美君、王荣根、孙炜华、周金根校点本，以道光十三年芸香阁刻本为底本，以民国二十四年秦伯未校订本为主校本，以清代芸香阁抄本残卷为参校本，旁及中医经典和前代医家医著，并结合医理、文义校注。

本书中序言后、正文前，附有程芝云所作《吴师朗传》。据《吴师朗传》记载，吴澄还著有《伤寒证治明条》6 卷，以及《医易会参》《师朗医案》《推拿神书》若干卷，但均未见。采访当地的新安医学研究者，有人认为《师朗医案》系后世臆造。

吴澄

学术思想

　　吴澄以易通医，转攻《黄帝内经》《难经》及先贤百家，先理论而后渐次临证，非仅掌握一方一技、以医谋生者可比。如果将中医药学术体系分为医道、医理、医术3个层面，那么吴澄可以说是在3个层面都卓有建树的大家。

一、学术渊源

　　吴澄之学术传承来自经典著作，属于无师自通、自学成才型。

（一）以易入医

　　吴澄以幼年奠定的儒学功底学医，由精于易而转攻医学，很容易入门上手。他认为，论述阴阳之理最详备、最精要莫过于《易经》，天地之间阴阳五行化生万物之理，人身之中阴阳五行盈亏消长之道，渊深无穷，唯有《易经》阐述得最清楚明了；而医不离乎阴阳，"医之理即易理也"，为医者尤当明了易理。由于吴澄深明易理，临床中常将《易经》之理汇通贯穿于医理之中。其在《不居集》中明言，"阴阳寒热，多从易理体出"，如血证以易之八卦统领，热证取八卦爻象比拟，各病证都离不开阴阳之道，非参晓《易》义，洞悉卦象，则不能通晓。

（二）《黄帝内经》奠基

　　《易经》而外，《黄帝内经》当然也是吴澄遵从的经典。他在《不居集·自序》中指出，《黄帝内经》一书，其义精妙，后世著书立法皆从中推出，故书中每一病证条目首列经旨作为统领。吴澄临证善于质疑，善于提出问题，遇到疑难时也从《黄帝内经》中寻找答案。譬如风劳之证，"均是人也，何以致伤风，何以不伤风？均是证也，何以致成劳，何以不成劳？均是治也，何以易治，何以难治，何以不治自愈，何以治之不愈？"于是"取《内经》读之"，自言初读味同嚼蜡、毫无一得，终日不辍，方恍然有悟，沉潜其中慢慢就有所体会和感悟。再如，吴澄理脾阴的观点，也以《素问·生气通天论》"脾气不濡，胃气乃厚"为依据。

（三）先贤引导

1. 首尊"二圣一仙"以张仲景为最

《不居集·例言》明言："悉本于《灵》《素》《难经》及历代名贤。"历代先圣先贤中，吴澄首推秦越人、张仲景、葛可久，称三人为"二圣一仙"，分别赞为"治虚损之祖""万世之标准""千百世法"，提法前所未闻，不同凡响，可见三人在其心目中的位置。然秦越人以神圣工巧四诊见长，五脏治法有法无方；葛可久于劳损吐血诸证尤富经验，然内容有限；而张仲景辨治体系丰富得多，故受其影响最大。据《吴师朗传》记载，吴澄另著有《伤寒证治明条》6卷，曾谓："仲景《伤寒论》，外感辨证之祖也，必法法参详，方方悟透，庶六淫外感之症治，触处洞然"。

尽管《不居集》以虚损辨治为要领，但书中除了转引《金匮要略·血痹虚劳病脉证并治第六》外，下集外感病证辨治占很大篇幅，外损作为全书的重点之一，显然也受到了《伤寒论》的引导。其中《吴师朗治虚损法》明确指出："寒则伤营，由表入里；风则伤卫，由皮毛入肺。外损之证，惟此为甚。"外损有风寒中伤营卫的潜在因素，这一观点明显是从《伤寒论》"风伤卫，寒伤营，风寒中伤营卫"中得到的启示。

2. 次推金元三家而偏重李东垣

金元医家，除葛可久外，吴澄推崇刘河间、李东垣、朱丹溪三人，但认为三人各有所偏，均未达到"不居之全"的高度。

刘河间主火热病机论，力倡寒凉用药以治温热之证，发展了张仲景的伤寒学说，吴澄在书中曾称其双解散为"治风热之圣药"，防风通圣散为治风热"最妙之方"；其治虚损之法，吴澄认为与其火热立论不同，有感寒感热损伤阴阳之论，能"深明《难经》之旨，洞悉《金匮》之微"，而"世言其偏者，皆非深知河间者也"，并反问："谁谓刘张之法，无补于世哉？"对刘河间、张子和祛邪之法，同样给予了很高的评价。外损说是吴澄创立的新学说，《不居集·上集·卷之一·统治大法》将外邪致损病因病机，归纳为"感寒则损阳，自上而下，一损于肺则皮聚毛落，二损于心则血脉不荣，三损于胃则饮食不为肌肤。感热则损阴，自下而上，一损于肾则骨痿不起，二损于肝则筋缓不收，三损于脾则饮食不能消化"。实质采纳了刘河间的观点。《下集》在论劳热证的治疗时特加按语，引用刘河间之说阐明体虚感寒感热的病机及其误治之理。但笔者统计全书，其引述刘河间的医论医案甚少。一方面可能是刘河间偏重外感热证治疗，涉及虚损证辨治的内容甚少；另一方面，可能是时医过用寒凉导致虚损比较严重，为纠枉救偏而有意回避刘河间寒凉派的治法。

　　《不居集》多引用前贤之医论，不主一家，兼收并蓄，但也并非没有主张，而是有所偏好，有一定的倾向性，这一点在李东垣、朱丹溪两家学说之间表现得比较明显。《上集·卷首·总旨》中，评李东垣辨分内外伤、发明升补一法时赞其"有功于千古矣"，评朱丹溪用滋阴降火法时则说"以救一时之弊"，对两人的褒扬有明显的差别；虽对二者之偏均有笔墨涉及，然更侧重于抨击恣用苦寒滋降之弊。

　　《不居集》卷六，在论及《李东垣治虚损法》时，特加按语补充说明，赞扬《兰室秘藏》《脾胃论》《内外伤辨惑论》升发脾胃的立法之妙，并着重提示："若欲尽其精微，则当细究《东垣十书》焉。"而卷七论《朱丹溪治虚损法》时，则强调应"合二公之法而参之，则无一偏之弊"。卷十六论《热证全书》"辨内外伤发热"时，特补"东垣未言之意"；卷十八《外郁》

"火郁类虚损"中又加按语，认为六郁之证唯火郁最多，补充火郁汤、升阳益胃汤、升阳散火汤、补脾胃泻阴火升阳汤等李东垣方。至于"不当升而升之，阳气偏盛变为火"，则言"非李东垣之法也"，为其辩护。吴澄外损说正是受李东垣内伤类外感的启发而提出的，其中"论治诸热大法"中，如"辨虚实热""辨表里热""辨手心手背热"等，皆脱胎于李东垣辨内伤外感的学术观点；理脾阴说也是在继承李东垣健脾胃之气的基础上提出的。吴澄对李东垣升补脾胃阳气有所偏爱，当在情理之中。

吴澄对朱丹溪则没有这样尊敬有加，书中对时医盲目推崇朱丹溪，拘泥于滋阴降火一法，大加挞伐，反复强调滋阴为害，导致虚损。《不居集·例言》评张仲景治虚损之法时，明确指出张仲景"并不用滋阴之药"，"后人不知此法，而妄滋降，有不枉人生命乎"？下集《外损总旨》，在分析世人专用滋阴降火，相习成风，流毒甚广的原因时，说："前医者倡之，后医者和之，病者喜之，旁人附之……老医者曰：丹溪诸公，云云若此也。新医者亦曰：丹溪诸公，云云若此也。"

朱丹溪学说对新安医家影响极大，传承上形成了一条遵从丹溪学说的新安学术链。吴澄则不以为然，针砭时弊地指出："印定滋阴降火一法，以为不传之秘，此日吾徽俗之大弊也。"全书自始至终都在强调误用滋阴降火会导致虚损，反复强调其危害。论薛新甫虚损法时，还特注明"又佐丹溪之不及矣"。这些都佐证了吴澄在补脾派的李东垣和滋阴派的朱丹溪之间，相对偏好李东垣学说。吴澄编撰《不居集》也正是针对这种弊端，但书中也明确指出滋阴独盛行于世，系后人不知之误，"非丹溪立法之不善，乃学丹溪者之不善也"。

吴澄的观点，正如《不居集》汪氏后序跋文所述："且滋降之法，创自丹溪，当时以治燎原，乃救偏之剂。后人不察，以为常用之方，贻害靡已，适为丹溪之罪人矣。盖取法乎上，仅得其中。丹溪治杂证优入圣域，而治损则未尽其长。故其论治诸书，犹是六淫外干，自外损内之旨，与全属虚损者亦微有别。乃一生精力有所独注，非今人之涉躐者比也。汉以后治损首推东垣，东垣之学，沉潜于《灵》《素》《难经》《伤寒》《金匮》而从悟入者也。培补后天脾胃，乃千古不易之定法。"

但《不居集》中引用朱丹溪医话医案的频次仍是最多的，分析其因：一则《不居集》以虚损辨治为指归，而论治真虚损，滋阴亦为一法，且为常法，相对而言，朱丹溪辨治阴虚血亏的虚损病证内容最多，不可回避；二则滋降之法虽为朱丹溪所创，但当时也属救偏之剂，是为了纠正当时用药香燥燎原之偏而设，而且朱丹溪本人并非排斥其他治法，是后人执泥之误，盲目跟从，视为常法常方，贻害无穷。从吴澄选择的朱丹溪医论医案来看，亦多清解表散和补气补脾的论述和治案。

3. 明清温补培元派前辈的影响

有明一代，吴澄则比较推崇薛新甫、张景岳两人，其中受张景岳影响最大。认为"历代名贤，其治虚损也，皆有宗派，各得其偏。景岳之治虚损也，因症制宜，独得其全"。因此，其书中采择良多，可宗可法。内损辨治，吴澄以真阴真阳立论，显然是传承了张景岳的衣钵。

"外损说"是吴澄所创。《不居集·上集卷之首·例言》在指出"医书本无外损名目""似损非损一证殊少专家"时，唯提到秦越人、刘河间、张景岳之论隐隐含有"外损"之义。《难经》中提到"损脉"一词，所谓"至脉从上而下，损脉从下而上"；刘河间有"虚损之人，寒热因虚而感也，感寒则伤阳，感热则伤阴"之说；张景岳有"思虑、劳倦、外感等证则伤阳，伤于阳者病必自上而下"之论。吴澄在此基础上确立外损之说，显然与这3位医家存在一定的传承关系。

笔者统计了《不居集》引用的医家医论医话频次，除金元时代的李东垣、朱丹溪之外，明清时代的薛新甫、张景岳、赵献可、李士材、徐春甫、吴崑、汪昂、周扬俊等引用频次居高。这些医家，现代学者将其归入江南温补派。其中，新安医家如徐春甫、吴崑、汪昂，也是固本培元派的代表人物。

众所周知，有明一代以至于清，江南温补派包括新安固本培元派医家兴起，他们重视脾胃后天之本的培固，赞同用人参、黄芪培补元气，对拘泥于朱丹溪之法，滥用过用滋阴降火，忌用人参、黄芪之论，持批评和反对态度。对此，吴澄极力赞同。譬如，清康熙年间，名医周扬俊对时医治疗血证辄用六味地黄丸加减、忌用人参不以为然。《不居集》就引其言道："孰知人之犯此病者，阴虚固多，而他因者亦复不少。假如从劳力而得者，其伤在足太阴矣。从忧思而得者，其伤在手少阴矣。从嗜饮而得者，其伤在手太阴矣。从愤怒而得者，伤又在足厥阴矣。皆足致吐血、咳血、咯血等症，岂一壮水可以胜其任乎？""有形者之阴不能即复，而几微之气不当急固乎？……奈何今之医者，遇吐血家，乃视参如毒耶！"

《不居集》引用前代新安医家的言论频次亦相当高，引用人数和频次均占全书一半左右。分析其原因，一方面明代至清代新安医学正处于鼎盛时期，名医名著众多，刻书业发达；另一方面近水楼台先得月，接触新安医籍机会自然多。

另外，《吴师朗治虚损法》中特别提到两位医家，一位是金元时期李东垣的弟子罗谦甫，一位是明代新安医学医经派和固本培元派的代表人物吴崑。其曰："虚损一症，不独内伤，而外感亦有之矣。惟罗谦甫主以秦艽鳖甲散，吴参黄（即吴崑，吴崑有号"参黄子""参黄生"。引者注）主以柴前梅连散，二公可谓发前人之未发者也。"此二方均是针对反复外感所致虚劳而制，外感邪未尽而虚劳已成者，既不可一味解表发散，又不当误作内损论治。吴澄发明解托、补托二法，显然是受到上述两位医家的启发。

二、学术特色

吴澄的医学思想，既有哲学层面的生命观、疾病观和方法论，又有病因病机方面的理论观点，还有具体的辨治方法和用药法则，从核心理念、思维方式到理法方药，一应俱全，自成体系。

（一）不居之道

吴澄以易通医，以易理为权衡，"阴阳寒热，多以易理体出"，认为"易无定体，病亦无定体"，治当"随机活用，因证施治"，体现了"以阴阳变动不居之理，取随时唯变所适之法"的因证施治、灵活变通的医疗思想。

1. 卦象统拟

"易"有三易，简易、变易、不易。简易者，太极动而生阳，静而生阴。《易经·系辞上》载："一阴一阳之谓道。"天地不过一阴一阳而已，大道至简。变易者，如《易传·系辞上传》所载："易有太极，是生两仪，两仪生四象，四象生八卦。"八卦参伍互换、推演变化而为六十四卦，三百八十四爻……变化无穷。不易者，万变不离其宗，万事万物千变万化，客观规律永恒不变。《黄帝内经》继承了这一思想，《素问·阴阳应象大论》曰："阴阳者，天地之道也，万物之纲纪，变化之父母，生杀之本始，神明之府也，治病必求于本。"《素问·阴阳离合论》曰："阴阳者，数之可十，推之可百；数之可千，推之可万；万之大，不可胜数，然其要一也。"吴澄深明此理，深谙此道，活学活用，常将《易经》之理汇通于病因病机和辨证论治的总结提炼之中，最有代表性的，就是对嗽、热、痰、血的分析归纳。

出血一证，前代医家立论及治法不一。吴澄于数十年临床上见证甚多，深知血证根底，深思熟虑后，确立血证辨治八法，以概括其要，并纳入易之八卦体系中统领之，以便于具有传统文化背景的习医者学习和掌握。其言"凡治血证，不能脱此八法，乃总纲也"，纲举而目张。但吴澄以八法对应八卦，并不仅是出于系统知识体系学习记忆的考虑，更重要的是基于八卦变易的思想，不拘泥于一证一方的运用，强调变通的重要性。如《不居集·卷之十三·医易会参》中，失血证除立八法概括其要外，又以八卦统领，原因在于易理变化无穷，疾病变化亦无穷。乾、兑、离、震、巽、坎、艮、坤八卦，参伍变化而为六十四卦；血证气虚、气陷、气逆、气滞、虚火、实火、内寒、外寒八证，标本虚实道不尽其具体病情，或一证而相兼，或数证而合并，如何把握，则当以主卦为本，以变卦为标，相兼相杂，为神明变化，亦可一而二，二而四，四而八，八八而六十四矣。推而广之，病情变迁，反复难测，亦如三百八十四爻，不外乎此。"倘气虚而兼实火，则乾卦而变为天水讼；若兼虚火，则变为天火同人。倘气逆而兼外寒，则震卦而变为雷风恒；若兼内寒，则震卦而变为雷泽归妹矣。"八法应八卦的目的，不仅是纲举目张、易于接受和把握，更主要的是借其"八八而六十四"之无穷之变，以应病情之万变。万变不离其宗，有此八法之纲则心中有定数，临证能够从容应对，正如其所言，"不致临症茫然"，"临症施治，察其果属何症，便知某卦所属，则用药不致狐疑，而胸中自有定见矣"。

再譬如，阐述"气下陷则脱血，坤卦统之"时，又言"殊不知有劳伤肺气，郁结伤脾气，气不上升，而血无所统，则亦有上越者"，不能执定"下陷"一说而否定"上脱"之情；阐述"气逆则血随气升，震卦统之"时，补充不可凡遇见失血皆谓气逆；阐述"气滞则血随气积，艮卦统之"时，又说"亦有因瘀而致气滞者，以活血为主，或兼清火，或兼温中，随其变而通之"；阐述"虚火则阳亢阴微而上泛，离卦统之"时，强调"虚中之实、实中之虚，本无限则，故不得谓热者必无虚，虚者必无热"，补益、清解，兼清、兼补，微补、微清，当随机而变；阐述"实火则热逼血而妄行，坎卦统之"，则强调火有虚有实，不可不察，始终要以变易思想指导临证。

又如咳嗽一证，吴澄将其归纳为"三纲领、八条目"，外感分寒热、内伤分金水、虚中夹邪分轻重虚实。他认为"外感以咳嗽为轻，内伤以咳嗽为重"，然更强调"外感之嗽为邪有余，若虚中夹邪，难作有余看。内伤之嗽多属不足，若虚中夹实，难作不足论"；又有体质素虚夹外感、禀赋原强夹内伤种种之情，治各不同。论治痰证，也提到"杂证有阴阳、表里、虚实、寒热之分"，然虚损之痰不同，总不离脾、肺、肾三经不足，治不出理脾、保肺、滋阴三法，又不拘泥于此八字。发热一证，吴澄作"卦象比拟"，目的是使人知阴中有阳，阳中有阴，察病辨脉须识静中有动，治疗用药当明柔里藏刚。明确指出："发热多端，头绪浩繁，窃取八卦爻画比拟，诸热岂能尽概其蕴？然其中阴阳、动静、刚柔、悔吝，借此类推，不必一一拘泥，是亦不居之意也。"

吴澄治虚损，从首推张仲景"行阴固阳"两法，到合李东垣温阳与朱丹溪滋阴两法之理；从遵张景岳真阴真阳立论，到提倡脾分阴阳，提出健脾勿忘理脾阴；从内损阴阳对待一定之理，到外损解散与托补并举；从暑证分阴阳辨治，到酒伤分阴阳辨治；从治血八法融入八卦，到辨识发热借助八卦，将虚损分为损阴、损阳两大类，各有一损二损三损，虚损性质和治法均以阴阳为纲领，始终贯穿"易之法"。"是集阴阳寒热，多从易理体出，集各家之说，以成一家之言，各法咸备，是亦悬象著明之意。"这是书名《不居集》的一个重要原因。

2. 病无定体

易者，变化也。吴澄指出："圣人作《易》，不过模写象数，顺其自然，而非有心要安排如此也。如先贤著书，亦不过标示法则，而非有心执定某症必用某药也。"易理是客观世界规律的主观反映，而不是人主观上刻意的安排，所以前代医家著书立说，也是根据易经原理，确立总的治疗法则，并非拘泥于一证，或一定要用某药某方，而是需要根据实际情况加以变通。

三易之中，核心是变动不居。《不居集》中"卦象统拟"的重心，也是变动不居。《不居集·上集·例言》在表述"悬象著明之意"后，进一步补充："及其变动不测，非居于寒、居于热，居于补、居于散者可疗，因病而施治，故曰《不居集》。"下集《外损总旨》中，抨击时医不遵经旨、拘泥一法时，再次挑明著书立说的本义和宗旨："今则不然，不辨其外，不辨其内，不辨其风，不辨其寒，不辨其暑，不辨其湿，不辨其燥，不辨其火，不辨其痰，不辨其积，此吾所以著《不居集》之意也。"譬如，《下集·伤风论》举乾隆甲子（1744）时疫为例，论及正月迟迟不见春日，频遭凛凛之苦雨凄风，非其时而有其气，伤风更严重，境内各地挨家挨户交相传染，长幼相似，实属疫病；各家前贤运用芎苏饮、羌活汤、十神汤、败毒散等剂，无不应手取效；肾气不足加当归、熟地黄、人参、黄芪，发汗和解同行，托补兼施，外邪易出；"倘执呆法，专用辛温开发腠理，治非不善，而无如体弱遇之，邪不惟不肯外出，反随元气缩入，发热咳嗽，缠绵不休，经年屡月，终变虚损。"摆事实，讲道理，不居之论令人信服。吴澄对于中医经典著作之论，同样也敢于不拘常规，强调正确理解、灵活运用的重要性。如《黄帝内经》五郁之治（《素问·六元正纪大论》），吴澄认为是"不得不借五气以发明其精妙，其中意义无穷，不可执一而论也"。正因如此，各门各证中，吴澄所列方药均较多，加减变化亦甚多，均体现了不居之义。

作为以虚损为纲辨治各种疾病的专著，《不居集》的虚损概念本身就是变动不居的。首先，针对频繁外感、虚人外感可能成损的病情，吴澄在自序中明确将虚损分为内损、外损，这其实也是易经阴阳变化思想的贯彻和体现。其次，吴澄的外损概念，是合内外真假虚损而言，在已成损与未成损之间游离，又是易经变动不居思想的体现。

外损说是吴澄《不居集》的核心学术思想，而所谓外损，《不居集·上集·例言》在说明外损客观存在时说道："盖风、寒、暑、湿、燥、火六淫之气皆有虚损，推而至于痰积、食郁种种外症，多有似是而非。"继而，《不居集·上集·卷十·吴师朗治虚损法》给外损下了定义："外损一症，即六淫中之类虚损者也。"《下集·卷之一·风劳》又云："外感虽类虚损，而真实不类也。""凡似损非损之症，惟外感客邪者有之。盖以外邪初感，不为解表散，而误作内伤，或用清凉，或用消导，以致寒邪郁伏，久留不散，或为寒热往来，或为潮热咳嗽，其症全似劳损。"显然，此处所言之"外损"，虽似内伤、类虚损，但概念和性质并非已真成虚损，亦并非内伤。

外损最典型者莫如风劳，《不居集·上集·例言》明确指出："外损之症，唯风劳最多。"《吴师朗治虚损法》又进一步推衍道："推而广之，不独风能成劳，六淫之气亦皆能成劳。"还有外感"若缠绵日久，渐及内伤，变成外损，其故何也？盖内伤外感多相似"。类似外邪致损成损的表述，书中比比皆是。显然这些论述中的"外损"概念，其性质与内伤一致，俨然已成虚劳。吴宏格在评《吴师朗治虚损法》时也说："虚损非尽因外感而起也，然外感亦有虚损者。""（解托补托）二法十三方治未成之外损，而不治已成之外损也。盖恐人之将变外损，而使之不致成外损也。"可见在吴澄看来，外损有广义、狭义之分，广义包括已成、未成两类，狭义特指以风劳为代表的已成之外损。

"假作真时真亦假"，吴澄的外损说充满了深刻的哲学思想和辩证法内涵。《吴师朗治虚损法·总论》指出："外感为邪有余，内伤为正气不足。然其中之虚虚实实，不可不察。"即使风劳也不例外，一方面认为风本不成劳，多为初始误用滋补恋邪造成；另一方面又认为，风劳毕竟属客邪，与虚劳病因不同，非真亏损者可比，用药仍当以祛邪为急。《不居集·下集·卷之一·风劳》同样提出："风劳一症，其中虚虚实实，疑似难明。"

虽然从逻辑学角度看，吴澄的"外损"概念前后表述不一，甚至自相矛盾，但外损既有外感病因，又存在不同程度的虚损因素，终归由外邪所致，这一点是非常明确、始终如一的，防止外感导致真虚损是关键所在。至于概念上、性质上是否有必要明确界定"虚损"，致虚致损积累到什么程度才有性质上的改变，外损之假损真损之间有没有量化判断标准，吴澄没有做出明确的回答。但他在《外损总旨》中明确指出："凡吾之所谓虚损者，合内外真假而言之也，不居之论也。世之所谓虚损者，去其外症而言之也，胶柱鼓瑟也。"在吴澄看来，虚损完全是一个变动不居的概念和范畴，从量变到质量之间并没有一个明确的分界线。

　　吴澄所言虚损，涉及范围极广。凡可能导致真虚损，出现真虚损苗头，甚至涉及真假虚损的所有病证，都包括其中。所以，书中所论几乎囊括了外感、内伤、杂病各类各种病证，只不过是以虚损为"坐标系"去考察和审视。然而，其在虚损治法上，必然要考虑原病证的病因病机，不可能都从单一滋补论治。而且，吴澄的"外损说"正是重点针对误用滥用滋补导致虚损而提出来的。《吴师朗治虚损法》在说明外感误判误治导致虚损时说："盖其初感之时，不似伤寒之猛烈，人多忽而不在意，及发为寒热，则又疑为内伤虚劳。昧者辨之不明，而误用滋补之剂，所以惟此最多。"对于外损，解表祛邪仍是主要治法之一，切不可误判误补、滥用滋补，医误药害不仅导致错失良机，反而人为地造成虚损。外损真损，既有外感病因，又有虚损病机，治疗自当攻补相间、散托结合，不可拘泥于一端。

　　另外，吴澄认为，外损真损成因不同，有感外邪成损者，也有内伤虚损之因者，不全是外因所致。如《吴师朗治虚损法》指出："其未病之前，已先有一内伤虚损底子，及其既病，名曰外感，其实内伤，既曰内伤，又实外感。"此类外损，攻之不可，补之不可，很难措手，当攻补斟酌其用。而且，吴澄论外损之证也不拘于"外"不拘于"损"，如《不居集·下集·外损》也论及不少非外损之证，其治法也非外损治法，有虚有实，虚中有实，实中有虚，不居一定之论。

外感如此，疑难杂症也多有类似情况。

中医一般认为，"嗽、热、痰、血"为四大虚损病证。但在吴澄看来，并非居于真虚损一端，其虚实及其变化一言难尽。譬如咳嗽一证，吴澄认为有外感、内伤、虚中夹邪三纲，有虚实之不同；而且虚实又绝不能简单地以内伤、外感区别。《不居集·上集·卷之十五·咳嗽纲目》指出，外感咳嗽属邪气有余，但如果虚中夹邪，难以当作有余看待；内伤咳嗽多属不足，但如果虚中夹实，又难以当作不足定论。体质素虚又夹有外感，应当分别轻重，区别对待。

百病之源，皆生于痰。吴澄认为"虚损之人，未有无痰者也"，但痰证未必都属虚损，有杂证与虚损之别；而杂证之中又有湿痰类虚损、积痰类虚损者，不居于一。《不居集·下集·卷之八·积痰》指出："总之，虚损之痰，补之不逮，何敢妄攻？所可攻者，惟胃气尚强之积痰耳。积痰不攻，根何以除，病何以瘳？"情况不同，攻补截然相反。

又如失血一证，吴澄在《不居集·下集·卷之十·失血总论》中提出："今人一见失血，便自认为虚损。医家一见失血，亦便认为虚损……殊不知失血之候，此虚损诸症中之一症也。滋降之法，此诸治法中之一法也。虚损亦有不失血，非谓失血必虚损也。"遇到失血之证，不究其因，不辨脉证，都盲目地认为是阴虚内热之劳怯，显然是错误的，而且"岂必印定内伤虚损而后失血，一切杂症则无此患乎？倘内络不伤，即真虚损亦有不失血者矣"。非虚损也有失血者，真虚损也有不出血者，以事实为依据，易理为准绳，富有说服力。所以吴澄归纳总结的血证八法，有气虚、气陷之虚证失血，也有气逆、气滞之实证失血，还有气寒、气热失血，气热失血又有实火、虚火之分，治则治法有补气、升气、降气、利气、滋阴、泻火、引火、温散之不同。而且，八法之外还有其他方法，强调"治血不可拘泥"。

就真虚损而言，正如《不居集·徐卓序》所载："虚损未始不关于心肾，

而传上传下在脾胃，实不尽居于心肾。若无所变动，一概责之心肾，非居
而不化欤？"虚损并非局限于心肾阴虚，其中脾胃既为气血生化之源，又
为气机升降之枢纽，假如脾胃气虚不运，不得上下斡旋，久之必致虚损；
而且"未有阴虚则专居于火旺，阳虚则专居于火衰"，水火固然属于心肾，
但相生相克，阴虚阳乘，阳虚阴从，流行转变，实际则各脏均兼有水火。
时医拘泥，专务滋肾阴、降心火，人为导致虚损。吴澄在书中就反复提到
这一点，其《自序》曰："余作是集，亦有大不得已也，窃见近日治虚损者
少，做虚损者多，死于病者寡，死于药者众，目击心伤，安能默默？盖缘
内外不分，真假莫辨，印定滋阴降火之一法，以治无定万变之病情，不虚
而做成虚，不损而做成损，良可叹也！"并在《外损总旨》中曰："人之不
智也，不求其端，不讯其末，惟滋补之是务。古之死于虚损者寡，今之死
于虚损者多。古之治虚损也得宜，今之治虚损也非法。病无一定而概以补
之，治非一法而概以滋之，奈之何其病不危且殆也？"可见吴澄正是为了
救时弊而编撰此书的。

　　人体禀赋虚实也不是恒定的，不断变化是常态。《不居集·下集·卷之
首·外损》指出："殊不知人身有一日之虚实，亦有一时之虚实。"一时之
虚，外邪乘虚而入，容易被忽视，小病终变虚损。虚实变化多端，所以书
中各病证，多列出各家理法方药供选择，加减变化之多，亦不居之义。

　　《易》曰："变而通之，存乎其人。"吴澄强调，"病变无常，不居者
贵"，知道这点方可谈论医学。他认为，虚损病机不可执定于一处，拘泥于
滋阴降火一法，当深思其病因、辨清其病机，有针对性地加以治疗。其在
《外损总旨》中指出："遇内伤则内伤治之，遇外感则外感治之，遇滋则滋
之，遇降则降之，温则温之，补则补之，消则消之，散则散之。"而且同一
病证，当斟酌其发病机制，已定治法还应随机应变，必须掌握"随机活用，
因证施治"的原则，具体问题具体分析，既要有原则性，又要有灵活性，

随机应变，以变应变，不居一法。正如《徐卓序》所评："尝读《易·系辞》，变动不居而知阴阳刚柔之道，变焉而动焉而不常居其所，当随时惟变所适。《易》象如是，吴氏取以明医之义，其能悟变动于不居者矣。"

虚损不居于真假内外，治疗不居于一端，这正是《不居集》的核心要义所在。作为内外真假虚损辨治专著，却不以"虚损"命名，其原因正在于此。

3. 兼收并蓄

吴澄之《不居集》，书名"不居"，除"《易》无定体，病亦无定体"这层含义外，还有强调该书博采兼收，或取公正，或取一家又取另一家补充纠偏，中和平衡，不居一家之言，不执一家之偏。《黄帝内经》虽发虚损病因病机之端，但只言虚而无劳怯之名；《难经》始发明虚损之旨、论述治疗之法，但无方可考；《金匮要略》始立虚劳一门，立行阳固阴大法，然"只治虚劳于将成未成之际，而不乎阴虚脉数之人"；《十药神书》有法有方，十方出入无不神奇，然"用药峻猛，品味咸多"，难以把握；刘河间论阴阳寒热之感，尽上下传变之情，补遗《难经》《金匮要略》之遗漏而相表里，但均未涉及内伤有类似外感之情；继之有李东垣明辨外感内伤，倡升补之法，其功千古，但"若非清阳下陷，而误用升补之剂，则翻天覆地"；朱丹溪"用滋阴降火之法，以救一时之弊"，"一阴一阳，一升一降"，与李东垣天生配合，然后世又不明其理，滥用滋阴，恣用寒凉，为害甚广；薛新甫主以温补，引火归原，又与朱丹溪天生配偶，然三位合而观察之则得其全，分而独用则得其偏；张景岳以真阴真阳立论，兼诸家之长而不居一家之义，"唯似损非损一证，殊少专家，如《素》《难》以及汉唐间有论及之者，亦多阙略，并无全书"；有李东垣内伤类外感之说于前，吴澄本人独得外感类内伤之秘而续于后，再补前人之未备。至于传尸痨瘵，又有水丘道人主开关把胃，别有一法。十法汇集，纠其偏而会其全，亦不居之道。

　　十法之中，最值得玩味的是李东垣、朱丹溪及薛新甫三说。《不居集·卷之六·李东垣治虚损法》曰："东垣治虚损之法，专主乎升。盖为虚损门中气虚下陷者而立法，非概为治虚劳者设也。"《卷之七·朱丹溪治虚损法》相呼应道："丹溪治虚损之法，专主乎降。盖为虚损门中阴虚火旺者立法，亦非概治虚损症也。夫有东垣之升，自有丹溪之降。气下陷而不能升者，当用东垣之法为先；火上升而不能降者，则用丹溪之法莫缓。此阴阳对待一定之理，合二公之法而参之，则无一偏之弊耳。"就失血一证而言，"人之禀受，各有不同，脏腑阴阳，亦多偏胜。古人著书立言，原为补偏救弊而作。丹溪之法，为阳亢阴微、阴虚火泛者而设，盖亦补当时之偏，救当时之弊，立此一法。非谓虚损门中，人人症症尽皆如是，而舍此别无他法。非谓丹溪之主治，不论何症何因，而只此一法，余不他及也。"《卷之八·薛新甫治虚损法》进一步补充说明："薛氏之治虚损也，仿仲景八味肾气之法，以六味补其阴，以桂、附壮其阴中之阳，引龙雷上泛之火，此又佐丹溪之不及矣。盖前有东垣之升，即后有丹溪之降。前有黄柏、知母之补阴，后有桂附八味之补阳，一升一降，一阴一阳，合而用之，法大备矣。"

　　概括而言，《不居集》上集所集虚损十法，张仲景不居于秦越人，葛可久不居于张仲景，刘河间不居于"二仙一圣"；李东垣佐前人之不及阳中之阴，朱丹溪再佐李东垣之不及阴中之阴，薛新甫又佐朱丹溪之不及阴中之阳；张景岳不居一家法而统之，吴澄本人又不居于张景岳，虽可言景岳之说"尽善尽美"而仍有缺漏，故补缺漏而新定治外损法。其他各家更是各宗一派、各执一说，吴澄均采其精要，以备参考。诸家美中均有不足，均非概治虚损，只有《不居集》聚百家之言，合而观之，集为虚损之大成。

　　正如《不居集·吴炜序》评价该书所云："监前贤之偏而会其全，矫前贤之枉而归于正，温凉不必执，清补无容拘，因病施药，中病乃止。"又如《不居集·徐卓序》所说："惟吴氏独得其秘，详采诸书，参以己意，以救今时之弊，以补前人之阙，集虚损之大成，治法始为完备，非居于水、居于火、居于阳虚阴虚绝少变动者可比，岂非有功于不居者哉？"

其实，吴澄不仅纠前贤之偏、矫前贤之枉，最难能可贵的是，对待自己提出的观点方法，同样以"不居于一"的思想加以审视，一以贯之，防止出现新的执泥之误。譬如《吴师朗治虚损法》中，在阐述解托、补托法和理脾法之后，特别列出"论变通治法"，明确提出："凡遇病脉证有不可凭，方书有不能尽合，则当参伍比类而揆于理。即于理有不合，则辨微察隐而析其情，庶几诸视独见，不惑秋毫，而后可以出入变通施治，会悟于方书脉证也。"

再如血证，除上集归纳八卦统八法之外，又列出"治血分八法"（不同于自己归纳的血证八法）及"四证五法""治血三法""治法三方"，专列《不居集·上集·卷之十三·血症全书》，理法方药一应俱全，后进一步从病因病机、症状证候、部位特征等各个角度和层面，分述了33种失血病证；下集外损门再分失血、积瘀二卷，治血之法可谓全面详尽。

又如咳嗽一证，在阐述自己概括的"三纲领、八条目"之外，又分别从肺的虚实燥火、五脏六腑十二经、伤于六气、四季时辰以及症状表现等不同角度和层面，分述各种咳嗽达87种，并于《不居集·上集·卷之十五·咳嗽纲目·咳嗽总论》中特加按语："三纲领、八条目不能尽其概，故又汇集各嗽名目，其间有名同而治异者，亦有名异而治同者，内外并录，以备采择云耳。"

又如热证，《不居集·上集·卷之十六·热症全书》于卦象比拟之外，明确强调发热病情多端，其本人确立的八卦爻画比拟不能完全概括详尽，故从不同角度和层面分述各种热证71种。

以此类推，其他病证皆是如此。吴澄始终于自己的发明之外，不忘补充前贤各家的医论医案、治法用方，不必拘泥于一法。

以易之八卦变化推导，不居于病证一端，不居于一家之法，"不居"是《不居集》全书之魂，也是作者的点睛之笔。

（二）虚损为纲

所谓虚损，精气夺则虚，五脏伤则损。在吴澄看来，真虚损非同小可，是生与死的一个关键环节，从某种角度说，虚损与否决定了疾病生死转归。虚损兹事体大，吴澄念兹在兹，故其著《不居集》，始终以虚损为纲要，紧扣虚损主题，围绕虚损主线，聚焦虚损要义，徐徐展开。

1. 虚损攸关生命

虚损本属难治之证，结局往往与死亡联系。《不居集》全书论虚损生死之情比比皆是，如：上集论秦越人治虚损法，有心肺脾肝肾五经动真火者不治；论张仲景治虚损法，有引徐忠可之评"至阴热极而燥，虚劳之坏症也"（清·徐忠可《金匮要略论注·血痹虚劳病脉证并治第六》）；论葛可久治虚损法，引其言曰"万病莫若痨症最为难治"，痨证"火盛金衰，重则半年而毙，轻则一载而亡"（宋元时期葛可久《十药神书》）；论各名家治虚损法中，引王肯堂之论"凡外感六淫，内伤七情，其邪展转，乘于五脏，遂至大骨枯槁，大肉陷下，各见所合衰惫之症，真脏脉见，则有死期"（明·王肯堂《证治准绳·杂病·诸伤门·虚劳》）；引新安前辈江应宿之言："阳虚者挟寒之症，阴虚挟热之症，内伤者暴损元气，虚损者累伤气血，积损成劳，病已极矣，虽良工鲜能善其后矣"（明·江瓘《名医类案·卷五·劳瘵》）；又引新安前辈孙文胤之言"虚损者痨瘵之始，痨瘵者虚损之终，由劳伤而成虚损，由虚损而成痨瘵"，"真元尽泄于外，而生气以绝，死期至矣"（明·孙文胤《丹台玉案·痨瘵门》）；引明·虞抟言："若病势已极，元气已脱，虽以古法取虫滋补，患者无一得生"（明·虞抟《医学正传·劳极》）；引水丘道人言，传尸痨瘵一证九死一生，"日积月深，渐至于死"，五脏相传"复传六腑而死"（《紫庭治瘵秘方》）。总之，虚损已成，则成坏证，难治矣。

《不居集》中，除虚损一词外，脱、失、伤、败、枯、槁、陷、绝、危、亡、死、毙，死脉、恶候、坏证、不治，九死一活、百无一生、无药可治、束手无策、难治难图、死期将至、终难见效、终为泉下，这类字词频频出现，可以说是充斥全书。在生死关头，在治与不治、救与不救、愈与不愈、效与不效、易治与难治、可治与不可治之间，书中亦是竭力陈述挽救之术、救命之法，以防其败，以保大命不倾。生死之间，性命攸关，"起死回生"这一成语，用在虚损病证的有效治疗上尤为妥当。

吴澄发现，古代死于虚损者很少，而当时死于虚损者很多，"近日虚损之证，百无一活"，但原因并非是虚损本身不治，而是外感内伤诸证治不得法。有关虚损的疗效，其在《不居集·上集·卷之一统治大法》中说："劳者，劳倦内伤，妄劳心力，谓之劳。虚者，精神不足，气血空虚，谓之虚。怯者，不能任劳。损者，五脏亏损。瘵则久生恶虫，食人脏腑。"其中"虚、劳、怯三者可治，损与痨瘵则难治"，即有可治有不可治。

虚损生死相随，在吴澄看来另有其情、另有其因，虚损本身并非都属不治之证，主要是误判、误治，尤其是滥用滋阴降火，导致真虚真损以致不救。他认为，百病皆足以致虚损，虚损也可由外感所致，虚损当合内外真假而论之，时医拘泥于内伤虚损一端，一概以滋补之法，治不得法，如何不置患者于危险之地？《不居集·下集·卷之首·外损》论风劳虚损传变时，加按语解释："盖古时之症，真虚损也；今人之病，假虚损也。真则难医，而药饵犹可调摄。假则易治，而药多误施。譬诸梨、枣水果之类，欲溃则自内达外，一层一层渐渐烂出，方及于皮，有似内损之症。若郁闭器中，或感冰麝酒器，则自外及内，不过一宿，而皮肉俱腐矣。有似外损之症，所以为日无多。不似内损，尚可迁延岁月也。"外损病因在外邪，药饵滋补闭塞了病邪外出之路，犹如梨枣之类水果密闭在容器之内，腐气郁闷其中，相连侵袭，自外及内，腐烂迅速，不像内损还可以迁延日久。"时医不明，而又专以滋阴降火治之，是何异于梨果而郁闭于器中耶？病者甚多，愈者甚少，死者甚众，今日之大弊也。"在《不居集·下集·卷之一·风劳》中，又论及外感风寒、发热咳嗽，"时医不轻易表散，每用润肺退热药"，以至"风寒久郁，嗽热不止，变成虚损，杀人多矣"，也是这种情况。

除了误辨、误治的因素外，对外感不在意、不重视，对外邪乘"虚"入侵的认识不到位，也是外损不救的一个因素。吴澄在《不居集·下集·卷之首·外损》中分析说："殊不知人身有一日之虚实，亦有一时之虚实。"实者用外感之法治疗，自无不愈；虚者则不然，六淫之邪乘虚而入，初以为小病，没有引起重视，其实已遗留下病根，危害甚大，所谓"营卫空虚，最易感冒，邪陷难出，人多轻忽，不肯遄治，缠绵日久，终变虚劳"。书中还举例，雍正丙午（1727），伤风大盛，时行咳嗽，自湖广传染至江浙，未引起重视，治之不得法，后变虚劳，死者甚众。初以为小疾，而不知遗害如此之大。所以他在《不居集·下集·卷之一风劳》中感叹："虚损之症，初病之时，未曾传变，脏腑未伤，元气未愆，治之不难。往往医家、病家都不在意，忽略轻视，日久月深，肌肉消瘦，元气大残，真病已成，呼天求救，不亦晚乎？"误治原因有二：一为病者自误，讳疾忌医，或轻视疾病防治，迁延日久，虚损已成，再投药石则难治；二为医者医术不精，药石妄投，耗散病者真元。《不居集·下集·卷之六积热》指出："今时虚损之症，可保全者，百无二三，非尽不可治也，皆人自误死耳。如东垣云：病不早治，日数久淹，或困乃求医，法不及用，病势已盈，岂为天命？今时则不然，死于病者半，死于医者半。死于病者，轻忽自视，因循观望，苟且延捱，及病已成而后药之，是犹渴而穿井，斗而铸兵也。死于医者，病可图为，彼罔知治，药饵妄投，朝更暮易，将病人之真元消磨殆尽，而云难治，是何异于落井下石也耶。今时之弊，莫此为甚，欲望保全，其可得乎？"

除误用滋补、治不及时导致虚损，或"失于调治，致不能起"造成虚损外，还有外感屡屡发散最终导致虚损者。虚虚实实，外损误、散误补致人于死，吴澄也强调不可不察。

2. 百病皆能成损

《不居集》并非只讨论虚损一证，实则以虚损为纲，讨论所有与虚损相关的各种病证。"百病皆足以致虚损"，吴澄在《不居集·下集·卷之六·积热》中分析："病有生成者，有变成者，有做成者。初起一症谓之生，再转一症谓之变，药饵妄施谓之做。生者不假人力，原自生成。变者调摄失宜，随病所化。做者纯是人力，并非本来。"虚损一证当然也不例外。

虚损"生成"者，一为内损，所谓以真阴真阳、五脏内亏立论者，嗽热痰血等诸病皆有此情；又如"忧郁者，全属大虚，本无实邪"，"积虚成损，积损成痨，经年不愈，谓之久虚。有五劳、六极、七伤之分。"二是"传尸痨瘵，日积月深，渐至于死。""时行疫病，秽气相杂，沿门阖境，老幼相似，最易传染。其吉凶只在旬日之间，不似外损之经年累月也。"

虚损"变成"者，医者治疗无法，患者调摄无方，有内伤，有外感。譬如瘰疬即为虚损之外候、虚损之征兆。再如，疮疡门中诸漏，日久变为虚劳。即使四时之疫气从口鼻而入，"然亦有降、有补、有和之法。若治疗无法，拖延数月，必致真气大伤，终成外损之症"。

虚损"做成"者，《不居集·下集·卷之六·积热》指出"虚劳皆积热做成"。吴澄按语说："如偶感外邪未清，本非劳嗽也，而以天冬、百合、紫菀、兜铃之类做之，则劳嗽成矣。本无蒸热也，而以二地、二冬、丹皮、地骨皮之类做之，则蒸热成矣。本不失血也，而以龟板、元参、牛膝、童便、地黄、麦冬之类做之，则失血见矣。本不泄泻也，而以玉竹、当归、黄柏、知母之类做之，则泄泻成矣。"

李东垣辨析内伤类外感，将内伤病证与外感病证相区分。但如果外感之证与虚损之象并存，如六淫、疫气等外邪侵袭，或本体自虚，或邪气耗伤气血，或医不得法使正气亏耗，渐至虚损，其病因病机和治疗都应不同于内伤虚损，但医家往往混为一谈。故吴澄感慨："内伤之类外感者，东垣已发明于前矣。而外感之类内伤者，何自古迄今，竟无有详辨者焉？此亦虚损门中一大缺略事也。"因此，他在"内外伤辨惑"论基础上，提出外损新说。

在吴澄看来，外损是虚损病因中的一种类型，外感之后成损与否，"生成"者有之，"变成"者亦有之，人为"做成"者尤多有之。从"生成"角度分析，"频感外邪，消耗气血"是外感成损的关键所在，所谓"因循而变外损者"；从"变成"角度分析，本身有内伤底子，是外感成损的内在因素，所谓"即病而无阳"；从"做成"角度分析，误判误治、滥用滋降，则是外感成损的现实情况。外损说充实了虚劳发热辨证论治的认识，扩大了虚损病因学的研究范围。

《不居集》重点论述外损的形成。吴澄认为，外损主要"因于医者"。《吴师朗治虚损法》指出："以内伤为外感者有之，以外感为内伤者有之。虚虚实实，致人于死，此外损因于医者之不明所致也。"并推而广之，有本不难产误治导致难产，有小儿急慢惊风本为假搐误治导致惊搐，外科痈疽本不内陷误治导致内陷，眼科疾病本未必瞎而误治导致瞎眼，种种之情，不一而足。

无论虚损"生成""变成""做成"，涉及的疾病范围极广，包括外感及内伤杂证等一切病证的辨别、治法和预防。《不居集》上集选录的疾病，侧重以内伤虚损为主线分述；而下集则侧重将外感病证纳入虚损的考察范围，并以防止误判、误治导致虚损为辨治要点，体现了百病以虚损为纲的思想。

在吴澄看来，除瘟疫流行的特殊情况，虚损与否是疾病预后走向的一个风向标，既是判断生命存亡的一个坐标，也是衡量医者辨治水平高低的一杆标尺，在生老病死的进程中十分关键。只要未成虚损均可救，真成虚损则预后不良，难以挽救。因此，尽管虚损涉及的病证范围很广，病因病机不居于虚损，治法用药亦非滋补论治一端，但全书始终聚焦虚损要义，分析百病病因病机，围绕虚损这条主线索辨治百病，始终从预防虚损角度审视一切外感、内伤及杂证。

"百病皆足以致虚损"，吴澄以真虚损为核心，假虚损为外围，内伤、外损为经纬，聚焦于虚损论百病之辨治，形成以内外真假虚损囊括各种疾病的辨治体系。

3. 临证寓防于治

吴澄的外损说，其实还有防患于未然的预防思想寓于其中。

其一，外感为外邪侵入，首当祛除外邪病因，防止误治导致虚损。《外损总旨》论外损治法时指出："阴虚者补阴，阳虚者补阳，有外邪焉而为之疏，有风邪焉而为之解，有寒邪焉而为之温，有暑邪焉而为之清，有湿邪焉而为之利，有火邪焉而为之凉，浊痰积瘀为之消，劳伤积损为之理，脾胃薄弱也而兼补之，龙雷上泛也而兼导之，将欲传经也而为之备，将欲变症也而为之防。"无论疏除外邪、祛除外因，还是兼补兼理，都是防止传经传变，防止虚损成真。

其二，外邪为患乃乘虚而入，有禀赋体质虚弱或一时之虚的因素，吴澄为此特别确立了解托、补托二法。如《吴师朗治虚损法》中说："解托、补托二法，此治虚劳而兼外感，或外感而兼虚劳，为有外邪而设，非补虚治损之正方也。"并以此拟制13首得效方，作为"开手之方"。其子吴宏格在谈到父亲的二法十三方时说："与其治于已成之后，孰若留意于未成之先。二法十三方治未成之外损，而不治已成之外损也。盖恐人之将变外损，而使之不致成外损也。"明确提出外损"不治已成治未成"的治未病思想，虚损未成之时，斡旋于造化之机，防患于未然。

吴澄所论虚损，合内外真假而论。所谓假，是指任何疾病只要有虚损之势，就可以列入虚损诊察的范围。即"病有真有假，而用药有补有散"，虚损未成之假虚损，要极力避免成真虚损，尤其要极力避免人为导致的虚损，体现了重在预防的思想；当然，对生成者、已成者，也要极力救治。

4. 自成虚损体系

吴澄《不居集·自序》中提到，该书上集分为内损外损，外损创自"臆见"；而在《不居集·下集·卷之首·外损》中，更是开宗明义地说："凡吾之所谓虚损者，合内外真假而言之"，由此构建起其独开生面的虚损理论体系。

吴澄紧扣虚损主题，汇集前代各家治法。在虚损十法中，吴澄将秦越人五脏治法，归纳为损其肺者益其气，损其心者调其营卫，损其脾者调其饮食、适其寒温，损其肝者缓其中，损其肾者益其精五法，虽无方可考，但吴澄特为之增补附方。如四君子汤加黄芪、五味子、麦冬、山药之类；八珍汤加枸杞子、酸枣仁、石斛、柏子仁之类；二陈汤加白术、益智、白芍、砂仁、人参之类；四物汤倍加白芍、甘草、枸杞子、山萸肉，或加熟地黄、牛膝、人参、枸杞子、菟丝子、肉苁蓉之类。张仲景以行阳固阴为主，补中、安肾分别用之，为万世之标准；葛可久十方治阴虚脉数之证，用药方方玄秘深奥，用药味味精炼奇妙；刘河间治虚损并非以暑火立论，而以阴阳寒热立论，"感寒则损阳，感热则损阴"，由渐入深，上下传变，不过脾胃五脏，条分各有主治；李东垣辨明内伤外感，补中益气以治劳倦内伤，为气虚下陷立法，专主乎升；朱丹溪滋阴降火治相火妄动，以黄柏、知母补阴，为阴虚火旺者立法，专主乎降；薛新甫仿张仲景八味肾气丸之法，以六味地黄丸补其阴，以肉桂、附子壮阴中之阳，引龙雷之火下藏；张景岳因证制宜，独得其全，其立论以真阴真阳为主，治疗以脾胃元气为先，用温补而不胶固温补，禁寒凉而不弃绝寒凉；水丘道人以开关、把胃二法，分阴分阳，以治传尸痨瘵恶候，鬼邪生灾，怪虫为害，另建一功。吴澄接受李东垣内伤类外感思想，提出外感类内伤、虚损不独内伤之论。

《不居集·卷首》将以上所述提炼为《十种治法提纲》，高度概括，言简意赅，便于把握。十法之外，又单列一卷收载了其他16位前代医家的虚损专论，理法方药全面详备。当然，更为重要的是创立了外损新说，扩大了虚损病证的范围。

吴澄采集诸家论治精要，详述百病辨治各法，集诸家虚损之大成，又创立外损新说，构筑了包括内外真假在内的虚损辨治和预防的完整体系。

（三）外损新说

关于外损，前医虽亦有涉及，但均未系统阐明。吴澄指出，世医所谓虚损，去其外证，所见有偏。他首次将虚损分为内损、外损，外损既有外感起因，又有虚损因素，主张治疗以解散祛邪为急为先，切不可一味误用滋补，亦不可屡用发散祛邪，人为导致虚损；外感似损非损之证，当解散祛邪与托补并举并重。由此发明解托、补托及理脾阴治法，形成了全面系统的外损特色理论。

1. 外感有类内伤

外感、内伤并非泾渭分明，二者多有相似之处。李东垣在《内外伤感辨论》中详辨外感内伤，条分缕析，提出"内伤类外感"之论。吴澄从中得到启发，反其道而行之，认为"有内伤之类外感，即有外感之类内伤"，并言此为其一家之言，可补前贤之未备。

（1）《吴师朗治虚损法》列"外感类内伤"

吴澄在《不居集·上集·吴师朗治虚损法》中，专门列举了6种"外感类内伤"的常见情况。

其一，外感邪在少阳，有时寒热往来，有时热多寒少，有时日重夜轻，有时日轻夜重，与虚劳寒热、阴虚发热相似，最易令人迷惑。此时，"但察其有无表症相兼，或移早移晏不同，不似阴亏者印定时刻也"。

其二，营卫本虚，最易感冒，恶寒发热、头痛、痰嗽、失血，诸证与内伤相似，以为内伤而实因六淫之气所致，见症又类似虚损。

其三，中气不足，营卫必不充盈，肌肤腠理必不致密，邪气得以乘虚而入，因禀赋体质强弱不同，有真变外损者，亦有不变外损者。

其四，身心俱疲、气血俱伤之人，偶感微邪，潜伏经络，事先并未觉察，虽身感不适，但绝不见有外感表证。等有所察觉之后，其中气已伤，又极似内伤之情形。

其五，思虑伤神、劳倦伤阴之人，卫气不固，里亏不充，六气来袭，外不能御，内不能拒，表有阳虚发热，里有饮食内滞，表里均受其伤，外邪盘踞于营卫，阳气郁闭于中宫，外感不似外感，内伤不似内伤。

其四、其五两者中，时医有因气虚困乏而拟为怯证者，有因精神疲乏拟为劳倦者，因内有郁热拟为阴虚者，因倦怠疲懈拟为气郁者，"殊不知此本外邪，非滋补所能治也"。

其六，先因劳倦所伤，外邪乘虚直伤中气，患者困乏疲惫，饮食虽无味，但亦没有大碍，面带阴惨，肌肤萧索，类似阴亏，又类似气血两虚。出现内动蒸热，又类似痨瘵；见其寒热往来，又类似虚疟；见其骨胫酸痿，又类似劳倦；观其神思不安，又类似心血不足、怔忡惊悸等。实则外邪遏制使然，非真虚不足之证。

以上除其三外，其他5种均强调病因病根为外邪使然，与内伤虚损截然不同，为医者自当明察，切不可误判、误治。不难发现，这是吴澄临证切身体会，是外感类内伤区别于内伤真虚损证的重点、要点，弥足珍贵。

（2）《不居集》下集专论外损辨治

吴澄仔细推究《黄帝内经》"百病之始生也，皆生于风雨、寒暑、清湿、喜怒"的深刻含义，推导出"虚损一症，不独内伤，外感亦有之"的结论。故《不居集》下集专门讨论外损之证，系统辨析外感类内伤之证。诸如伤风感冒、寒邪伤肺、风热、暑证、湿痰、外郁、失血、积瘀、肺痈、肺痿，乃至食积、虫证，均有类虚损者。有感寒成劳、风热成损、积热成劳、积聚成劳、积痰成劳、食积变虚损、瘰疬变痨瘵、酒痨、赌劳、病后变虚损等外损之变。即使风劳、积劳，与内损亦有所不同。

"风为百病之长"，风邪常犯肌表，吴澄提出"冒风之症，宛类虚损"。肤腠不密，风邪易入，而肺主皮毛，邪气从之，从肺而入，不循他经传变，而见气喘咳嗽、寒热痰壅，故伤风有似虚劳之证。

外损以风劳最多，前代医家每每将风劳混入内伤之证，但吴澄侧重初起之因与致病之由，认为虚损之劳与风劳之劳病因不同，风劳属客邪，与内伤有明显差别。他指出"风邪所在，传变脏腑经络，无一症不与虚损相同。但蒸时洒淅寒热，微汗则热退，退后不复热，不印定时候，与阳虚生外寒，阴虚生内热，印定时刻，一日一发者迥别"。风邪发热不定时，寒战发热，微汗后热退，退后不再发热；阴虚与阳虚之热，一日一发，时间固定。

外邪所入，传变经络，不止风劳一证，吴澄指出"风、寒、暑、湿、燥、火六气，百病莫不由兹而生"。根据《黄帝内经》之旨，一般认为没有感寒而似虚损、变虚损的情况，而吴澄则认为此亦有之。譬如，体虚或劳倦之人，一旦感虚风贼邪，重者为伤寒，寒滞肺气，轻者郁闭于经络，不能发越，见其恶寒疑为阳虚，见其发热疑为骨蒸，见其咳嗽疑为火灼肺金，见其失血疑为火炎上元，皆似虚损之证。

吴澄指出，虚劳之证，人皆以为阴亏火泛，而不知六气之中，亦有寒邪外束，壅遏里热，以致寒热咳嗽、失血，有似虚劳内损。风热之证，天时气热，热则宣通，毫毛不闭，肤腠齐开，最易感冒，如体质素有痰火，易引外邪，内外交并，出现音哑声嘶、痰嗽失血，症似虚损，其实由风邪外束，火郁内炎。

他同时指出，"外感虽类虚损，而真实不类也"，一自内生，一自外入，症状虽相似，病因却不同，仔细分析不难辨别。如声哑潮热、咳嗽喉痒，外感必兼声重，鼻流清涕，而内损则无，同中有异；"岂可一见发热，遂认为火；一见咳嗽，遂认为劳"。"外邪咳嗽，多有误认为劳伤，而遂成真劳者。此必其人体柔弱，而医家望之，已有成心，故见其发热遂认为火，见其咳嗽遂认为劳。"尤其辨外感似损非损之证，"当详察表里，而审其致病之由。盖虚损之症，必有所因，而外感之邪，其来必骤"。此外，还有外感迁延似损非损者，如身有疼痛，微汗则热退，无汗又复发热，或见大声咳嗽，脉虽弦紧而不甚数，或兼和缓，虽病已一两个月，其实外邪并未解除，病终不退。区别之法，"虚劳咳嗽，轻微不出也，而此则声重；虚劳之蒸，热渐渐而甚也，而此则骤盛；虚劳之脉，弦细数也，而此则弦紧"。

暑为阳邪，易伤阳气。暑性升散，易耗气伤津，暑证类虚损者多有之。吴澄指出，酷暑劳役，外伤阳气，气分受伤，故无气以动，无气以言，身倦神疲，气虚脉弱，身热汗出口渴；或兼失血，痰嗽潮热，有似虚损之证。暑劳之证，暑邪内伏，销烁真阴，骤然暴瘦，肌肉尽脱，咳嗽吐痰失血，宛类虚损。"昧者以为痨瘵，不知火载血而上升，非真阴亏损而为虚劳者比也"。有暑证类虚损，禀质瘦弱之人，炎暑酷热之时偶感即病，致伤心脾，宛与虚劳相类。如脉虚不足类虚损，无气以动、无气以言，状类虚损；身热咳嗽、吐痰失血，症类虚损；肌肉消瘦、形枯骨槁，形类虚损。其在"暑证总论"中有一段生动的描述："炎氛扇夏，暑热郁蒸。肝肾素亏之人，当烁石流金之际，无论动暑静暑，而虚人遇之无隙可避。盖其始也，令人不识不知，外之流火，与内之阳气，骤遇而交争，感之重者当时即发，轻者潜伏经络，暗烁真阴。人身之阳，以汗而外泄；人身之阴，以热而内消。阴阳两亏，变幻不测，或乍或久，似劳非劳，似损非损。咳嗽潮热，吐血衄血，盗汗自汗，神气倦怠，饮食减少，呕吐痰涎，令人肌肉渐消，有不识为何症者。"但仔细推究，仍不难分辨不同之处。如暑证暑劳，面垢不泽，寒热不定，体若燔炭，不同于内伤虚损两颧发赤、骨蒸潮热；暑热失血，神气倦怠，不同于虚火失血而人反有精神。

吴澄指出，暑证暑劳甚者，变为疟痢或热证，调治失宜则成暑瘵，元气内亏，真阴销烁，肌肉尽脱，大骨枯陷，吐痰失血，蒸热，日久积累而成不足之证，完全类似虚损，实因于暑。同一暑患，有暑邪潜伏消耗成劳成瘵者，有真元不足遇酷热消耗者，前者为外损之根，后者为内损之根。两者有因外因内、有邪无邪之别，不可不察。

湿为阴邪，凝滞难祛。吴澄认为，湿之伤人难测，人于不知不觉中感受之，及其上身之后，或夹风，或夹寒夹暑，兼长夏湿热，损伤元气，倦怠嗜卧，精神不足，烦热咳嗽，有似虚损之证。初为外感，日久留而不去，则痰血咳嗽，潮热泄泻，又有因湿致劳之证。湿能伤脾，脾土一亏，百病根源均发轫于此，故不独属外损之证。脾为湿困，多生水肿胀满，泄泻湿痹，即为脾胃内伤之证，此湿证之所以类似虚损。因其火热怫郁，津液不能宣通，脾虚受湿，气血凝结阻塞水谷道路，生痰上涌，不生肌肉，而为失血、潮热、自汗之证。

湿与痰同类且相互影响，而有湿痰类虚损者。吴澄认为，病有百端，皆痰所致，虚损之证没有无痰者；痰皆因脾不健运而生，脾虚皆因湿之浸淫而致；津液既然凝聚为痰，即不复运行周身、润泽三焦，而成咳嗽、潮热、泄泻，饮食减少，毛发焦枯，精神倦怠，四肢疲软，全似虚损，而世人却不知是湿痰之为害。吴澄认为，因痰而致病，则津液凝聚，三焦闭塞隧道，气血日败。又有积痰类虚损者，本因痰病，状若痨瘵。

凡病多兼郁。吴澄认为，"百病皆生于郁，故凡病之属郁者，十常八九"。《黄帝内经》有论五行之郁；朱丹溪推而广之，而有气、血、痰、火、湿、食之六郁；赵献可又推而广之，凡伤风、伤寒、温暑、时疫外感等证，皆作"郁"看待；吴澄又推而广之，认为"凡七情五志，劳伤积食，各病皆属于郁"。他指出，郁有六气之郁与七情之郁之不同，六气为郁属外郁，七情为郁属内郁。六气伤人，皆有传变，由轻及重，而六气为郁只在本经，聚而不散，有失升降变化之权，郁结不开，懒倦的病态有似虚损痨瘵之证。外郁类虚损，其因多端，阴虚火证，外为风寒水湿所感，皮毛闭寒即为郁；郁则火不得泻，血随火而妄行；郁于经络则从鼻出，郁于胃脘则从口出，不知者便以为虚。如何辨别？吴澄指出，外郁其脉必涩，其人必恶风、恶寒。气血充和，脉络贯通，百病不生，今为六淫所伤，气血抑窒，则有寒热呕吐、血阻之患。

血证为虚损一大证候，但也并非局限于虚损。吴澄指出，偶尔失血，有伤寒、伤暑，有劳力，有跌仆损伤，有过服补药，有呕吐、损坏胃脘，有恼怒伤肝，有泡在热水塘中洗浴过暖而成，有受热逼，有受损伤太过，这些皆非房劳、肾虚、吐血之类可比，而属于失血"类虚损"。

又有跌打损伤，有似虚劳外损。吴澄指出，凡败血积聚，从其所属，必归于肝，故见胁肋、小腹胀痛者，皆属肝经之道；内有积瘀，停久不行，必痰涎壅塞，凝固停滞于水谷精微通路之中，故见咳嗽、喘不能卧；瘀之日久，津液渐枯，与痰涎交结为患，故见吐痰、发热。但脉牢大有形，实非真虚劳。

肺为五脏之华盖，凡人外感风寒，内伤思虑，形寒饮冷，有变为肺痈、肺痿者。吴澄认为，肺痈肺痿为风劳之一证，外邪直入于内，传变各经则为风劳，不传变，只留滞本经，即发为肺痈、肺痿。他指出，金性本清润，润则生水，以滋脏腑。如本体一燥，则水源先竭，火无所制，金被火伤，则喉干声哑，咳吐稠痰，脓血腥臭，肌肤枯燥虚瘵，形神憔悴，有似虚劳之证。肺痈多发于无病之初，肺痿则发在病虚之后，但其中内外虚实又不可一概而论。具体而言，风寒伤人，先客皮毛，肺主皮毛，故先受之，则为咳嗽，久咳不已，则成肺痈。风邪所入，必先侵皮毛，留而不去，蕴毒成痈。此与本脏自亏、津液枯槁致肺痈者不同。而肺痿之证，有先病肺痈而后变肺痿者，有津液重亡、火烁金伤而成肺痿者。金失润泽之性，而精津血液，一概消耗竭绝，则肺叶虚痿，声嘶声哑，干咳气粗，面白神衰，内热自汗，肌肤燥裂，而成肺痿不足之证。

至于传尸痨瘵传染，无论男女老少，壮盛之年、无病之辈，中之皆病状相似，显然不是内伤虚损之证。吴澄指出，原非因病而生虫，实因虫而致病，此外入之虫与虚损毫不相干，而外证形状却宛与虚损无二。这与蛲蛔虮虱之类虫证不同，此类虫虽也自外入，因脏腑虚衰，饮食不节，起居不时，气蒸血郁而发，症状也类似痨瘵，不可不辨。

（3）内外真假虚损要在因机辨治

笔者对《不居集》全书作了初步统计，不同层级的"类虚损""类虚劳""类内伤"名词不下30多种，如感冒宛类虚损、风热似虚损、寒邪伤肺类虚损、暑证类虚损、湿痰类虚损、酒湿类虚劳、失血类虚损、积瘀类虚损、外郁类虚损、火郁类虚损、肺痈类虚损、肺痿类虚损、腹生米虫类虚损等。严格从字面意义说，类虚损似损非损，似是而非，与真虚损性质不同，不当列入"外损"。不过，吴澄论说外损重在防止弄假成真，真外损与正气强盛而外感邪气于身者又当辨分清楚，对此吴澄亦有清醒的认识，亦有明确的论述。譬如，"冬时严寒，君子固密，则不伤于寒，触冒之者，乃名伤寒，其伤于四时之正气，皆能为病，此名伤寒，不谓之外损"。又如，"春因温而反寒，夏因热而反凉，秋因凉而反热，冬因寒而反温，此非其时而有其气，触冒之者亦能为病，而非外损之症也"。再者，时行疫病，最易传染，吉凶变化只在十天左右，不似外损经年累月，其"辨法全在舌苔为主，舌无苔而红润者为虚劳，舌有苔而黄白者为时疫"。

前代并无"外损"之名，"盖先贤深究《素》《灵》《难经》之精奥，洞悉内伤外感之情由，辨别明白，药不妄施，所以无外损之症也"。由此可见，吴澄的着眼点在于"内伤外感之情由，辨别明白，药不妄施"，并不是机械地拘泥于虚损之内外真假，关键在于分辨病因病机之所在，无论真假虚损，只要病因相同，都必须解除病因；虽然同中有异，但治法有一致性。相反，如病因辨别不明，拘泥于虚损内外真假的分辨，疑似之间，外感似损非损之证，反而会被其假象所惑，治之不当，或无法无方，终成外损真损之证。

正因为如此，吴澄借暑证类虚损之例，特别阐述虚损"类"与"不类"的关系："虽曰相类，而于相类之中，要求其所以不类焉。如面垢不泽，与两颧发赤不相类也；寒热不定，体若燔炭，与骨蒸潮热不相类也；暑热失血，神气倦怠，虚火失血、人反精神又不相类也。能于不类之中而察其所以类焉，又能于类之中而察其所以不类焉，则思过半矣。"虚损真假与否不是关键所在，类与不类要辨证灵活地运用；关键在于透过现象看本质，察其病因病机之所在。此与北宋理学家张载"不疑处有疑"的治学方法有异曲同工之妙，充分体现了吴澄"不居"之道的奥妙。

2. 外损祛邪为先

外感防损、防变，表邪的存在是主要矛盾之一。李东垣"内伤类外感"侧重点在于防止"内伤之证误作外感"，吴澄"外感类内伤"侧重点在于防止外感之证误作内伤。《不居集》全书抨击误用滋阴降火人为导致虚损的文字不计其数，贯彻始终。

外损病因在外感。吴澄认为："寒则伤营，由表入里；风则伤卫，由皮毛入肺。外损之症，唯此为甚。"风伤卫，寒伤营，风寒两伤营卫，一个"伤"字就说明潜伏了外损因子，已经道明外感病证内含导致虚损的因素。吴宏格在归纳总结其父治虚损法时说："频感外邪，消耗气血，是外损之机。与其治于已成之后，孰若留意于未成之先。"（《不居集·上集·卷之十·吴师朗治虚损法·附：总论》）吴澄本人也明确指出，"概见外损之症十皆八九，而真阴真阳亏损者十中二三，皆外邪未清做成者多"，认为"凡用补药必兼驱邪，邪去则补亦得力"。故《下集·外损》所论，总以祛邪为急，治法总以解散为先。

"外感为邪气有余"，外感类内伤虚损，似是而非，似损非损。吴澄认为外感类虚损主要矛盾仍然是外感，并非真虚损不足之证，不当作内伤虚损治。故明确指出："内伤者补之，外感者散之。"因"外损之症，皆由客邪所伤"，故当行解散；外损似损非损，当"求其故而治之"。

风为百病之长，伤风有似虚劳之证。吴澄指出，"风邪初感，药用解疏则邪散，补托则易出"；"盖风为阳邪，从太阳一路而来，则当仍从太阳旧路表散而出；从太阴皮毛一路而来，则当仍从皮毛旧路解托而出"。体虚之人易感风邪，当先和解，或微利微下，随其证而治之，从其缓而治之，随证调理，不至于成风劳之证。风邪初入，浅在于经络时，祛之甚易。"初起原在皮毛，疏之散之，解之托之，邪自无容身之地"。反之，"初感外邪，不行解散，则邪留而不散，渐变风劳之症"。

即使是已成风劳者，仍与内伤之劳病因不同，用药仍当以祛邪为急。邪气加于身而未除，邪气出则愈，不出则伤肺，伤肺则死。辨证方面，其脉象如细而弦，似数非数，硬小而碍指。即使有夹杂，凡见实脉，必夹外邪，切不可从内伤虚损治之。用药方面，"风劳例方"列出了诸多发散和解、达邪透邪、托邪外出、轻清退热之剂，如清健方、一味黄芩散、秦艽鳖甲散、柴前梅连散、人参柴胡散、白术除湿汤、人参地骨皮散、参归散、参芪散、人参荆芥散、加味十全大补汤、地仙散、清骨散、枳壳地骨皮散等。然时医治风劳置之不用，吴澄甚为惋惜，其对柴胡一药倍加推崇，认为风邪侵入骨髓，蒸热不退，非轻清之柴胡不能透出。

六淫致病，风寒居多，咳嗽带痰带血，恶寒，脉紧涩，宜麻黄桂枝汤。吴澄认为，"三时感寒，必得大汗方解"。六气之中，亦有寒邪外束，壅遏里热，以致寒热咳嗽、失血者，麻黄桂枝汤、人参芍药汤皆可治之。感寒成劳，亦宜用麻黄桂枝汤。吴澄分析："感寒吐血，外邪束火也。外束愈甚，则内火愈炽，内火愈炽，则吐血愈甚。用滋阴降火者，惟恐其外束之不力，而又更加束之也。辛温发表，解其外束，而内火顿息矣，血安有不止乎？"寒邪收引，内郁邪火，愈补愈炽，吐血不止，必须温散发表，解除外束，使火邪外有出路，自然火息血止。至于寒邪伤肺类虚损者，从阴经入者当复从阴经原路拔出。

针对新感咳嗽之证，吴澄指出，"肺为娇脏，所主皮毛，最易受邪，不行表散，则邪留而不祛。若以轻扬之剂投之，则腠理疏通，无复有变虚损之患矣。"凡外感风寒，发热咳嗽，当行表散，柴胡、前胡、羌活、独活、防风、秦艽、紫苏梗当用之。形寒、饮冷伤肺，体虚肤腠不密，风邪易入，由此咳嗽、潮热，若以轻凉之剂投之，其热顿释。新咳有痰属外感者，宜随时解散，属火热者只宜清之。又有伤寒盗汗，邪在半表半里，当以和表为主，不可与阴虚不足之虚劳盗汗同日而语。

外感风热，吴澄认为以风为标、以郁为本，气郁气壅则咳嗽、吐血，治当清凉轻扬发散之剂。例如，有风热似虚损之证，三四月间，天气暴热，或因饮食过酣，或远行疾走，重衣厚被，脱穿不及时、不正常，以致触冒风热者，症多咽干鼻塞，痰嗽气阻，先宜清凉发散；如误用寒凉之剂，则邪气愈闭，肺窍阻塞，遂成音哑声嘶、痰红咯血之症。"风热燥郁，以致真元亏损，若不以辛凉解散之剂，而惟以滋润补阴是务，则风必入内，而躁益甚。"人之气与天地之气相通，天时气热，则人身之气亦热，热则宣通，毫毛不闭，肤腠齐开，最易感冒，如素有痰火，易引外邪，内外交并，则音哑声嘶，痰嗽失血。症似虚损，实由风邪外束，火郁内炎。治用辛凉外发，甘苦内和，则风散而火息。若以苦寒施治，正气不得伸张，邪气不得外出，内郁更加不得解散。

内伤外感相兼而发热，"若现外症多者，则是外感重而内伤轻，宜以发散为急"。还有一种内伏热邪与外感风邪相召引，如"有天禀性热，阴虚血少之人，贪酒好色，肾水不升，心火不降，外邪乘之，复壅虚热。新邪引出旧邪，内火相并，外火熏烁肺金，故见咳嗽，有似劳损。风能煽火，故见烦热，有似阴虚。伤风畏风，有似阳微。热逼血络，有似内伤不足。呕吐稠痰，有似肾虚水泛。虽极相类，而实则风热使之然也"。

又有咽喉诸证，如声哑、咽痛喉干、喉癣口疮、乳蛾等，吴澄认为除少阴伏邪一证之外，属风热者十居八九；刺少商、拔顶发、吹鼻、搅吐、烟熏各法以治其外，服清凉散火之剂以治其内，多可挽回危急，误治即杀人。吴澄分析："肺体清虚，以气之鼓迫，则鸣犹钟磬之悬架，其内空虚，击之则鸣。若污浊壅窒真中，击之则声哑，此乃痰邪实症。去其填塞之污浊，何患其声之不响亮哉？"肺贵清灵，犹如鸣钟，如果痰饮污浊填塞其中，自然声哑不鸣，自当用清凉之剂祛除。至于水亏火炎、金伤声碎者，犹如钟磬之破损，此属肺经枯竭，天天顺气消痰、止嗽清火，当然亦无益处，徒伤元气。

金元医家刘河间、张子和均主外感火热论，用药主寒凉，以擅治诸般热证实证著称，如偏执其说则流弊无穷。但吴澄认为，其实世人对其了解不够深入，皆未深知其说，多有误会。刘河间拟订神芎导水丸，用以治疗风热上侵、痰火内郁诸般热证，还订舟车丸，与张子和禹功散均为逐水之剂，当时医家病家一见神芎丸、禹功散之类，大为惊异，都认为峻厉猛悍之剂决非病证相宜。然吴澄则另眼相看，与时医的看法有所不同。他指出："河间、戴人（张子和，号戴人。引者注）主此以治湿劳，盖病根不除，病必不去，宣通气血，非此不能。药虽峻猛，似非虚者所宜，然火热怫郁，津液凝滞，大便燥结，经络闭塞，非此不通。而用之之法，亦有斟酌，看人虚实强弱，于丸数增减，或初服三五丸，再服加二三丸，是急药缓攻，病久亦不碍。经曰有故无殒，此之谓也。"吴澄强调，前贤著方立言，决非杜撰好奇，时人不能深刻领悟其中的玄妙，至死都未醒悟。

吴澄认为，时医治疗虚损多有所误，误在两端：一是或偏于滋阴或偏于温补，而不知审证立方，拘于成法成方，偏于一法一方；二是徒守和平之品，唯守稳当，畏首畏尾，于事无补。他指出："世之治虚损者，不曰滋阴降火，则曰温补脾肾，所以有偏于黄柏、知母者，有偏于桂、附、河车者，是皆以彼之病合我之药，而不知察病立方之法也。其次则平平淡淡，不寒不热，不补不泻，与症绝不相干，以为神奇稳妥。"针对世人治疗诸般热证类虚损，同样专尚滋补，人为导致虚损的弊端，吴澄特别推崇刘河间、张子和之法纠偏，上文之后进一步指出："若犀角、黄连、石膏之属，守真（刘河间，字守真。引者注）、戴人之法，则皆摇首惊畏，骇异非常，反云弄险，不敢不敢。殊不知有种积热类虚损之症，非此不除，病终不愈，有病则病当之，须知有故无殒也。盖药与病当，则巴霜、砒石亦能奏功；药不当病，则生姜、甘草亦能杀人，是在用者之何如耳。"时医不敢尝试刘河间、张子和之法，其实细审病情、辨明证候，即使巴霜、砒石亦能奏效；如果不察寒热虚实，用药不与病相合，生姜、甘草亦能杀人，关键在于医者如何使用而已。

他如伤暑、暑劳、暑瘵，骤然暴瘦不堪宛类虚损者，吴澄认为，"虽似虚损，实因于暑。故欲治其瘵者，必先治其暑，如青蒿煎之类"；积痰成劳者，顽痰胶固，积聚胸中，腹胁常热，"非吐非下，不能去其病根"；积瘀类虚损者，初起"皆当以大黄（醋制）和生地黄汁及桃仁泥、丹皮之属，引入血分，使血下行，以转逆为顺，此妙法也"；即使虚劳积瘀，也当以大黄䗪虫丸主之，"浊阴不降，则清阳不升；瘀血不祛，则新血不生"；外郁类虚损者，为六淫所伤，气血抑窒，故面色郁滞，寒热喜呕，或口苦，或吐酸，"虽年深月久，郁有不开，不兼舒郁，治必不效"。

　　《吴师朗治虚损法》中，除谆谆告诫外损切勿误滋、误补外，还着重强调两点。其一，"外感日久，而余邪仍有未尽者，凡用补药必兼驱邪，邪去则补亦得力。况余邪未清，不开一面之网，则贼无可出之路，必反戈相向，伤人多矣"。其二，"外感失血受伤已深，外症虽减，而吐血之根已伏于此，若不及时祛逐余邪，调补真阴，培其真元，固其血络，有竟成吐血之症，终身不愈者"。

　　即使真虚损之证，兼夹外感者，如果脾胃充盛，饮食正常，吴澄认为仍当以祛邪为急为先。如虚劳夹外感热邪，他在强调保护脾胃为主的同时，指出："如和解、攻里二法，法所当用，虽老弱久病亦所不避，乃拨乱反正之意，惟要用舍得宜。有先攻而后补者，有先补而后攻者，有攻补并行者，毅然独断。于里当补则补，当泻则泻。"再如诸般腰痛，皆属肾虚，吴澄在肯定这一点的同时，不忘注明"有外邪，须除其外邪"。又如，对呕吐、恶心、吞酸、嘈杂之证，虚中有实者，认为："凡虚损之人，胃气本虚，而或饮食停滞不行者，是又虚中有实也，不得不暂从清理，后再用培补。"如《不居集·下集·外损·风劳》卷中，对"虚劳当保护脾胃为主"，特加按语强调："治虚损虽以脾胃为主，犹必以去邪为先。"

　　今有姚慧等[①]收集《不居集》有关治虚损医案 22 例，其中解托补托法13 例，理脾阴法 9 例，运用数频统计方法，对其用药情况作了相关数据挖掘分析，得出其治疗虚损的药物共 64 味，柴胡、葛根、甘草频数、频率均较高，用量较多；其后依次是陈皮、当归、泽泻、扁豆、生姜、大枣等。在药性方面，治虚损药物主要集中于辛、温、平 3 类，其中以辛性药物使用频数居多。这一结果，进一步证实了吴澄治外损以祛邪为主的重要思想。

① 姚慧，郭锦震，徐慧，等.浅析新安医家吴澄《不居集》虚损辨治特色［J］.浙江中医药大学学报，2016，40（11）：861-864.

外损解表为开手之治法，旨在杜绝外损之源。吴澄在《外损总旨》中指出："故治之之法，欲补其虚，必先祛其外邪；欲治其真，必先求其假；欲治其内，必先察其外；凡用疏用散者，将欲为补计也。"全面而深刻地阐述了外感类虚损表散、祛邪的价值和意义，既体现了"不居"之道，又贯彻了虚损之纲。

3. 外损人为导致

外损的成因，《吴师朗治虚损法》认为，"六淫为病，实因于天；外损为言，实因于人"。《不居集·上集·卷之一·统治大法》中指出，无论四时之正气，还是触冒非时之气，体虚元气不足之人，妄用、误用攻散之剂皆可成损，或时行疫病拖延亦可成外损。在吴澄看来，外感属"天灾"，外损则属"人祸"，外损主要由人为因素导致。外损之情各有不同，但多有误判、误治的环节，也有因于病家调理失当的因素。吴澄在下集"积热总论"分析积热成劳致死的原因时，指出"死于病者半，死于医者半"；下集"病后调理"中明确指出："疾病误治，及病后失于调理者，多成虚损"，重申了外损是人为导致的观点。

（1）印定滋阴降火"如油入面"

吴澄所谓"不居"，就虚损治法而言，其重点是不居于滋阴降火一法。从《自序》到《外损总旨》，全书自始自始都在反复强调，世人"惟滋补之是务""以苦寒清火为务"，"不虚而做成虚，不损而做成损"，针砭时弊，鞭辟入里。

"古人著书立言，原为补偏救弊而作"，正如吴澄自己所言，其外损说也是为纠正这一时弊而提出。《不居集》全书中，多处论及"今时之弊，皆喜滋补"，"世人治虚损，专尚滋补"，"其治虚损之法，不主于滋则主于补，不主于补则主于滋"，"印定滋阴降火"，"一味滋阴""误用滋补""妄用过用苦寒"，"治之不善，则成虚损"，"病无一定而概以补之，治非一法而概以滋之，奈之何其病不危且殆也"等。全书表达滋补壅遏、苦寒凉折、滋阴降火成损之害，比比皆是。

如《吴师朗治虚损法》指出，四时之风气从皮毛而入，因初感之时不似伤寒猛烈，人多忽视；待其发为寒热，则又疑为内伤虚劳；辨别不明，误用滋补致虚，此种情况最多。又特别指出，先因劳倦所伤，后外邪乘虚直伤中气，"医者不明，或投以补中益气，或投以六味地黄汤，或投以天王补心，或投以金匮肾气，或投以当归六黄，或投以滋阴百补。欲敛汗而汗益多，欲安神而神益躁，欲滋阴则郁热愈甚，欲补气则膜胀愈加。如此展转颠倒，错乱不可殚述，实则邪遏使然，非真虚不足之症"。

在《不居集·上集·卷之十五·咳嗽纲目》中，吴澄加按语指出，咳嗽外感而兼内伤，或内伤而兼外感，"人但知肾主精血，一凡内伤不足，滋补之中又加滋补。殊不知外邪未解，愈投愈咳，亦成痨瘵"。进而指出，多有外邪咳嗽误为劳伤者，世医不明表里，率用滋阴降火等剂，"不知寒邪既已在表，凉药不宜妄投。若外既有寒，而内又得寒，则表里合邪，既邪留不解，延绵日甚"，遂成真劳。

吴澄在《不居集·上集·卷之二十七·饮食不甘》中分析"近日虚损之症，百无一活"的原因时，指出："或遇庸贱之流，不顾人命，动用清火滋补之剂，暂舒目前之危，而罔识食少泄泻之弊。"

故吴澄在下集《外损总旨》中大发感慨，在时医眼中只有一法，一提起滋阴降火就头头是道地大谈漫谈，咳嗽可除，喉痒可止，蒸热可退，痰饮可逐，血瘀可消，相火可降，虚证可补；而一提起脾胃之气相生相养之道，都闭口不谈、哑口无言，无所作为。有幸遇到阳有余阴不足者则侥幸药证相合，不幸遇到脾薄胃弱者反而加重病情。他还引用韩愈的经典名言，嘲讽那些一见咳嗽失血、吐痰潮热等症就反问"为什么不用滋阴降火之法"之人，犹如责问身寒"曷不为葛之之易也"、饥饿"曷不为饮之之易也"一样不明事理。

俗云"伤风不愈变成劳"，而吴澄则有不同的看法，他在《风劳论》中明确指出，伤风有成劳有不成劳，从哪一路来仍当从哪一路原路出，"若非药误，绝变不出""昧者误用滋阴敛肺，降火清痰，止嗽退热寒凉之品，阻其风邪外出之路，则必由浅及深，痰血泄泻，其不成虚损者几希矣。""夫伤风岂能变劳，特以庸医误治，而日加清削，则柔弱之人，何能堪此？久而不愈，不至成劳不已也。"在《伤风论》中，分析风劳初起原因时，更明确指出："古时虚损或三年，或五载，或数十年，何今人之虚损，轻则一年，重则不过数十日而殒，其故何耶？盖古时之症，真虚损也；今人之病，假虚损也。真则难医，而药饵犹可调摄。假则易治，而药多误施。"所谓药多误施，指滋补阻塞了透邪之路。他还形象地比喻，譬如梨枣之类水果闷在封闭的容器里，不过一夜自外而内全部腐烂。后又在《下集·卷之一·风劳》进一步补充："故内损有三年五载，而外损不过数十日，究其传变，亦有三经，何如是之速？盖时医不察，认症不明，妄以内损之法治之，如油入面，如闭贼在家，如落井下石，虽欲不速，其可得乎？"

吴澄所处的年代，风劳之证日益增多，为此他一针见血地指出："上古不言风劳者，无其症也。今何有之？药误耳。何误乎尔？清滋也。其清滋若何？盖风本不成劳，清滋则闭邪入里，郁蒸不散，不散则传入经络，而咳嗽、失血、潮热见矣，见则成劳矣。"如此之治，欲其不损，实难矣。更有"后世医工，认为内伤积损，辄投峻剂，闭住风邪，内热愈炽，以致不治"。此处峻剂，指滋补重剂。"近世虚劳之症少，而风劳之症多……医者不察，见其咳嗽吐痰，潮热失血，遂误用滋补之剂。不知邪气未除，便行滋补，邪气得补，遂入经络，以致不治。如此死者，何啻千万？""而近世之疾，惟风劳最多。盖风之伤人也，其始甚微，体旺者感之，即不服药，亦自解散；体虚之辈，元气不充，邪每留连，散亦不出。昧者不察，便行滋补，闭拒不出。谚云：伤风不愈变成劳。若非药误，决变不出。""医者不知邪气加之于身而未除，便行补剂，邪气得补，遂入经络，致死不治……《内经》中本无风劳之说，而有曰劳者温之。此乃虚劳之劳，温者温存之义。不足者补之以味，谷肉果菜，百味珍馐，无非补也。今之医者，不通其法，惟知大补之道，轻则当归、鹿茸、雄、附，重则乳石、丹砂，加之以灼艾。补燥其水，水得热愈涸，生火转甚，轻则痰嗽失血，潮热烦渴喜冷，重则失音，断不可救。犹且峻补不已，如此死者，医杀之耳。及遇良工治验，而以清凉之剂，不合病人之情，反行责怪。及闻发表攻里之说，畏而不从，甘死于庸医之手，虽死不悔，深可悯也。"

风劳为外损之枢纽，故有关伤风感冒误判、误治导致虚损，吴澄着墨尤多，基本都是指责误用滋补清降法人为造成：

——风邪初感，"清凉则冰伏，滋降则入内，误治则变风劳"。

——外邪初感，误作内伤，或用清凉，或用消导，寒邪郁伏，似损非损，"若用治损之法治之此症，滋阴等剂愈以留邪，热蒸既久，不损成损矣"。

——肤腠不密，风邪易入，咳嗽潮热，时师"皆以收敛肺气，助湿滞痰损脾之剂"，却不知风邪火热，皆莫能散，所以愈投愈咳，愈进愈热。

——感冒宛类虚损，多有庸医"不明表里，妄用滋降，内外合邪，留而不解，延绵日甚。虚弱之人，何能堪此，不至成劳不已也"。

——外感新咳有痰者，宜随时解散，"医者不察，误用滋阴降火之剂，未免闭门留寇，在内兴灾，以致咳嗽、失血、吐痰之症见矣，此误补之为患也。"

——凡人外感风寒、发热咳嗽，时医每用润肺退热药，羌活、独活、柴胡、前胡、防风等解表之剂绝不敢用，以致风寒久郁，嗽热不止，变为虚损，杀人多矣。"盖肺主皮毛，传里郁之，变而为热；又为华盖，五脏六腑，火自内起，熏蒸焚灼，变为难治之症。"

——虚损兼夹外感者，认为"苟邪未去而徒滋之补之，非徒无益，而又害之"。

——风劳初起，"昧者不察，误用温补、寒凉、酸敛、滋阴、降火之剂，妄为施治。酸敛则收束，寒凉则冰伏，温补则燥热，滋阴则入内，降火则闭塞，不虚而虚，不损而损矣。皮薄肉弱之人，不胜四方之虚风。当其初入浅在经络时，祛之甚易。""风劳偏执温补，偏执清凉，皆非法也。"在"风药例方"提到，不用散解达邪之剂，以致不起者甚众。

除风劳外，其他风热火郁、风寒痰嗽、痰瘀失血之类，也多有误滋、误降成劳者。

三时感寒，"若服滋阴之剂，病必日增，久久不解，便成虚损"；风寒咳嗽带痰，如误以为阴虚火动，一概用滋阴降火之剂，必致病情日渐加深。

风热燥郁，吴澄指责世医唯以滋润补阴是务，则风必入内而烦躁更重。譬如双解散本是治风热之圣药，但世人皆云老人肾水不足、妇人产后并各种杂病均不可用。再如，三四月间，天时暴热，冒风者多咽干鼻塞，痰嗽气阻，误用寒凉之剂，则邪愈闭，肺窍阻塞，遂成音哑声嘶、痰红咯血之症。素有痰火者易引外邪，内外交并，则音哑声嘶，痰嗽失血。风热似虚损之证，"若以苦寒施之，恐邪正不得伸，而邪郁愈不解矣"。吴澄认为，大黄、芒硝、麻黄、石膏，若禀受素弱、无实证者，确实当斟酌加减使用，但一概弃而不用则言之太过。

伤暑咳嗽，"若但知为热，而过用寒凉，则气必愈伤，而害斯大矣。"

即使是虚损之咽干喉痛，吴澄亦认为"决非初起即甚，必渐渐日深，各症悉具，至于极处，乃有此症"。其原因，"必脏腑先败，及于脉络，是根本枯而后槁及于枝叶，可能复茂如前乎？盖阴火浮游，进退莫测，或痛或止，殊非苦寒之品可遏。近世不明其理，见初医有用冰、棚、朱、麝辛香走窜之吹药，并进以苦寒直折之药味，则阴火益炽，有不立见其倾危者乎"？

有关湿因火热怫郁而生者，吴澄指责世俗执滋补之说，怫郁转加，而病愈甚。

顽痰胶固，积聚胸中，腹胁常热，吴澄指出，"时医以滋阴降火之剂退其热，是以滞益滞而痰益积也，有不成劳者乎"？

外因失血积瘀类虚损，吴澄指出："若误用疗瘵寒凉之药，明非虚劳，而逼为虚劳，以致损脾败胃，多不可救。"然而，"今时之人，每遇失血之症，医家病家，不究原因，不辨脉症，众口一词，群为劳怯，开手便用二地、二冬、黄柏、知母、沙参、贝母之类，受逼而成。在医者犹自喜有先见之明，能预料病；病者甘受滋阴降火之害，宁死无怨。不知皆是药饵做成，本非庐山面目也"。

有关失血、失治导致虚损，吴澄也着墨较多，多责之于滋降之误：

——"今之疗吐血者，大患有二：一则专用寒凉之味，如芩、连、栀子、青黛、柿饼灰、四物汤、黄柏、知母之类，往往伤脾作泻，以致不救。一则专用人参，肺热还伤肺，咳逆愈甚。"

——"今人一见失血，邃求劫药，止之为快。医家不察，便以寒凉阻之为奇。虽然暂快于一时，久必为患于异日。"

——"瘀血内凝，多因初起寒凉所至，日久结积，又非温药可行。盖由病家求效态急，医家遽用劫止，以解目前之围，而不顾贻害于异日也。"初起之时，日日用黄芩、黄连、知母、黄柏之类，辅以四物汤治疗，致使气血俱伤，脾胃而败。吴澄感叹道："今医治血症，百岂有一生者耶？"

——"积瘀之症，近日用苦寒凉折者甚多，以致瘀血积于胸中，凝泣水谷道路。初时不觉，日久热郁，胸胁刺痛，或吐酸水，气胀应背，夜不能卧，干烧，吐痰不止，肌肉尽脱，与虚损无二。"

——"今人一遇痨症，便用滋补，服之不效，坐以待毙，岂知术只此耶？"

所以，吴澄在《外损总旨》中说："不敢以滋降之法，而加于外损之上也。"

（2）专从表散祛邪耗损真元

外感为外邪乘虚而入，所谓"正气内存，邪不可干"，本身包含体质虚损的因素。外损似损非损，尽管性质上不同于内伤虚损，但也不同程度包含虚损的因素。治疗上既不能误作内伤虚损滥用滋补，也不能屡散不休、一味祛邪。推而言之，一切外邪致病，都有虚损的内在因素，均不可一味蛮攻。

吴澄指出，"今时之人，禀赋益薄，劳心劳力，名利场中，踏水赴火，而不知自惜，沉溺酒色，以竭其精，以耗散其真，其元久已内伤。一旦感冒风寒，而以猛勇攻击之剂，以逐其邪，甚者当时立毙，轻则气血消磨，日久变为虚损之症"。他在《不居集》全书中，分析了临床上常见的祛邪不当导致虚损的各种情形，而且在下集中专辟"屡散"一卷。

——外感之证，"不行解散，偏用滋补，畏忌发表，致成虚损。今屡散不休，不知解托、补托之法，走泄真元，亦成虚损。此皆一偏之见也。夫有虚当补，有邪当散，此一定之理，良工亦不能废其绳墨也。然医贵权衡，过犹不及。倘拘泥之士，偏执不可滋补之法，而专从事于发表散邪，宁无犯实实虚虚之戒乎？愈表愈亏，邪终不出，则又有屡散成劳者"。

——外感表证，"徒知解散，而解散之中不得其法，则邪亦留而不去，亦成风劳之症""及病既成，邪深入内，如油入面，又岂羌活、麻黄开发腠理之猛剂所能出耶？倘粗工不知而妄用之，是亦徒虚真元之气而已，于邪何与乎"？

——伤寒，"若体虚之人感之，而妄用汗、吐、下之法，重者当时受伤，变症甚速。轻者元气暗损，或迁延数月，亦必终归外损耳"。其中外感恶热与阴虚发热不同，"邪自外入，当作伤寒治"。

——伤风表证，专用辛温开发腠理，如遇体弱之人，邪反随元气缩入，发热咳嗽，缠绵不休，而且"凡病皆然，非独伤风一症如是"。

——体虚外感，"虚而冒邪，是虚中夹邪也，不知解托、补托，而唯散邪是务，则过散液竭，荣卫俱伤。再误滋补，邪潜内伏，变为风劳，呼天求救，亦已晚矣"。

——虚人伤风，"屡散屡发，形气俱病，虚者当用补中益气汤，佐以和解。倘专泥发散，恐脾气益疏，邪乘虚入，病反增剧也"。

——营卫虚而感冒，"而或以滋补，或屡散不休，耗损真元，邪终不解，气血日亏，变成外损"。

——中气不足，营卫不充，肌肤腠理不密，邪气乘虚而入，"惟是体虚之人，亦似实者，一例用药，不惟邪不肯外出，倒反随元气缩入，发热无休，瘦骨如柴矣"。

——感非时邪气，"若真元不足之人，而或用清、下、攻、消之剂，非曰药不当病，即使药对病痊，而其人身中之元气先已受伤，或有些微感冒，元气中馁，不能送邪外出，亦必渐成外损之症矣"。

——外感咳嗽，当察其虚实变化，"今人但知肺主皮毛，一遇外感风寒，疏散之外又行疏散，牢不可破。殊不知体弱之人，久则传变为郁咳，遂成痨瘵"。

——外感咳痰，"今人但知肺主皮毛，一遇外感风寒，疏散之外又行疏散，别无他法，牢不可破，总以散邪为主。殊不知邪已传里，屡散走失正气，不虚而虚，不损而损，遂成劳症而病成矣。又有一种形寒饮冷，新咳稠痰，固宜温中散湿。若夫动气火炎，久咳无痰，当清润治之。治者不究其原，印定伤风，屡用辛温之剂，遂致发热自汗，食少，咳嗽不止，而成痨瘵不救之症""若邪已入里，与表何干？而犹然疏之散之，宁不走泄正气，耗丧真元乎？是又误散之为患也"。

——疫气时行，有见寒热，"而用大汗、大吐、大消食之剂，见气血益虚，而危殆甚矣"。

——积热成劳，日久羸败，又不可用张子和法，即不可用舟车丸、禹功散、神芎导水丸之类去积宣热，疏通气血。

——泄泻之证，"虽非虚损之比，然亦有因泄泻日久，而泛用消食利水之剂，损其真阴，元气不能主持，致脾胃日亏，饮食日减，真气日消，而成虚损者有之"。

——疮疡外科，"尝见疮痛门中，不顾根本，而以追蚀攻毒为事，以致溃脓不止，日久成漏，变为虚劳者有之"。

外损之证，或祛邪失当、屡散反复，或滥用滋补、药饵人为导致，虚虚实实，损不足而实有余，不虚损而终成虚损，致人于死。"此外损因于医者之不明所致也"。虚损之证，正如吴澄所言："非尽不可治也，皆人自误死耳"。所以，吴澄在"失血类虚损"中感慨："古人云不药得中医，信哉！"

吴澄在《不居集·下集外损》"失于调理多成虚损"一文中，进一步指出医术不精人为导致虚损的危害性，并将医术问题上升到医德的高度。书曰："盖病有虚实，治有补泻，必补泻得宜，斯为上工。余见世俗之医，固不知神理为何物，而且并邪正缓急俱不知之。故每致伐人元气，败人生机，而随药随毙者，已无从诉。其有幸而得免，而受其残剥，以致病后多成虚损，而不能复振者，此何以故也？故凡医有未明，万毋轻率，是诚仁人积德之一端也。"

（3）调理失宜"小孔"变成"大孔"

外损成损，除医家误治、误药的因素外，还有因于患者不善调理导致。《不居集·上集·卷之一·统治大法》开篇即引用《素问·上古天真论》之言，论述饮食起居失宜的危害性。《吴师朗治虚损法》进一步指出："均是人也，均是症也。有即病而无伤。有因循而变外损者，必其人平日不慎，口腹不谨，房劳营卫失守，邪得乘虚而入，伏陷不能外出，入里渐深，变症渐重。此外损之因于病者，不善调摄所致也。"并进一步分析："今人以酒为浆，以妄为常，醉以入房，欲竭其精，耗散其真。其未病之前，已先有一内伤虚损底子，及其既病，名曰外感，其实内伤，既曰内伤，又实外感。"

《不居集》下集中，也多有平时不善养生、病后调理失当导致虚损的分析。如分析风劳治疗难易："人能清净，则肾能取五脏六腑之精，受而藏之也。精生气，气旺则能肉腠闭，皮肤密，真正内拒，虚邪不侵。惟不慎起居，不节饮食，外劳其形，内摇其精，肾原受伤，气因中馁，邪得以乘虚而入也。然金水二脏，子母恒相通，而肾与膀胱，又表里相为配合，故少壮之人，精旺气足，虚风不能侵。即偶感之，不必用解散之药，而邪自无容身之地，故不治而自愈也。若精气虚衰，内不能振，即用表散之药，提者自提，表者自表，正气愈虚，邪反陷入，终无出期，所以治之亦不愈也。"

分析阴虚伤寒，认为时人不知珍惜自己的身体，追逐名利，沉溺酒色，劳心劳力，耗竭真精，感冒风寒后，加之逐邪过猛，日久变为虚损之证。

分析暑劳暑瘵成因时，认为暑热"调治失宜，元气内亏，日久累成不足之症"，"暑本不成瘵，日久调治失宜，真阴销烁，则变成瘵矣，成瘵则难治矣"。

论积热成劳时，认为虚损之证并非尽不可治，皆人自误致死，其中患者自己轻视是重要因素，拖延观望，病成之后悔之晚矣。同时分析嗜酒积劳的原因："积热之症，惟嗜酒者最甚。煎炒煿炙，辛热峻药，虽能生积生热，而朝斯夕斯者，不能如酒之多，亦不能如酒之频，况烧酒酷烈猛悍，饮之无度，或酒后之面，或饭后之酒，日积月深，消耗津液，有似虚劳之症。"

虚损疾病的戒忌调摄，吴澄尤为重视，认为"能守戒忌，则功过药之半矣"；若确守调摄，则"胜于药石，过于金针"。《不居集》上集"饮食不甘"一卷中，提出虚损六戒和虚损调摄。虚损六戒，即戒房室、戒利欲、戒恼怒、戒多言、戒肥浓、戒风寒等。虚损调摄十六措施，即却妄、远色、贵达、调息、除烦、节食、酌饮、慎劳、惩忿、守口、防感、去疑、破拘、寡交、自贵、能断。下集还专列《病后调理》一卷，专门分析了失于调理多成虚损，引用俗语说"小孔不补，大孔叫冤苦"，并列出了18条病后调理措施。

吴澄认为，病后变虚损也多有调理失宜的原因。"凡大病之后，或伤寒时疫，或疟痢痛疽，并妇人产后，多有变虚损之症者。细究其因有三：盖病后气血俱虚，饮食不节，起居不时，调理失宜，真元未复，渐成虚损者，此乃病久必虚，虚久乃损也；又有病气血俱虚，不慎房劳，荣卫空疏，腠理不密，外邪乘之，渐变虚损者，此乃邪之所入，其气必虚，虚中挟邪之症也；又有病后气血俱虚，汤药妄投，前入之邪未经祛尽，后入之邪又挟杂不清，以致真元耗散，肌肉焦枯，而成虚劳之症者。此余邪未清，缠绵不已之故也。三者皆因病后而成，不可不慎。"

又有患者长期服用丸药补益，不知随病情变化而变通，终至邪气闭郁成劳。吴澄从两方面做了分析：一是服丸药要与病证相合，不合则犯虚虚实实之戒；二是即使药证相合，但丸药起效缓慢，其中难免外感风寒暑湿，外感时如仍照常每日服用如故，外邪得补而郁闭于内，经年累月如油入面般变为虚劳。当然，丸药亦并非不可服，贵在知其戒忌，见机行事，随机变通，感邪时停服，邪祛之后再服，不至于闭门留寇。

吴澄在《不居集·下集外损·卷之十九·病后调理》中指出，百病皆能变虚损，若因病后失调，不守禁忌，耗散真元，缠绵日久，则致虚损。大病之后，更是虚上加虚，宜遵禁戒，充其气血，复其真元。

4. 治当补散兼施培中宫

外感类虚损与单纯外感不同，类中不类，不类中类，外损似损非损，似劳非劳，似是而非，真真假假，一言难尽，情况颇为复杂。而外损阴阳两虚、既寒且热，与虚劳寒热，"阳虚生外寒，阴虚生内热"不同；既有六淫外感，又有虚损内因，证情复杂，虚实互见。其临床特征为，既有恶寒发热、头痛咳嗽、关节酸痛等外感症状，又有困惫乏力、饮食无味、肌肤枯槁、怔忡惊悸等虚损表现，病程缠绵难愈。

一是外感本身内含致虚损的病因。所谓外损，顾名思义无非外邪损伤人体。无论伤寒中伤营卫，还是伤于风寒暑湿燥火六气，抑或伤阴、伤阳也罢，一个"伤"字道明病体有损伤之处。所以吴澄提出虚邪贼风，频感外邪，消耗气血，变为外损。

二是体虚而复兼外感。所谓外感乃六淫之气乘虚而入所致。吴澄指出，"体虚之人易感风邪"，"体虚感邪易成外损"，"同一外感之邪，而有变外损，有不变外损者，以禀质之强弱各有不同也"。虚人外感微邪，感邪之初，邪伏经络，仅见周身不适，但稍后表证渐显，同时各种虚象亦渐明显。即使正常人乃至强壮之体也有虚弱之时，所谓"人身亦有一日一时之虚实"。其论风劳时说："若风邪未感之初，精气先已受伤，及风邪既感之后，邪必乘虚而内陷，内乏托送之能，外鲜提挈之力，所以治亦难愈也。然不独风劳一症惟然，即如伤寒、疟、痢、时行瘟疫等症，有可治有不可治，有难治有易治，皆是此理。"论伤寒等证时说，"伤寒、瘟疫，俱外侮之症，惟内实者能拒之，即有所感，而邪不胜正，虽病无害。最畏者，惟内虚之人，正不胜邪，邪必乘虚深入，害莫大矣，故曰伤寒偏打下虚人。"

三是未病之前已有一内伤虚损底子。《吴师朗治虚损法》指出，这类患者"偏于散者，则外邪不出，而元气反先受伤；偏于补者，则正气不能遂复；而邪反陷人。攻之不可，补之不可，则难措手矣"。明确提到："有外感之后而终变虚劳，亦有虚劳而复兼外感。此二者最易淆混，辨别不明，杀人多矣。"《风热论》中说："伤风，细小之疾，似乎无恙，而其中竟有成虚劳不治者，是岂一朝一夕之故哉？"必先有内伤虚损底子，"遇风则成风劳，遇寒则成寒劳，遇暑则成暑劳，遇湿则成湿劳，如此之类，难以枚举。皆因外邪陷入，元气不能托送，故成外损之症也。其有不被六淫所伤，而亦气血渐弱，非遇他症暴亡，亦必渐至虚损耳"。

无论是尚未成损，还是即将成损，抑或已经成损，都既有外感病因又有虚损因素，治法上非补散一端可取。吴澄认为，"医贵中和，不宜偏倚，无使有太过不及之虞。用药之法，如将大兵，相时度势，运用一心，或散或补，各适其宜"。《不居集》论述了以下几种解散补托并举治疗的情况。

——伤风，"若肾气不足之人，当寓归、地于羌、葛、柴、前之中，驾参、芪于芎、半、枳、桔之内，汗和同行，托补兼施，庶邪易出"。

——外感咳嗽并非邪有余一端，也有虚中夹邪；内伤咳嗽多属不足，也有虚中夹实。抑或还有体质素虚而夹外感。则当分其轻重，考虑补三分而散二分。如体质素强又夹内伤，当察其虚实，考虑补少而散多。

——新咳有痰者，"或散或补，各适其宜"。

——内伏热邪与外感风邪相召引所致的病证，因血分不足，元气不充，托送无力，邪不易解，必兼清补解托，乃见神功。

——寒邪伤肺类虚损证，初起传变未深之时，兼解兼托，外邪从太阴肺经进入，仍从原路拔出。

吴澄认为，"外损"之证为邪未尽而虚劳已成，虚实夹杂之时，需分清邪正孰多孰少，先疏为补，补散兼施，防损防变。治疗不居于一法，非居于寒、居于热，居于补、居于散者可疗，因病而施治。若内伤重而外感轻者，则宜用补托之法；若内伤轻而外感重者，则宜用解托之法，并据此创立了13首治"外损"方剂。

如遇病者胃气虚弱或脾阴不足，又必定先行调理，待中土安和之后，再予治疗。吴澄认为，解托也好，补托也罢，组方用药，一定要先察病者脾胃之勇怯，用药之际也一定要以中土安和为先。如其解托方中多以陈皮、半夏、山楂调和中焦，补托方中仿四君之意，去茯苓，避其不利于脾阴之渗泄之性，又常用白术以壮脾胃之虚。其解托、补托二法均体现了吴氏以正气冲和、中土安宁的治病宗旨。吴澄提出，治疗虚损一定要以中焦为先，以脾胃为重，为此他还创制理脾阴九方，皆是芳香平和、寒温适中之品，既培补了中宫又不燥其津液，脾胃同治，阴阳并调。解托、补托、理脾阴共22首得效方，形成了完整的外损治疗方剂体系。

尽管其外损性质真假之间没有明确的分野，但外损程度的把握在治疗时非常重要，吴澄于此亦深有讲究。从外损祛邪为先为急到解托补托法，从理脾阴法到吸纳前代先贤各家虚损治法，形成了一整套完整的应对举措。

（四）解托补托法

外感解表为先，但外感出现似损非损，也要考虑其虚的一面。李东垣补中益气汤，以人参、黄芪、甘草益气泻邪火，辅以升麻、柴胡引胃气上行，吴澄从中得到启发。他反对刘河间、朱丹溪学派一味寒凉滋降导致虚损，但并不反对解表祛邪，而能融祛邪解表与明代温补固本于一炉，将刘河间、张从正、朱丹溪一派治法，与李东垣及其明代温补说统一起来，确立了解托、补托二法，并制定了解托六方及补托七方，解脱六方用于内伤轻而外感重者，补托七方用于内伤重而外感轻者。

1. 解托法

解托之法，乃吴澄为"本体素虚"，证属"内伤轻而外感重"者而设。吴澄认为，"元气一旺，则轻轻和解，外邪必渐渐托出，不争而自退矣"。外邪不重于解而重于托，由此创制了解托六方：柴陈解托汤，治时行疫疠，体虚不能清解，寒热往来，恶寒重、发热轻，有似虚劳寒热者；柴芩解托汤，治寒热往来，发热重、恶寒轻，有似虚劳寒热者；和中解托汤，治手足厥冷，恶寒渐沥，肢节酸疼，有似阳微者，及口渴欲饮，舌上微苔，有似阴弱者；清里解托汤，治蒸蒸烦热，躁闷喘渴，有似阳虚内热者；葛根解托汤，治正气内虚，客邪外逼，表实里虚，有似虚劳者；升柴拔陷汤，治外感客邪初起，正气不甚虚，邪有内陷，日轻夜重，有似阴虚者。

解托法中，重点使用的解表药是柴胡和葛根，解托六方皆以此两味为主药，这是其解托法的一大特点。他认为："葛根以治阳明，倘二经伏有余邪，而亦无不托出矣。"其子吴宏格也认为："重用柴、葛之升，取其凉润而解托入内之邪。""若体虚之人，过于清凉邪愈不解，只用柴胡提清，葛根托里。此二味者，一则味甘性寒，一则气清味辛，清辛而不肃杀，甘寒而不壅遏，能使表气浃洽。""用柴、葛一提一托，使客邪之热讯达肌表。"葛根、柴胡二药一提一托，客邪迅达肌表而解。吴宏格进一步分析："盖解托之妙，妙用葛根。葛根味辛性凉，诸凉药皆滞，能遏表寒，惟葛根之凉，凉而能解；诸辛药皆燥，能发内热，惟葛根之辛，辛而能润。其用与柴胡互有短长，柴胡妙于升，能拔陷。""升麻、柴胡皆辛清升举之品，能引阳气于至阴之下，故邪之未陷，能拔而正之，此升、柴之超于诸药也；前胡平寒热，干葛清肌肉，皆托邪外出之圣药。"

在柴胡、葛根的基础上加入前胡，"柴胡妙于升，能拔陷；前胡妙于降，能平气；干葛妙于横行，能托里"，此3味药合用可以托邪外出，可使邪气从外而解。若邪气内陷不出，则加入升麻，以助柴胡升清之力。

纵观六方，皆以柴胡、葛根升散解托为主，兼以二陈汤祛痰、山楂导滞、泽泻渗利、黄芩苦降，加生姜、大枣调和营卫，前胡、防风托邪外出；再根据不同症状加味化裁，则"解托之妙，尽于此矣"。在解表药的基础上，吴澄又配合使用泽泻等利水渗湿化湿药，可起到"外有柴、前、防风以托出，内有泽泻以分消"的解托效果，使邪从小便解。外邪入侵可引起气机不畅，津液分布不匀，停滞为痰，故吴澄使用陈皮、半夏，取二陈汤之义，以燥湿化痰、理气和中。外邪侵袭肌表，可引起营卫不和，吴澄在方中加入甘草、大枣等药。大枣与解表药生姜配合，意在"甘草以调表里之和，姜、枣以平营卫之逆"。外邪伤中，使水谷精微运化受阻，故吴澄在方中加入山楂等消食药，以"清导中宫，使贼邪不得援引，无由内据"。

解托法基本药物组成为解表药、利水化湿药、理气化痰药、补虚药和消食药。在此基础上，热象明显则加黄芩、生甘草清热；出现躁闷、喘咳，则加瓜蒌仁、桔梗、麦冬，以润肺化痰止咳。和中解托汤是解托法的基本方，其他方都是在此方基础上加减。

2. 补托法

吴氏外损补托法，与疮疡不能肿起、难以溃脓，以托法推动其由里转表，也有同理之处。吴澄认为，邪实正虚之人，在病证后期，余邪留恋难祛，病邪深陷，此时当以补益为主，托邪为辅，所谓"惟是坚我墙垣，固我城廓，戢我人民，攻彼贼寇，或纵或擒，由我操柄，庶乎国泰民安，而邦宁本固矣"。补则正气旺，坚固元气才能托邪外出。吴澄由此创制了补托七方，治疗外邪内陷不能托邪外出者。益营内托散主治阴虚不足，不能托邪外出者；助卫内托散主治阳虚不足，不能托邪外出者；双补内托散治阴阳两虚，不能托邪外出者；宁神内托散治外感客邪，内伤情志，忧思抑郁，局促不安，神情不畅，意兴不扬，恶寒发热，身胀头疼者；补真内托散治房劳过度，耗散真阴，走伤元气，外夹客邪者；宁神内托散治食少事烦，劳心过度，兼感外邪，寒热交作者。

补托法的基本药物组成是解表药、补虚药、滋养安神药。在此基础上，如有气机不畅，则加理气开郁药。吴澄喜用贝母，认为贝母具有开郁作用。补托法中，解表药的使用与解托法相同，也是以柴胡、干葛根两药为主。吴澄亦常用当归，因其能"解营中之表"，故为虚人外感之要药。补虚药主要用补血、补气、补肾3类药。补血药以四物汤（去芍药）加减使用，以达补血活血的效果，去芍药的原因是"恐其酸寒"。补气药以四君子汤加减使用，以达辅助正气、祛邪外出的效果。考虑到虚劳多有筋骨劳伤，故使用续断、杜仲等补肾药。意在养血舒筋、宣通脉络，使正气充而邪不易入。吴澄重视七情在外感中的作用，故在补托药中加入远志、酸枣仁等滋养安神药，以交通心肾、培养精神。

吴澄立"外感致虚"说，其解托、补托二法是专为感受外邪而设，可以治疗虚劳而兼外感，或外感而兼虚劳，但对于纯虚劳而导致的发热，不可使用。因为柴胡、葛根能升能散、走肌达表，虽可使邪气外脱，但同时也会大泄营气，走散真阴。即使与人参、黄芪、当归、熟地黄同用，阴虚水亏、孤阳劳热者仍不适用。虚劳没有感受外邪，与感受外邪而兼有虚劳，治法是不同的。虚劳无外邪客热者，万不可用解托、补托法。唯有夹外感不能疏散者，此二法最妙。

（五）理脾阴法

吴澄治疗虚损病提出了两大治法，即"托法"与"理脾阴法"。就外损而言，根据病情轻重，确立解托、补托、理脾阴之三大法则。解脱法用于早期，补托法用于中期，理脾阴法用于晚期。解脱六方用于内伤轻而外感重者，补托七方用于内伤重而外感轻者，理脾阴九方用于虚劳脾薄胃弱者。

1. 健脾胃为医中王道

吴澄十分注重脾胃在疾病中的作用，认为脾胃是疾病转归的中轴。因内而外的疾病不可延及脾，因外而内的疾病不可延及胃，否则难治。他指出："虚劳日久，诸药不效，而所赖以无恐者，胃气也。"故一旦虚损，必须时刻护卫脾胃之气。其中，脾作为后天之本，病变表现主要为虚。

外损说是吴澄首次提出，他认为外损病感寒则伤阳，从上而下，从肺损渐至胃损；感热则伤阴，从下而上，从肾损渐至脾损，故脾胃是外损病的中轴。《不居集·外损总旨》指出："人之所赖以生者，脾胃也。脾胃虚衰，不能以升发药饵也，不能以饮食生气血也，不能温皮肤、充腠理以御外邪也。""虚损之赖以可治者，亦脾胃也。脾胃旺则饮食自甘，脾胃亏则饮食无味。故凡察病者，必先察脾胃强弱；治病者，必先顾脾胃勇怯。脾胃无损，诸可无虑。若见饮食不甘，此必脾胃渐败，此将不食之机，岂但不甘而已哉。"强调人之一身以脾胃为主，虚损以调理脾胃为主。张元素制备枳术丸，李东垣阐发《脾胃论》，使后人明白调理脾胃为主的重要性，即所谓"医中王道"。

吴澄治理中焦不似李东垣之独重于胃，而是脾胃并提。他指出：胃阳主气，脾阴主血，胃司受纳，脾司运化，一纳一运，化生精气，津液上升，糟粕下降，方能无病。饮食不节，起居不时，损伤脾胃，胃损则不能纳，脾损则不能化，脾胃俱损纳化皆难。元气虚弱，百邪侵入，则饱闷痞积、关格吐逆、腹痛泻痢等各症均作。在护胃的同时理脾，其理脾阴九方，选药均以脾阴为重。

2. 前代脾阴辨治未成体系

对"脾阴"及其作用的认识，在《黄帝内经》已有体现，但尚无脾阴一词。《素问·平人气象论》有"藏真濡于脾"之说，《素问·生气通天论》有"脾气不濡"之论，濡有滋润、濡养之意，其脾气实指脾阴。《灵枢·本神》曰"脾藏营"，"营者水谷之精气也"，"出于中焦"，"泌其津液，注之于脉，化以为血，以营四末，内注五脏六腑"。营者阴也，营者营养之谓也，源于水谷精微所化，寓于血脉之中，随血营周不休，具有灌溉脏腑、营养肌肉、濡润筋骨、补益脑髓的作用，是人体生命活动的物质基础，一旦亏缺则人体之生理功能也随之减退。治疗上，则有《素问·五脏生成》"脾欲甘"之说，《素问·至真要大论》五味入口"甘先入脾"之言，《素问·刺法论》"欲令脾实……宜甘宜淡"之训。

《难经·二十二难》中有"血主濡之"的记载，吴澄在叙述《秦越人治虚损法》中，亦提及秦氏"脾经真火动"之说："脾者，仓廪之官，五味出焉。故饮食入胃，赖以运化。脾火暴盛，血液枯绝，胃虽能纳，脾失转运，泄泻无度。补则愈甚，清则濡弱。脉细而数，肌瘦骨立，此真火之动于脾也，不治。"提出脾阴直接影响脾的运化功能，明确提出"脾火盛"这一独特证候。

张仲景对脾阴的保养也有所考虑，《伤寒论》太阴篇论及脾阴，《金匮要略》在杂病辨治中也多处论及脾阴，如《血痹虚劳病脉证治并治》篇曰："虚劳诸不足，风气百疾，薯蓣丸主之。"薯蓣丸重用山药，即有滋补脾阴之意。又如小建中汤调和肝脾，麦门冬汤滋脾润肺，甘麦大枣汤益脾养心，大半夏汤甘淡滋脾，都有顾护脾阴之义。他如瓜蒌瞿麦丸重用山药、茯苓，白虎汤用粳米，五苓散以白米汤和服，乃至十枣汤用大枣且嘱糜粥自养等，都是顾护脾阴的临床典范。张仲景还提出了"脾约"理论，脾约麻仁丸润燥之中，亦隐隐含有润脾阴之意。

元·朱丹溪《局方发挥》论及"脾土之阴受伤，转输之官失职"，这是"脾阴"一说的最早出处。《丹溪心法》认为，脾阴虚损而致脾不能转输津液，是臌胀的病机。这与刘河间"五脏六腑，四肢八骸，受气皆在于脾胃，土湿润而已"一致，均强调了脾阴的重要生理作用。

自明代起，脾阴理论作为脾胃学说的一个分支，逐渐受到重视。如明·徐春甫在《古今医统大全·卷之三翼医通考·医道》中，提到"胃乃脾之刚，脾乃胃之柔，表里之谓也……胃阳主气司纳受，阳常有余；脾阴主血司运化，阴常不足。胃乃六腑之本，脾为五脏之源。胃气弱则百病生，脾阴足则万邪息。"明确指出脾胃的属性、脾阴的作用。还在卷二十三《脾胃门·药方·枳术丸》明确提到"能食者但食后饱闷难化，此胃火旺、脾阴虚也"，明确地提出了"脾阴虚"的概念。并把脾阴虚的病因归纳总结为忧思抑郁、七情内伤，劳逸过度、起居不时，饮食不节、饥饱失宜，外感六淫、寒温不适等。明·龚廷贤《古今医鉴·病机赋》中亦有"胃乃六腑之本，脾为五脏之源，胃气弱则百病生，脾阴足则万邪息"之论。明代缪希雍则强调甘寒柔润之法，他在《先醒斋医学广笔记》中有言"世人徒知香燥温补为治脾虚之法，而不知甘寒滋润益阴之有益于脾"，明确指出"益阴宜远苦寒""法当用甘寒"，并在《神农本草经疏》中道："胃主纳，脾主消。脾阴亏则不能消，胃气弱则不能纳。饮食少则后天元气无自而生，精血坐是日益不足也。经曰：损其脾胃，调其饮食，节其起居，适其寒温，此至论也。不如是则不足以复其脾阴。"阐明了脾阴在水谷运化中的作用，并有运用于临床的1例病案。明·秦皇士补辑《脉因证治》时认为："脾虚有阴阳之分，脾阴虚者，脾血消耗，虚火上炎，脾虽虚而仍热，若服温补，则火愈盛而阴愈消，必得滋补脾阴，则阳退而无偏盛矣。"明·周慎斋《周慎斋遗书·卷七阴虚》曰：虚损一证"最要一关，皆在脾胃"，因"胃不得脾气之阴，则无运转"，故"凡虚损之病……用四君加山药，引入脾经，单补脾阴。"明末胡慎柔作为周慎斋的弟子，继承了虚损从脾阴虚治疗的观念，强调用药甘淡。

明清之前医家重视脾阳而忽略了脾阴，脾阴学说真正确立是在明清时期，代表医家有明代周慎斋、缪希雍、胡慎柔和清代吴澄。吴澄以前各家已认识到脾之阴阳的区别，也论及脾阴的作用和脾阴虚之证，但对于脾阴虚的证候特征、治疗方法仅有零散论述，理论不够完整。吴澄明确提出理脾阴之治，提倡芳香甘淡法，治则方药用力颇多，理法方法俱全，完善了理论体系，尤其在治疗上的贡献尚无人可及。

3. 理脾阴为重中之重

金元李东垣著《脾胃论》，创立"脾胃内伤论"，认为"脾为死阴"，其脾胃学说详于脾胃之阳而略于脾胃之阴，独重胃中之阳，偏重脾胃气虚，擅于应用补中益气升阳等法治疗中气不足之证。后世诸多医家因循成例，盲从前贤，只重视脾胃之阳而忽略了脾胃之阴，脾胃之气不足偏从胃阳论治，笼统地以甘温香燥之品温补升阳，滥施温补必然会出现伤阴化燥之弊。吴澄认为，"东垣之法重升不重降，重阳而略阴"，"古方理脾健胃，多偏补胃中之阳，而不及脾中之阴"，用于素体脾胃津液不足、胃气失和者会化燥伤阴。所以他竭力倡导"脾虚有阴阳之分"，应"细加辨析，分而治之"。

《不居集·脾经虚分阴阳》从病因、病机、证治等方面阐述了脾阴阳虚的证治，明确指出："脾胃之元气虚者，多因思虑伤脾，或因劳倦伤脾。脾虚胃弱，中宫营气不和，肢体困倦，饮食日减……此营气虚消之阳虚也，以温补为先。如六脉数而不清，滑而无力，大便闭结，嘈杂，中消多食易饥，此脾阴虚，本经血虚胃热，以清补为主。"清晰地阐述了脾阳虚与脾阴虚的病机与辨证要点，同时提出两者不同的治疗大法，并拟"脾胃虚损主方"（白术3钱，人参2钱，黄芪1钱5分，茯神1钱，当归1钱，陈皮5分，炙甘草2分），针对阴阳虚的不同证候进行加减，脾胃元气虚乏者加远志、益智仁各5分，脾胃精血不足者去黄芪、白术、陈皮，减人参5分，加丹参1钱5分，酸枣仁2钱，芍药1钱，当归5分，弥补了李东垣"只重胃中之阳，不重脾中之阴"的缺憾。

《吴师朗治虚损法》进一步指出："虚损之人多阴火所烁，津液不足，筋脉皮骨皆无所养，精神亦渐羸弱，百证丛生矣。"概括总结了脾阴虚的病因病机、证候属性和临床表现，其理脾阴法亦正是重点针对外损导致脾阴虚而提出的治法。虚损无论外损内伤，常阴分偏弱、津液亏虚，此时温补易伤津化燥、灼伤阴液，当以"清补"为治。所以他强调健脾胃是治疗虚损的第一步，而理脾阴则是重中之重。

但理脾阴的"清补"又不能等同于"滋阴"。时医拘泥于朱丹溪"阳有余阴不足"说，滥用滋阴降火法，不究其起始原因，不审其临床表现，唯滋补是务。滥用滋补，滋腻碍胃，势必会伤脾败胃，最终导致中土失和，百病丛生，本无虚损之证反而人为导致虚损者比比皆是，往往会出现"日久诸药不效"的困局。从一个极端走向另一个极端，危害更大。

吴澄回顾总结了正反两方面的经验，指出虚劳之人脾薄胃弱、气阴俱损，古人多以人参、茯苓、白术、甘草培补中宫，然脾虚力不能胜任，即使如四君子汤之类也不能受用，而四物汤类滋补之品又多滞腻，易助湿碍脾；外损由肺肾及脾，除脾虚不能耐受之外，肺肾之虚亦有难用麦冬、天冬、生地黄、熟地黄之类的情况。养阴过于滋腻有碍于脾胃，健脾过于温燥又助虚热。有鉴于此，他参合李东垣甘温补土、朱丹溪甘寒养阴两法，以"补土生金，燥润相宜，两不相碍"为原则，选用山药、扁豆、莲子肉、薏苡仁、茯苓、甘草、荷叶、白芍、玉竹、人参等"忠厚和平"之品，药食两用，以充化源而补不足，"芳香甘平培补中宫而不燥津液，虽曰理脾，其实健胃，虽曰补阴，其实扶阳"，理脾以健胃，补阴以扶阳，从阴阳两方面补充脾阴不足；而且"扶脾即所以保肺，保肺即所以扶脾"，关键在于使"中土安和"，"以补前人未尽之余蕴"。取两端以用中、合两家以调平，由此他找到了一条不同于以往的中间路线，即培补中宫理脾阴，"舍此别无良法"，开辟了脾阴学说的一片新天地。

4. 创制理脾阴九法

吴澄治虚重视脾胃之治，将调理脾胃作为虚损性疾病的首要大法。他从阴阳生化之理，推导出脾阴与脾阳的互根互生关系，认为之前医家过于强调脾阳，其实阴阳是互存互生的，升阳益气只道出其中一面，还有补脾阴以扶阳的另一面。吴澄所说的理脾阴，虽曰补阴，其实扶阳，认为治损最好的方法是补阴扶阳结合。因此，他在用药时，擅于应用人参、山药、甘草、扁豆、莲子肉、陈仓米等扶阳之品，与玉竹、紫河车、海参等益阴之味组方，使阴阳互济互生，以扶后天之本。

　　吴澄在临床实践中发现，临床单纯的脾阴虚较为少见，常表现为脾之气阴两虚或与其他脏腑相兼为病，脾阴亏损时既有阴虚之象，又有运化、升清的功能失常；脾阴虚累及他脏时，濡养脏腑的功能难以发挥，又会产生兼夹之证。根据"证候各异"，创立了一系列"理脾阴法"，自制理脾阴九首方剂，因证施治，形成脾阴虚证候的系统治疗体系。

　　①中虚气弱，脾胃大亏，气阴两虚，痰咳失血，食少泄泻，不任黄芪、白术、当归、熟地黄者，拟中和理阴汤（人参、燕窝、山药、扁豆、莲子肉、老米），以滋脾健胃。

　　②痰嗽失血，食少泄泻，遗精，不任人参、黄芪者，拟理脾阴正方（人参、紫河车、白芍、山药、扁豆、茯苓、橘红、甘草、莲子肉、荷叶、老米），以理阴扶阳，补肺健脾。

　　③心脾阴虚，遗精，盗汗自汗，血不归经，怔忡惊悸者，拟资成汤（人参、白芍、扁豆、山药、茯神、丹参、橘红、甘草、莲子肉、檀香、猪肚），以滋养心脾。

　　④脾胃虚弱，寒热泄泻、食少，清阳不升，气虚下陷而力不胜升麻、柴胡者，以升补中和汤（人参、谷芽、山药、茯神、甘草、陈皮、扁豆、钩藤、荷叶蒂、老米、红枣），以醒脾益气。

　　⑤脾肾阴虚，食少痰多，阴分不足，自汗盗汗，遗精，而不胜熟地者，用培土养阴汤（制何首乌、丹参、扁豆、谷芽、白芍、车前子、莲子肉、猪肾），以扶脾补肾。

　　⑥肝脾血少，血虚有火，阴虚火旺，不任当归、白术、柴胡者，用畅郁汤（丹参、谷芽、白芍、茯苓、扁豆、钩藤、菊花、连翘、甘草、荷叶），以凉肝解郁理脾。

　　⑦脾虚血少，阴虚发热，不任当归、熟地黄者，拟理脾益营汤（制首乌、海参、莲子肉、黑料豆、山药、扁豆），以理脾补血。

⑧虚劳之人，痰嗽喘急，不宜于麦冬、五味子者，拟保金汤（人参、玉竹、百合，猪肺清汤煎服），以清金保肺。

⑨虚劳日久，脾胃薄弱者，拟味补汤（燕窝、海参、淡火腿肉、鲤鱼，上4味煮汁饮，或用鲜紫河车一具，同入煮极烂，饮其汁更妙），以滋补填精。

5. 理脾阴方药规律

吴澄所创之方，用药允正清灵，独具匠心，有规律可循。

（1）芳香甘平，培补中宫、不燥津液

吴澄补脾阴用药宗"立法贵于无过之地"之旨。他认为虚劳之人，脾之气阴俱损，补气药常不能受用，而滋补之品又多滋腻，易助湿碍脾，故一改前人黄芪、白术、当归、生地黄的补虚用药常规，而用山药、扁豆、莲子肉、薏苡仁、白芍、黑料豆等甘淡平和之品，滋补脾营、补阴扶阳、气阴双补，补而不燥、滋而不腻、行而不滞，化湿与滋养相结合。在理脾阴正方、中和理中汤、资成汤、升补中和汤、培土养阴汤、理脾益营汤，皆用莲子肉、扁豆、山药之类，滋脾阴同时升补脾气。尤其山药一味，归肺、脾、肾诸经，最擅健脾养阴，故被吴澄称"补脾阴之要药"。

（2）血肉有情，气血双补、填补阴精

吴澄认为，虚损日久伤及气血精髓，草木无情之物难以奏效，务必选用血肉有情之品，益气养血，填精补髓，如燕窝补脾胃之阴而不腻，猪腰补肾生精，海参补阴养血等。中和理脾阴汤配燕窝，理脾阴正方参紫河车，资成汤以猪肚取清汤煎药，培土养阴汤用猪肾以脏补脏，理脾益阴汤用海参滋阴补血，保金汤取猪肺以止咳平喘，味补汤血肉滋补更为突出。正如《素问·阴阳应象大论》曰："形不足者，温之以气；精不足者，补之以味。"

（3）药食两用，滋补脾阴，可以久服

"药补不如食补"，吴澄认为药食两用之品，作用和缓，不伤正气，可

以久用，对于脾胃大虚不任补药者尤为适宜，故常在药物中配伍扁豆、山药、燕窝、莲子肉之属，如中和理阴汤用燕窝滋脾阴，山药补脾养胃，扁豆甘平健胃和中，莲子肉补脾养胃；味补汤将燕窝、海参、鳗鱼、紫河车等煮烂，饮其汁，治疗虚劳日久、脾胃虚弱者，俨然一食补方也。

（4）轻清芳香，升发清阳、护益脾阴

脾阴亏虚常影响脾阳升发，出现清阳下陷之证，吴澄善用芳香醒脾、味轻气淡之药，如钩藤、莲须、莲子肉、荷蒂、藕节等，顾护脾阴，又升发脾阳，或加藿香、佩兰、砂仁等类，宣湿化浊、调畅气机，祛除湿邪而不滋腻，避免升麻、柴胡升散太过、伤阴助火之弊，可使气机得以疏畅，湿浊得以宣化，脾运得以恢复，减少滋阴药的黏腻之性，利于化湿除邪。

（5）兼证随证加味，兼顾脏腑阴阳

脾阴虚多表现为气阴两虚，或与其他脏腑相兼为病，吴澄在上述"理脾阴"方药基础上"随症加味"。常见兼症加减：肺虚有火，以沙参易人参，并强调"后数方准此"；汗多常加浮小麦、牡蛎，或桑叶、桑椹子；痰嗽增枇杷叶、橘红或贝母；咳血加丹参、紫菀等；便血多用扁豆、白芍、续断等；遗精用芡实、莲须；气滞气逆以降香；痰多眩晕用天麻；胁痛加女贞子、鳖甲；虚热火盛合地骨皮、牡丹皮；外感多加紫苏梗。

（6）小方少量缓调，后期丸药缓图

脾阴不足常见于虚损之人，常有"脾虚不运"诸证，若大剂峻补恐有"戕脾之虑"，故吴澄采用"缓调法"：一是用药剂量小，以利于脾胃吸收。理脾阴九方中，人参、山药、扁豆最多仅用1钱，莲子肉最多用2钱，老米最多用3钱，常佐以小剂量橘红、菊花、檀香、荷叶、荷蒂、甘草、红枣等。二是注意在治疗后期"多施丸药"，取"丸者缓也"之意，以图药物能被脾胃缓缓充分吸收，以竟全功。

《不居集》提出"补托""解托"和"理脾阴"三法，以濡润滋补之品创立了 22 首平正中和的效验方，其益气健脾不用白术等相对燥烈之品，而善用山药、扁豆、莲子肉、薏苡仁、太子参等品，甘淡平补、理脾健胃；滋阴补血，不用当归、川芎等相对甘温辛窜之品，而用白芍、石斛、玉竹、制何首乌、黑料豆等药甘润养脾、补阴扶阳；芳香醒脾喜用味轻气淡的莲类药，如莲子肉、莲须、荷叶、荷蒂、藕节，而不用气浓味烈的芳香辛燥之品；补精益阴常配燕窝、紫河车、海参、猪肚、猪腰、淡火腿肉、鲤鱼等血肉有情之品。其中，扁豆、山药、人参、莲子肉出现的频率最高，体现"惟选忠厚和平之品，补土生金，燥润合宜，两不相碍"的原则，刚柔互济，补而不燥、滋而不腻、行而不滞。

6. 理脾阴治法的历史地位

脾阴理论奠基于《黄帝内经》，临床始发于《伤寒杂病论》，充实于唐宋元明，形成、鼎盛于清代，完善于现代。吴澄创造性地将"脾阴虚"引入虚劳论治之中，新定补脾阴一法，补前人未尽之余蕴，理、法、方、药自成体系，推动了脾阴学说理论与实践两个维度的发展，既充实了中医基础理论，亦提高了虚劳相关疾病的辨治水平。吴澄倡导的芳香甘平法，与明·胡慎柔所倡甘淡实脾法、缪仲淳所倡甘寒滋润法，被认为是脾阴虚的三大治法，被后世医家沿用。吴澄因创立理脾阴法，成为清代脾阴学说发展的核心人物。

追溯中医脾胃学说之源流，大约经历了 3 次高峰：《黄帝内经》为渊薮；《脾胃论》为第 2 次；与吴澄同时代的叶天士创立了养胃阴法，两者共同弥补了李东垣脾胃不加细分、偏于升补脾胃阳气的弊端，完善和发展了脾胃学说，标志着中医脾胃学说完整体系基本形成，理脾阴与养胃阴两法使脾胃学说达到第 3 次高峰。

从中医阴阳学说角度看，张景岳从先天"肾"着眼，对真阴真阳进行了详尽论述，而清代吴澄理脾阴则是从后天"脾"着力，发前贤未尽之余

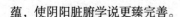

蕴，使阴阳脏腑学说更臻完善。

（六）血证八法

《灵枢·营卫生会》曰："血之与气，异名同类焉。"吴澄观先贤血证治法，皆不相同，或用温补，或用寒凉，对证施治。间有医者不明寒热，不辨虚实，瞻前顾后，妄投药石。他在总结数十年临证经验的基础上，结合前人治血证良法，提出血证八法：气虚者宜补，气陷者宜升，气逆者宜降，气滞者宜行，外寒者宜散，内寒者宜温，虚火者宜滋，实火者宜清。其所列八法，以气为经，以寒热虚实为纬，摘录先贤之论，逐条分析。其后，又著《血证全书》，集各家之言汇于一处，完善了血证的辨证论治体系。

1. 血证八法总纲

吴澄以《易经》之八卦统血证，察血证之标本虚实，兼夹合并，皆可知所属之卦，从而拟定治疗之法。吴澄其以易之变化无穷之理，类比、类推疾病变化无常之理；以易之顺应自然之理，类比、类推医疗顺应疾病变化之理，体现其不居之道。《易经·系辞上》谓："化而裁之存乎变，推而行之存乎通，神而明之存乎其人。"治血八法主卦为本，变卦为标，灵活变通。

气虚失血有气虚、气陷之分。中气虚则不能摄血，宜补气温气，乾卦统之。中气陷则自行脱血，宜补气升气，坤卦统之。

气实失血有气逆、气滞之分。气逆则血随气升，宜降气活血，震卦统之。气滞则血随气积，宜利气行血，艮卦统之。

气寒失血有内寒、外寒之分。内寒则阳虚而阴必走，宜引火归原，兑卦统之。外寒则邪解而血归经，宜温表散寒，巽卦统之。

气热失血有虚火，有实火。实火则热甚逼血而妄行，宜苦寒泻火，坎卦统之。虚火则阳亢阴微而上泛，宜滋阴降火，离卦统之。

吴宏格认为，失血一证，皆统乎气；因气源于肾，气旺则精生，精生则血足。

2. 血证八法证治

吴澄以八卦统血证八法，又以气为纲贯彻血证之寒、热、虚、实之中。

（1）气虚不能摄血，乾卦统之

气虚不摄血，善治者不治其血，专治其气。因症状不同，方药各异，吴澄总以甘温纯补之剂补气生血为主，多用人参速补元气，救本培元为要，补气实有起死回生之功。他对气虚不摄、忧思伤脾、暴吐失血、积劳吐血、九窍出血、触伤出血诸证的辨治用药做了详细分析。

因气虚而不能摄血者，其脉必微弱虚软，精神疲惫，宜独参汤，或人参饮子。

若因忧思过度，损伤心脾，而中气亏损，不能收摄以致吐血、咯血者，多非火证。因气虚不能摄血，常见气短气怯，形色憔悴；或胸怀郁结，饮食无味；或腹虽作饥而不欲食；或神魂惊困，而卧不安。速宜救本，不得治标，唯用五福饮、五阴煎之类。

因暴吐暴衄，失血如涌泉，致气随血脱者，此为危急时刻，有形之血不能速生，无形之气所当急固，宜速补其气，使气不尽脱，则命犹可保，血渐可生，"血脱者益其气，阳生阴长"。宜急用人参一二两，研末调和，徐徐服下；或浓煎独参汤，徐徐服下。

积劳吐血，久病吐血多而久不止者，均用独参汤。

血从九窍脱出，以血余炭、大蓟汁、人参汤调服止之。

血溢或触伤破出，如涌泉不止，只用十全大补汤，频频服之。

气虚摄血不固，血脱脉外，日久则气血愈虚，当以人参之类补其气，血自可生。

（2）气下陷则脱血，坤卦统之

气陷血脱，有因气陷而血下陷者，有因气陷而血上溢者，吴澄总以人参、黄芪等升提之药升补其气，气壮则血行归经。他指出，气为血之帅，营气并行于血脉之中，血随气而行，随气而止。气下陷不升，血亦随气下脱；也有劳伤肺气，郁结伤脾气，气不上升，血无所统，而有上越者。不可执定于"下陷而不上脱"之说，应明辨其病因而后论治。针对气虚下陷、劳倦思虑所伤、劳伤过度、中气下陷等证，用药当有所区别。

若气虚下陷，血失于统摄，反上脱溢，若用血药治血，则血终不止。宜用人参养营汤，以人参、黄芪之类，升举脾胃之气，则血可立止。

若因劳倦思虑过度，或伴呕吐，或伴泄泻，而致突然吐血下血者，为脾虚气陷，不能摄血，宜六味回阳饮加白术主之，切忌用清凉等药伤及脾胃。气陷而兼气滞者，宜归脾汤。阳分不足者，宜理中汤或理阴煎。

若因劳伤过度，脾虚无力统摄，气陷于血，症见发热，食少不眠，四肢倦怠，怔忡健忘惊悸，当以人参、黄芪补气为主，宜归脾汤。气壮则能摄血，血自归经。

吐血一证，有因中气下陷，血无所摄而吐血者，唯有补中益气汤升提中气，使血行归经。他指出，使好血复归于脉中不致上溢，此归经之血并非离经之死血。患者不知此理，只知用降药，不敢用升提，徒用归脾汤无益。

（3）气逆则血随气升，震卦统之

吴澄指出，治疗气逆而血随气升之证，应注意审察脾胃强弱、病情虚实，治疗总以降气活血为主。血以下行为顺，上越为逆。究其源，上行之血多气逆所致。气逆者宜降，气降则血自宁。但人之病证虚实寒热，表里阴阳，皆有不同，当分类论治。虽同为失血，其中有可降与不可降之因，所用之法皆不相同，不可谓失血一证皆为气逆，尽用降法。吴澄详分为上盛下虚、气逆于脏、因怒伤肝、肝气侮土、胃虚气逆、血逆实证辨证治疗。

气逆于上，或上盛下虚，有升无降，血随气逆吐衄者，法当顺其气，气降则血自归经，宜苏子降气汤加人参、阿胶各 1 钱，吞服养正丹。

气逆于脏，则血随气乱，错经妄行，为气逆喘满，或胸胁胀痛，或尺寸弦长。应以顺气为先，宜青皮、陈皮、紫苏子、泽泻之属。气逆兼火，佐以平肝，宜栀子、白芍之属。气逆无火，当通行阻滞，宜用香附、乌药、郁金、干姜之属。此为气逆实证治法，若实中有虚，又宜细细审查，勿妄用降气之法。

因怒而伤肝木者，若气盛于上，血郁于头，卒然昏厥，宜沉香、木香、青皮、白芍、牡丹皮之属；肝火内动则血随火逆于上，肝气内动则血随气奔于上，皆致呕血，必有胸胁胀满、疼痛等症，宜白芍、生地黄、青皮、枳壳、贝母、泽泻之类，气行则血自止；若怒气致肝火盛，发为烦热之证，宜降其火，而血自清。若怒气已散者，不得再以行散伤其气；若肝火已平，不得过用苦寒，再损元阳。

若察其无胀无火，脉虚神困，而血有妄行者，此为肝气侮土，致使脾胃受伤，营血失守，治以理中气为主，宜五阴煎、五福饮之类；若兼火不生土，则宜理中汤、理阴煎之类。

因胃虚不能传化，其气逆上者，亦见于吐血，宜木香理中汤、甘草干姜汤。凡出血诸证，每以调理胃气之药收功。

血下出者顺，上出者逆。上溢之证，若非脾虚泄泻、羸弱消瘦之人，则以大黄醋制，和生地黄汁及桃仁泥、牡丹皮之属，引入血分，使血下行，转逆为顺。血逆实证，如以黄芩、黄连、知母、黄柏之类，辅四物汤而行，则气血俱伤，脾胃两败。

（4）气滞则血随气积，艮卦统之

吴澄认为，气滞血亦随其停滞。气滞于中，血亦停积于中，凝而不散，不以降火利气、消瘀活血，则血终不止。治疗气滞血积之证，因气滞致血瘀者以行气为主，因血瘀致气滞者以活血为主，或有兼症，随机变通，总以利气行血为要。若因循畏攻，则虚者益虚，而实者益实，病终不愈。血证气滞，吴澄分火郁血滞、吐血不止、血滞肝中、蓄血腹痛、止血之药等加以论述。

因火郁不散而血滞者，唯于四物汤中加炒山栀，以清胃脘之血。

大吐血不止，以干姜一味研为末，童便调服，使血行归经。干姜不仅可温中散寒，通脉化饮，亦有吸血归经之效。

热伤死血留滞肝中，如暴吐紫血者并无大碍，血吐出反见好。宜服四物汤、解毒汤之类。

蓄血之人，脉来沉实，腹中满痛。宜当归、红花、桃仁、赤芍、降香、延胡索、蓬莪术之类。

诸虚吐衄等血证药中，每入童便或单用童便，无不应效。吴澄引李时珍之言，谓小便其味咸而走血，有降火滋阴、扫清瘀血兼行瘀之效，故治血病。藕节汁通达血液使无滞，兼有止涩之力。药用侧柏叶捣烂，以童便、酒和而温服，大能止血。

（5）虚火则阳亢阴微而上泛，离卦统之

血不自行妄动，因气化火而动。壮火食气，气血同源，气化为火，火动于血，则气血愈虚。虚火起于真阴亏损，致虚火上炎，宜补不宜泄，宜滋不宜凉，总以峻补其阴，兼补其肺，使水升火降，金水相生，得安其位，则血自宁。吴澄论虚火，虚中还有虚实之分，治疗时应注意鉴别。他细分实中有虚、虚中有实、血溢诸窍、肝火内盛、肺热受邪、络脉受伤、肾水亏虚，水火不济论治。

虚中有实者为易治，气血初耗，元气轻微受损，然其根本未动，治宜以补为主，而兼清解。选方用药以补阴为主，如加减一阴煎、保阴煎、天王补心丹、丹溪补阴丸之类。若为虚中夹火，清之不可，温补不能，则极难措手。

实中有虚，治宜以清为主，用黄芩、桑白皮清肺火，黄连清心火，石膏清胃火，栀子、龙胆清肝火，黄柏、知母清肾火，贝母、枇杷叶、淡竹

叶、瓜蒌清痰火；兼以补益，如大补阴丸、徙薪饮、清化饮之类。若火已消，则不宜久服。

虚中之实，实中之虚，并非确定不移，不可谓热者必无虚，虚者必无热。虚实本无限定，治法当不拘于一，微虚者宜微补，微热者宜微清，温补、清解随证治之。若热翻倍于虚而清之不及，虽热渐增却无大碍；若虚倍于热，而清之太过，必伐及元阳。

口鼻失血，虚实二火逼迫而妄行诸窍者，宜以一阴煎加清除之剂为主，所谓"补阴益阳，火升气降"之理。

肝火内盛，症见烦热，脉弦数者，宜白芍、生地黄、牡丹皮、栀子、泽泻、黄芩、黄连之属，降其火而血自清。

咳嗽见血，此为肺受热邪，邪热壅肺而化火，火盛而阴血不宁，随火上升，治宜滋阴清火，忌用甘温之药。

劳损之人，真阴内耗，症见吐血咯血，脉气静或微弦无力，此为络脉受伤所致。唯用甘醇补阴之剂，充养脉道，滋养营阴，其血自安。宜一阴煎、左归饮、六味地黄汤、小营煎之类。若虚在气分，以五福饮或大补元煎为宜。此为虚损之候，切忌寒凉、行散之品，伤及元气。

肾水亏虚，水不制火，虚火上冲而致吐血者，治当峻补肾水，水足则制火，不致于蒸沸于上，宜六味地黄汤加麦冬、五味子，大剂饮之。应注意与胃中实火令人吐血鉴别。若以虚为实论治，则脾胃气伤，无以传输精微以养肾水。肾水益虚，肾火益炽，病情加重。

水不济火，阴虚阳胜者，症见吐血咯血，兼口渴咽痛，躁烦喜冷，脉滑便实，小便赤。治当滋阴壮水之剂，兼加清凉之品，宜二阴煎、四阴煎，或加减一阴煎、生地黄饮子、天门冬丸之类。若病情不重，宜一阴煎、左归饮、六味地黄汤之类。此为阴虚阳盛之候，切忌辛温。

虚火阳亢阴微，其本皆为真阴失守，虚火上冲，血随火沸而妄行。选方用药虽有所不同，但均以滋阴降火为治疗原则。

（6）实火则热逼血而妄行，坎卦统之

吴澄首先强调辨别虚实之火的重要性，勿犯虚虚实实之戒。虚火之血证，其气本亏，又以攻法泻法，致元气耗竭；实火之血证，误以为本虚，而温之补之，则其火愈旺。实火之治，总以苦寒泻火之品，顺气泻火，随证用之，不必畏忌。然吐紫凝血之证有寒热之分，阴证寒者血紫不鲜，色如猪肝，忌用寒凉之品；阳证热者血色鲜红，凝紫光明，不可使用温燥之剂。治疗上，吴澄分实火暴盛、胃中实火、上膈壅热、心气不足、实火为患等类型。

实火暴盛而根本无伤者，宜抽薪饮、徙薪饮，或黄连解毒汤之类主之。

胃中实火重，症见烦热作渴，头痛脉滑，气壅而吐血不止，宜白虎汤、抽薪饮之属，若兼阴虚水亏者，宜玉女煎。

阳明实热重，兼便结腹胀，气壅不降，宜犀角地黄汤，或凉膈散，或桃仁承气汤。

上膈壅热，症见吐紫黑血块，精神不倦，或觉胸中满痛，脉洪大弦长，按之有力，用生地黄、赤芍、当归、牡丹皮、荆芥、阿胶、滑石、大黄、玄明粉、桃仁泥之类，从大便导之，此釜底抽薪之法。

吐血衄血，有因心气不足，无法制约心火，手少阴经之阳火亢盛，连及肝肺为病，以致阴血妄行而溢出脉外。用大黄泻其实火，黄芩救肺，黄连救肝，使火降而阴血归经，宜泻心汤主之。

壮火食气，体内实火不平，则涣散元气，耗竭肾阴，非单用六味地黄汤类滋阴之药可救，必须加知母、黄柏等纯阴之品，逆而折其火势，方可平其实火。水壮而火息，火息则金宁，血证自安。

吴澄指出，今时之人，选方用药瞻前顾后，畏畏缩缩，究其原因，根本在于辨证不清，不敢放手用药，有忌知母、黄柏者，有畏人参、附子者。

其实，有是病用是药，细心辨证，大胆用药，药证相合，必药到病除。

（7）内寒则阳虚而阴必走，兑卦统之

吴澄指出，人体之气不足，则温煦功能受损，内寒丛生，致营气虚散，上下隔绝，脉络不通，阴阳不守，则血液妄行。治疗必细审阴阳虚实，不能见血妄行便用寒凉之药。若因七情妄动，形体疲劳，火逼血妄行，则为口渴烦躁，大便干结，脉洪，宜行凉药；若气虚夹寒，阳虚阴必走，必伴寒象，命门虚衰者，温补命门；素禀薄弱，寒入中焦者，温补中宫，总以温补之剂治疗。

人体之气具有温煦之功，若气不足，便生内寒，其营气涣散，阴阳不守，则致血液妄行。有素体薄弱，寒入中焦；有命门虚衰，虚火上泛。具体辨治用药，吴澄分张仲景法、脾胃气虚、命门虚衰三方面阐述。

张仲景治吐血不止，气血俱虚，内寒丛生之证，用侧伯叶制肝木为君，干姜、艾叶补虚寒之血为佐，马通（马尿）降火停血为使。吴澄以之为治吐血之准绳，阐发其法而触类旁通，治疗气虚夹寒所致血流妄行，认为阳虚而阴必走，见其人必有寒象，用理中汤加南木香，或甘草干姜汤，使血行归经，颇有疗效。

脾胃气虚则摄血不固，症见吐血色黑而黯，或面白息微，身体清凉，脉见缓弱。吴澄审其寒热阴阳虚实，认为并非火炽，实因脾胃气虚、不能摄血所致。气虚而生内寒，血遇寒凝。勿用凉血之剂，可用理中汤温中，培补中宫，调理阴阳，以安胃气，使血行归经；若其虚在阴分，宜理阴煎为最。

肾阳亏虚，命门虚衰，阳虚阴必走，唯用八味肾气丸引火归原，温补命门，不用寒凉而火自降，不必止血而血自归经。阴虚火动，血随火妄行而溢出脉外，肾中寒冷，下寒上热，临床以吐血为主，当以肉桂、附子等补阳之药加于六味地黄丸纯阴之中，温肾之寒。此为肾中先天之气不足，与脾胃后天之本无关，非理中、温中之剂可治。若肾阴耗竭而火旺者，去

附子、肉桂而纯以补水配火，总以保水为主。

（8）外寒则邪解而血归经，巽卦统之

吴澄指出，吐血之证前贤皆以为热，其实有寒热之分：因于热者，脉洪数而身烦热，治宜清之；因于寒者，脉微迟而身清凉，治宜温之，治法大不相同。元气为人身之根本，元气不足之人，外感寒邪，里遏虚热，风伤卫，寒伤营，营卫失守，营血被迫溢出脉外，治以温表散寒，则血自止。六淫之邪皆可令人失血，而非独寒邪。吴澄重点论述了因寒衄血、阴虚阳走的治疗用药。

吴澄指出，外寒所致出血，应以温中散寒，予麻黄汤、桂枝汤之类解表散寒，则出血自止。因衄而邪得解者，谓之红汗。血与汗异名同类，夺血者无汗，夺汗者无血。外感寒邪，郁而不发，壅盛经络，逼迫血液，脱出脉外而失血或吐血者，应发散寒邪为主。

血证见吐血、衄血、便血，脉沉而散，外证虚寒无热候，此为阴虚阳走之故，宜乌金丸、散止之，法宜上午用散、下午用丸；次以木香理中汤，加三七汤，兼加川芎，调苏和香丸温之。吐血，因外感寒气，口食冷物所致者，则宜温中散寒。

吴澄之血证八法以寒热虚实一理贯通，条分八法。但他又不忘告诫，除根据具体病证，辨病因病机灵活运用以上八法外，前代先贤各法俱不可偏废，则寒热温凉、升降补泻之法，临证不惑，随其病证变化，诸法皆为我所用。

3. 治血不居一门再订八法

"不居之道"是吴澄学术的灵魂。为防止后人拘泥于八卦统八法，他又进一步总结前人经验，结合自身临床体会，将血证治法另外归纳为以下八法。

降气：上盛下虚，气升不降，血随气上，越出上窍者，宜降气。法以

紫苏子、沉香之类顺其气，气降则血自归经。

导瘀：因瘀出血者，上膈壅热，积瘀紫黑成块，胸中满痛，宜导瘀。法以熟地黄、桃仁、牡丹皮、枳壳之类，导之使血下行，转逆为顺。

温中：衣冷食寒，渗入血分，血得寒则凝，不归经络而妄行，血出黯黑，肤色枯槁身凉者，宜温中。法以炮姜、肉桂之类，温中和气，气温和则血自归经。

温散：因寒出血，衣冷感寒，色黯发热，身痛头痛，宜温散。法以生姜、桂枝、川芎、紫苏之类，温中散寒，寒去则血自归经。

补气：经气素亏，精神疲惫，阴阳不守，卫气虚散，营亦妄行者，宜补气。法以大剂人参、附子之类以补元气，气旺自能摄血。

补益：失血所致阴分亏损者，宜补益。法于四物汤中，取一二味以为主药，或予人参养荣汤、十全大补汤培补，阳生阴长矣。

阻遏：血色红赤，逢黑则止，久而不止者，宜阻遏。法以百草霜、京墨、十灰散之类以抑之，或花蕊石以消之，方可防止血上溢。

升阳：阳气不升，血乃下漏者，宜升阳。法以升麻、柴胡、荆芥、防风之类，血安于故道矣。

血循气行，气升则升，气降则降。火气上升，逼于火则血上溢。湿气不行，滞于湿则血下渗。故上溢之血当降气为治，下渗之血当升阳为治。瘀则消之，寒则温之，虚则补之，热则清之，大出血则阻遏之。出血太过则宜使用十灰散、百草霜止血。血证治法各有不同，但总以甘温收补、调理脾胃为原则，此为治血证之大法。

吴澄

临证经验

吴澄作为防治虚损之大家，擅长虚人外感、反复外感和嗽热痰血等虚劳病证的诊治，除创立了解托、补托、理脾阴法、八卦统八法外，对内外真假虚劳之治，也总结了一套全面而具体的治疗方法。

一、证治阐发

吴澄论述内损致虚，以痰、热、嗽、血为四大证。因虚损之人没有不兼此数证者，故对此四者论述最为详细。

（一）血证治法

八卦统八法是吴澄对血证治疗的一个理论性概括，临床具体治疗时并不拘泥于此，还有其详细具体的特色诊治经验。

1. 论治特色

（1）治血当求其源

吴澄强调，治血当求其源。血出于口者，有咽、喉之异。咽为胃之上窍，故出于咽者必出于胃；喉为肺之上窍，故出于喉者必出于肺。喉连于肺，而实则总为五脏之清道，血出于肺而咳出者，当察病在五脏；咽连于胃，而实则总为六腑之浊道，血出于胃、呕咯而出者，五脏六腑都会涉及。《素问·玉机真脏论》曰："五脏者，皆禀气于胃，胃者五脏之本也。"由此可见，五脏之病亦可以从胃表现出来。胃为水谷之海，气血生化之源，凡血枯经闭者，当求生血之源，其源就在胃；呕血吐血，当求动血之源，其源在五脏。

（2）治血当分轻重缓急、察虚实远近

吴澄引用张景岳论血之说，从出血之源到辨血证之轻重缓急、寒热虚实，论血证辨治颇为详尽。

吐血之病，当知轻重。病情轻浅之人，根本未动摇，易治，随症用药，不必担心。病重者积劳积损，元气大虚，真阴不守，素体本有不足，如还不知谨慎对待，则病难治。

凡治血当察虚实，实中有虚，似实非实，则疼痛之处不宜攻击；热中有寒，似热非热，则火证表象之中有速宜温补者。

血一略一块，或痰中见血如玛瑙色而成块者，属胃口血，出血浅近。又当察其血之新旧，不鲜者为旧血，勿用药止血；色鲜者属新血，积血必不很多，宜予止血。均可以通过调理而愈。

若痰中见血，或一点之小，或一线之细，此非胃口之血，病根较深，系从肺脏出，为虚所逼，血随痰出。

（3）治血证用药

吴澄总结治血之药，君臣佐使，配伍禁忌，或宜专用，或宜相兼，病有浅深，方有轻重，其间之精妙因人而异，但血证常用药之性用不同，又有一定规律。

血虚出血，主以熟地黄、枸杞子、当归、鹿角胶、炙甘草之属，佐以山药、竹茹、杜仲、酸枣仁、菟丝子、五味子之属。

血虚而微热者，宜予凉补，以生地黄、麦冬、白芍、沙参、牛膝、鸡子清、阿胶之属。

出血有因于气虚者，宜补其气，以人参、白术、黄芪之属。

出血有因于气实者，宜行之降之，以青皮、陈皮、枳壳、乌药、沉香、木香、香附、瓜蒌、杏仁、前胡、芥子、海石之属。

血证虚而滞，宜补血活血，以川芎、牛膝、当归、熟地黄、醇酒之属。

出血因寒滞不化、火不归原者，宜温之，以附子、肉桂、干姜、姜汁之属。

出血而乱动不宁，宜清之和之，以茜根、山楂、牡丹皮、丹参、贝母、童便、竹沥、竹茹、百合、茅根、侧柏、藕汁、荷叶、柿霜、桑寄生、韭汁、萝卜汁、飞罗面、黑墨之属。

血证大热者，宜寒之泻之，以黄芩、黄连、黄柏、知母、玄参、天花粉、石膏、栀子、龙胆草、苦参、桑白皮、香薷、犀角、童便、青黛、槐花之属。

血证蓄结者，宜破之逐之，以桃仁、红花、紫苏木、延胡索、三棱、莪术、五灵脂、大黄、芒硝之属。

出血而有陷下之证，宜升举之，以升麻、柴胡、川芎、白芷之属。

出血而有燥证，宜润之，以乳酪、酥油、蜂蜜、天门冬、柏子仁、肉苁蓉、当归、百合、胡桃肉之属。

血滑者，宜涩之止之，以棕榈灰、血余炭、白及、人中白、蒲黄、松花、百草霜、百药煎、诃子、五味子、乌梅、文蛤、续断、椿白皮之属。

血涩者，宜利之通之，以牛膝、车前草、茯苓、泽泻、木通、瞿麦、益母草、滑石之属。

血证有病于风湿者，宜散之燥之，以防风、荆芥、干葛根、秦艽、苍术、半夏、白术之属。

虚证多以补气益阴之品，实证多以苦寒攻下之类，随其证而择其药。在临证应用，也应以病者症状为主，不能拘泥于一法一方，诸家之法应灵活选用。

（4）治吐血三要

此处吐血，含义并非局限于气道或食道，亦包括咯血。虚劳吐血，如病者不能将养，难望回春。吴澄提出以下三大原则，至今仍有重要的临床价值。

其一，宜降气不宜降火。气有余便是火，气降则火降，血随气自行归经。火降则气不上升，寒凉降火反伤脾胃功能，脾不统血，血不归经，吐血更重。

其二，宜行血不宜止血。血随气逆而不循经络，需降气行血，则血循经络而自止。止血则血凝愈甚，导致发热、恶食、胸胁痛，加重病情。

其三，宜补肝不宜伐肝。肝主藏血，肝失其职，血行于脉外，发为吐血，唯有养肝之法可使血行归经。若妄用伐肝之剂，则血愈不止。

吴澄定原则而又不居于原则，如其所言，世人治吐血，用竹茹、地黄汁、童便之类止血；如阳乘于阴，血得热则妄行，以犀角、大黄之类凉解；如阴乘于阳，血遇寒则凝，宜干姜、肉桂、附子、理中汤之类温散，均有可取之处，也是其"不居"之意的体现。

2. 病因分析

吴澄指出，失血之证虽同为失血表现，但其病因各异，不可不详辨。

火热太甚，逼血妄行者，症见口渴咽痛，烦躁喜冷，脉滑，大便实，小便赤热等。辨火之微甚，以清降火热，或釜底抽薪。若火热耗灼阴津，兼阴虚水亏者，宜补益阴气，使水生则火自灭。

风热之人，血动而溢者，症见口干鼻燥，头晕，或微恶寒、发热等。宜以辛凉之剂，清散表邪。若因禀赋阴气不足，内热生风者，必兼以甘寒之剂，滋润燥气，使热退而风清。

气逆者，血随气乱，症见胸胁胀痛，气逆喘满，或尺寸弦长等。宜顺气为先，气顺则血自宁。其怒或逆气已散者，不得再行行散，以伤真气。且肝木每多侮土，宜专理中气，使脾土厚实，则肝木不摇。

劳损者，虚不摄血，症见神色枯败，气弱脉静，或微弦无力等。宜用纯甘至静之品，培补损伤之气，则营气自宁，不治血而血自止。忌寒凉伐生气，又忌辛燥动阳气。

阳虚者，若脉微厥逆，小便清利，大便不实，则速宜引火归原，则血逆自止。若格阳于上，面赤烦躁者，应予温热药物，热因寒用，否则格拒不入。切忌用寒凉，犯之则死。

气虚者，症见脉弱倦怠，气短气怯，形色憔悴，或神魂不安等。宜大补中气，使脾气盛，则自能统血。若兼阳虚者，宜以温暖之剂补之；若暴吐暴衄，失血如涌泉，气随血脱者，宜以大补元气为主。盖有形之血不能速生，无形之气所当急固，补其气则血可渐生，阳生阴长之道也。

以上诸证，因其病因不同，治法也各异，需医者明辨寒热虚实，辨证得当，才可使药证相合，药到病除。

3. 病机分析

各类血证以内在因素为要，而病机的分析则是关键所在。吴澄从脏腑失调、阴阳失调、气火失调、其他因素4个方面作了详细分析。

（1）脏腑失调

一为心经失血。心主血，因惊而动血者，属于心。宜丹参、麦冬、山药、茯神、当归、生地黄主之，如资成汤。若胸膈之间感觉有牵痛，如缕如丝，或懊侬嘈杂，不可名状，此为病在心包络，宜茯苓补心汤、莲心汤、五神汤、泻心汤、天门冬汤。心主病者，总宜养荣，而不宜耗散，吴澄多用补虚之品补其气血。

二为肝经失血。肝藏血，因怒而动血者，属于肝。宜柴胡、白芍、栀子、牡丹皮、生地黄、酸枣仁、沉香主之。怒气伤肝，唇青面青，脉弦，宜柴胡栀子清肝散；肝火亢盛，兼烦热脉证者，宜降火，火降而血自清；肝气逆者，胸胁痛满，宜行气，气行则血自止；若胁肋牵痛，或躁扰喘急不宁，往来寒热者，此病在肝，以赤茯苓汤、白及、檞叶、畅郁汤甘缓疏利，不宜秘滞。肝主病者，总以疏肝顺气为主，吴澄多以行气疏肝之品，使其气行火降而血自宁。

三为脾经失血。脾统血，因思虑而动血者，属于脾。宜石斛、干葛根、生地黄、牡丹皮、甘草、茯苓、黄芪主之。饮食无味，胸腹膨胀，不知饥饱，多痰涎者，此病在脾。脾之主病，总以补脾柔脾为主；脾为后天之本，气血生化之源，故吴澄用药多以补气生血之品，宜丹溪归脾汤、理脾阴正方、柔脾汤、资成汤。

四为肺经失血。肺主气，因悲忧而动血者，出于肺。宜麦冬、天冬、知母、贝母、甘草、桔梗、黄芩之类主之。肺经受伤，则脾胃不和，经气不行，真脏毁伤，经脉受牵连而断绝，五脏泄漏，不衄则呕。肺之为病，总以补阴保肺为主，宜理脾阴正方、麦冬饮子、侧柏散、绿云散、大蓟饮、人参救肺汤、天冬丸、资成汤。

五为肾经失血。肾主五液，因房劳而动血者，出于肾。宜生地黄、远志、牡丹皮、茯苓、阿胶、知母、黄柏之属主之。气喘，声哑不出，骨蒸盗汗，咽喉干痛，动气不息，忧虑不安者，其病在肾。肾为先天之本，人体精气之源，故肾之为病，总以益肾养阴为主，宜地黄煎、壮水丸、培土养阴汤。

六为胃经失血。胃为多气多血之腑，生血之乡。邪热伤胃呕血，色赤或紫，或鲜红，宜犀角、地黄、牡丹皮、甘草、玄明粉主之；伤胃吐血，饮食太饱之后，胃中冷而不能消化，强行呕吐，所食之物与气上冲，因伤裂胃口，吐血色鲜红，腹部绞痛，自汗，其脉紧而数者，为难治之证。宜理中汤加川芎、干葛根，或加川芎、扁豆。吴澄治疗胃热实证呕血，采用清热凉血之品，热退而血自归经。

脏腑之失血，各因其特性而有不同的症状表现，其治法各异，吴澄用药也考虑各脏腑之性。如肝性条达，以疏肝行气之药治之；肺脏娇弱，以清润之品治之。随其证，用其药，体现其用药之不居。

（2）阴阳失调

一是格阳虚火失血。多因劳欲过度，真阳失守于阴分，则虚火泛上，多见上热下寒，或头红面赤，或喘促躁烦，而大吐大衄，失血不止；辨其六脉微细，四肢厥逆，或小便清利，大便不实者，证属格阳虚火。速宜引火归原，用镇阴煎、八味地黄汤之属，则火自降而血自安。若误用寒凉，阳绝则死。

二是阴虚阳盛失血。凡吐血咯血，兼口咽痛，烦躁喜饮冷，脉滑，大便实，小便赤热等，为水不济火、阴虚阳盛所致。治疗总以滋阴壮水为主，微佐清凉。宜二阴煎、四阴煎，或加减一阴煎、生地黄饮子、天门冬丸之类，随证用之。此阴虚阳盛之候，切忌人参、黄芪、当归、白术、砂仁、肉桂、干姜等辛温之剂，否则阳热愈盛，耗竭阴津。

三是真阴真阳失血。肾中真阴真阳受损，则血不归经，溢出于外。肾中真水干涸，则真火炎上，血随火而沸腾。肾中之真火衰，则真水盛，血无所附而泛上。唯水火各安其位，则气血各自顺畅分布，故以补真阴真阳为主。

四是劳损伤阴失血。凡吐血咯血，因劳损而气虚脉静，或微弦无力，而血有妄行者，此真阴内损、脉络受伤而然。唯用甘醇补阴法，培养脉络，使营气渐固，而血自安，宜一阴煎、左归饮、六味地黄汤、小营煎之类，酌情而用。若虚在气分，宜五福饮，或大补元煎为最佳。

五是假寒假热失血。凡肾经吐血，均为下寒上热、阴盛于下、逼阳于上之证。真阴失守，命门火衰，火不归原，水盛而逼其浮游之火于上，上焦咳嗽、气喘、面红、呕吐痰涎、失血，为假阳之证，须用八味地黄丸引火归原。吴澄以热药冷饮，假寒诱导，防其拒药不入，服后则冷性即除，热性始发。若真服寒凉，则性命危矣。

阴阳失调以致出血，总以阴虚或阳虚为主，治疗时勿为其表象所惑，审其真假、寒热、虚实，随证治之。

（3）气火失调

一是火盛逼迫失血。火盛逼血妄行，必有火之脉证，可清火为先。火清而自安，宜黄芩、黄连、知母、黄柏、玄参、栀子、童便、犀角、天花粉、生地黄、白芍、龙胆草之属，择而用之。若火邪壅滞于上，可以泽泻、木通之类引火下行；阳明火盛，加石膏；三焦火盛，大便不通，可加大黄。然用攻下之剂，应注意虚实之分，兼补或兼清，需慎重对待，斟酌用药。火盛失血亦宜辨明虚实，实者可兼清解，虚者勿妄用寒凉，应酌情兼补。

二是火热气盛失血。凡由火盛而逼血上行而吐血，当察火之微盛。火微者宜局方犀角地黄汤，或清化饮。火暴盛而根本无伤，宜抽薪饮，或黄连解毒汤、三黄丸之类主之。

三是气虚气郁失血。脉大发热、喉中痛者为气虚之象，用人参、蜜黄芪补气，黄柏、荆芥、地黄、当归清热补血；兼呕血则加韭菜汁、童便、姜汁磨郁金同饮，其血自消。此为朱丹溪所言呕血之证。郁金行气凉血解郁，失血兼有气郁者方可使用。吴澄谓此为补气虚兼消滞解郁之法，故用于气郁失血之证。

（4）其他失血

关于失血的病因病机，吴澄还提出血逆上焦失血、鬼击吐血、湿郁吐血三类。

血逆上焦，紫黑成块，或痛或闷，结聚不散，此为留滞之血，宜行散。如四物汤加香附、肉桂、苏木、红花之属，或服韭汁行瘀。若火郁不散，致血凝滞者，宜四物汤加炒栀子。

凡人梦中被刺杀杖打，诸般不祥，卒然吐血、衄血、下血甚多者，九窍皆有。宜用升麻、独活、续断、地黄各5钱，官桂1钱，为末，每服3钱，白汤调下，日三服。

外感雨湿，郁于经络，血溢作衄，及血溢流入于胃，胃满吐血，宜服除湿汤。除湿汤治冒雨吐血，理中汤治伤胃吐血，皆以干姜为君。朱丹溪治大吐血不止，亦用干姜一味为末，童便调服，此从治之法。吴澄引朱丹溪治吐血不止之法，阐明干姜一药，能入气分血分，可祛恶生新，有阳生阴长之意，为治吐血要药。

4. 分证论治

吴澄辨治血证，求其源、分轻重、察虚实、论要点，在分析病因病机基础上，又将血证分为咯血、唾血、咳血、嗽血、痰血、白血、衄血、齿血、舌衄、耳衄、九窍出血、肌衄、溺血、淋血、大便血，分门别类论述。

（1）咯血

凡血出于咽喉而不因咳嗽出者，为咯血。咯血之人，喉中常有血腥，一咯即出，其色不一，或红或紫，又如细屑之状，或咯一二口，或二三口，咯出量少。因劳烦思虑过度，日久而致心包络受伤，血随气逆咯出，或随痰咯出。治宜固本养神，清热和血。需病者遵守戒忌，调摄数月，方可病愈。若脾胃亏损，中气虚弱，而食少痰多，咯血不止者，宜和中理阴汤，加荷叶、枇杷叶；若脾肺气虚，而咯血不止者，宜理脾阴正方、味补饮，则咯血自止。

（2）唾血

唾血者，鲜血随吐而出。出于咽喉，然源出于肾。肾主唾，足少阴肾经少血多气，阳火煎灼而致唾血，其证难治。瘀血内积，肺气壅遏、不能下降之唾血者，可用天冬、知母、贝母、桔梗、黄柏、熟地黄、远志肉，或加炮姜。吴澄指出，唾血亦有木郁之证，若因怫郁而唾血者，宜畅郁汤。他还引用明代孙一奎治唾血之例，指出其人口中津唾，皆是紫黑血水，如猪血之色，晦而不鲜，形瘦、体热、盗汗，当治以清痰降火开郁等药，或止或发。

（3）咳血

吴澄认为，咳血多由火克肺金、燥伤肺络而致，或干咳无血，或痰中带血，出血量不多，不过一二口。若仅以补水生金之剂，不滋养真气，用之见效甚微。脉弦气促，声嘶咽痛者，不治。他引用明代张景岳"肺痨咳血其本在肾"之说，以说明其肾中真气的重要性，所用方如味补饮、资成汤之类，均加入了滋养真气之品，补益气血，旨在使血行归经。

吴澄同时指出，虚劳之人脾胃虚弱，阴中之阳不足而致咳血，以培土养阴汤益肾健脾，适用于虚劳阴分不足、食少痰多者；心气不足以资成汤，其方药为补益心脾、交通心肾之品，用于心气不足、血不归经，颇有良效；脾气不足以补脾为主，真阴不足当培补真阴。虽均为咳血，但因其病机不同，治法各异，治病必求于本，方可见效。

（4）嗽血

嗽血者，有声而痰易出，痰中有血，多与肺、脾、肾三脏相关。吴澄强调，虚劳之人，脾胃虚衰，食少泄泻，土不生金，肺伤而嗽血不止。为此他拟订理脾阴正方，以人参、山药、扁豆等补脾肺之虚，橘红理气化痰，老米养脾阴，培土生金，使嗽血自止；若中气不足，无法摄血归经，吴澄采用资成汤补脾胃之虚，加干荷叶止血、升发清阳，枇杷叶止咳平喘；"精不足者，补之以味"，若肾阴不足而嗽血，则宜味补饮养阴宁血。

（5）痰血

咳、咯、唾皆可见痰血，痰中兼带血屑、血丝、血点。多因劳欲酒伤过度所致，当于未咳未嗽之际，速为调理，宜生地黄、熟地黄、天冬、麦冬、酸枣仁、茯神、茜根、贝母、甘草之类主之。兼火者加黄柏、知母。但此类寒凉之剂须谨慎应用，用之不当则必为患。痰中有血，劳损渐深，其本在肝、脾、肾，吴澄以理脾阴九方补脾、疏肝、滋肾对证治疗，若脾虚食少宜中和理阴汤，若肝木侮土宜中和理阴汤合畅郁汤，若食少泄泻宜理脾阴正方，若阴分不足宜培土养阴汤、味补饮。每于清晨初起时，痰中有淡紫凝血，或块或片，常见数口，而无咳嗽发热等症状者，多因操心动火，或多思郁，或过饮酒浆，此为心火动络血所致，治宜天王补心丹或二阴煎之类。

吴澄治瘀血，因其病情轻重、缓急而随症用药。他指出，未见血者宜消宜和，见血者则宜凉宜止；旧血未尽则化其血，新血未尽则补其血。

（6）白血

血色为红，今虚劳久病之人吐痰皆白沫，状如蟹涎，其实是血而非痰。如何区别，吴澄介绍，取所吐白沫露于星光下一夜，则会变红。他解释为："女子之血，上为乳汁，下为月水。乳汁露一宿则色红，白沫亦是血变明矣。"他强调，此白沫从肾中而来，随肾火沸腾于咽喉，不得不吐，虽为白沫，实乃肾中之精血。此肾精耗伤，肌肉尽化为痰，形体瘦削，神色委靡，非为肺络受损以清润之品可解。将变未变时，最宜用味补饮或保金汤，急补肾中之阴精。若不及早图治，变为线痰，似肉似肺之状，则为必死之证。

（7）衄血

衄血出于肺、胃二脏。肺开窍于鼻，阴虚火动，气逆于肺，元气耗伤则血从鼻出；或因情志不遂，积怒伤肝，积忧伤肺，烦思伤脾，失志伤肾，暴喜伤心，皆令人鼻衄。

衄血多因火，其中以阴虚者为多。劳损伤阴，则水不制火，最能扰动冲任阴分之血。若其脉滑实有力，元气未损，当作火治；若脉来洪大无力，或弦或芤，或细数无神，多为劳损内伤，当专以补阴为主。若微有火，酌兼清之；若虽见虚热，而无法辨其阴阳，则只须以甘平之剂温养真阴，如一阴煎、三阴煎、左归饮、六味地黄丸汤之类。若兼气虚，则以五福饮、五阴煎之类随症加减。吴澄引用明代医著《医学统旨》论"在血药中加气药，则气降而血归经"之说，用四物汤加阿胶、蒲黄，佐苏子降气汤，治疗衄血因循原衄血之路再犯之人。

（8）齿血

血从齿缝、牙龈中出，与胃、大肠、肾三脏密切相关。手阳明大肠经入齿中，足阳明胃经入上齿中，肾主骨，齿为骨之余，故基于此三者皆可治齿血，其中以阳明经为最。

凡口臭，牙根腐烂肿痛，或血出如涌，而齿不动摇，必因其人喜食肥甘辛热之物。此为阳明实热之证，宜内服抽薪饮、清胃饮散等剂，外以冰玉散敷之。

若口不臭，牙不痛，但齿摇而不坚，或微痛不甚，而牙缝时时出血，此为肾阴不足，虚火偶动所致。宜壮肾水，以六味地黄丸、左归丸之类主之。若其阳虚于下，而虚火上浮者，宜金匮肾气丸、小安肾丸之类主之。

若见燥渴，或消瘦，或神气困倦，或小便短滴而热，或六脉浮大而洪豁，大便实而伴齿衄，此为阳明有余，而少阴不足，阴虚有火，宜玉女煎主之。若大便滑泻，或脉细恶寒，下元无火，则当考虑是否有"格阳"之故，予引火归原。

（9）舌衄

舌上出血如泉，乃肝壅之故。以槐花研末掺之，麦冬汤调妙香散、香薷汁，日三服。发灰2钱，米醋调服，且敷血出处。又方用文蛤、白胶香、牡丹皮等份为末，敷患处。

舌上无故出血如缕者，与心、脾、肾关系密切。诸经有火，皆能令舌出血。用蒲黄炒焦为末，或炒槐花为末，或冰玉散敷之。火甚者仍须用汤饮，以清三阴之火。

（10）耳衄

肾开窍于耳，肾精亏虚所致耳衄，则宜六味地黄丸，外以龙骨末吹之。若因肝火冲逆，则宜逍遥散加龙胆草，疏肝降火，则血行自止。

（11）九窍出血

血余灰消瘀血，通关格，利水道，破癥瘕、血衄。吴澄以血余灰治疗出血不止，敷之则血流立止。

（12）肌衄

毛孔出血，名曰肌衄，又称血汗。将人中白刮于新瓦上，用火逼干研末，每服 2 钱，入麝香少许，温酒下。外用男胎发烧灰敷之，血未止，以郁金末水调，鹅翎扫上即止。

（13）溺血尿血

劳伤五脏，或五志之火过极，皆可令冲任动血。病在命门者，多从精道而出；病在小肠者，多从溺道而出。凡于小腹之下精泻处，觉有酸痛而出者，即是命门之病。水道之血宜利，精道之血不宜利。

房劳太过，肾精亏耗，则小便出血，宜鹿角丸、山药鹿发丸；肾阴不足，而精血不固者，宜人参固本丸、左归饮，养阴补血为主；心气不足，水火不济，精血失守者，以人参丸、天王补心丹、妙香散，养心安神为主；肾虚不禁，或病久精血滑泄者，以秘元煎、金樱膏，固涩肾精为主；脾肺气虚下陷，不能摄血而下者，宜用归脾汤、举元煎、八味养荣汤。

（14）淋血

血从精道出即为血淋，多因房劳太过，以致阴虚火动，营血妄行。血出涩痛者为血淋，宜琥珀、海金沙、没药、蒲黄研末，每服 3 钱；不痛者多为溺血，小蓟、琥珀两味为末，吞服。

（15）大便血

吴澄所论内伤虚损致大便下血，多因脾胃虚弱，或久病年老，或情志不遂，或丸药误治，而致血无所摄而下行。治疗上，尤其注意顾护脾胃，忌用寒凉伤胃之品，用药多甘淡平和，以血肉有情之品填补精血，使血行归经。

大便下血者，色不甚鲜红，或紫色或黑色，此阳气衰败而然，故多无热证，或见恶心呕吐。脾统血，脾胃为气血生化之源，脾胃气虚不能收摄、运化血液，血无所主，因而脱陷妄行，速宜温补脾胃，多以寿脾煎、理中汤、养中汤、归脾汤、十全大补汤之类主之。吴澄多以资成汤治疗。若脾胃气陷不举而血不止，宜以补中益气汤、寿脾汤、归脾汤补气升阳；若气大陷而大虚，宜举元煎益气升提；若饮食短少，中焦气滞，而大便下血，宜理脾阴正方理气补虚；若阴分不足，而大便下血，宜培土养阴汤益肾滋阴；若脾虚血少，宜理脾益营汤补虚生血。

因病久而血滑，或因年衰而滑，或因气虚而滑，或因误用攻击，以致气陷而滑血不止者，动血之初，多由于火邪衰而血仍不止，当以固涩为主，宜胜金丸、香梅丸之类主之。若血滑不止源于气虚，宜以人参汤送之，或以补中益气汤、归脾汤、举元煎、理中汤，加文蛤、乌梅、五味子之类主之。

怒气伤肝，血因气逆而下者，宜化肝煎、枳壳汤之类主之。吴澄认为，若肝木侮土，而致脾虚失血者，当从脾胃气虚论治，宜用畅郁汤疏肝培土。

凡因劳倦七情，内伤不足，而致大便动血者，非伤心脾，即伤肝肾。此乃中气受伤，医者不察其本，放纵使用寒凉之品，使伤而又伤，迁延日久，则大便下紫黑败血，胃气大损，脾元脱绝，再用回阳之剂已然不及。

（二）外损血证辨治

血证治法，虽主要以内伤为主，但并非没有外邪、外伤的因素。但前述吴澄论血证治血，于外损而言有所忽略。故《不居集·下集》特别指出，血证有内伤所致，亦有外损之因，并补充外损血证的辨治内容。

吴澄强调，今病者与医者见失血便以为虚损，印定滋阴降火一法，此为治血一大偏弊。失血之证，为虚损诸证中之一证；滋降之法，为诸治法中之一法。虚损可无失血之证，失血也非独见于虚损；失血之证中有可用滋降者，但滋降之法非专治失血。人之禀赋、脏腑阴阳各有不同，外损血证治法也因人而异。

1. 失血类虚损

吴澄指出，当时之人，每遇失血便以为虚劳，不究原因，众口一词，开手便用生地黄、熟地黄、天冬、麦冬、黄柏、知母、沙参、贝母之类滋阴降火，以致损脾败胃，非虚劳而人为逼作虚劳，并非庐山真面目。其实失血之证，可见于伤寒、伤暑，也可因劳力、跌仆损伤、过服补药、呕吐损破胃脘、恼怒伤肝、混塘洗浴过暖而成，有受热逼，有受损伤太过，并非皆为房劳肾虚吐血可比。失血致真虚损，皆是服用药饵人为造成，这是根本点。医者临证应详辨因机脉证，辨别内伤与外感、真损与假损。

2. 呕血类虚损

呕吐纯血，自胃而出，也分内伤外感、寒热虚实。吴澄指出，其呕血症状相同，但因其病因不同，兼症各异，治法则皆不相同，不可不慎。他强调，导致出血的原因是多方面的，咳血、嗽血、咯血、吐血、呛血、呕血、唾血、喷血，痰涎带血，带血丝、血点、血块、血条，饮食动血，烟酒，跌打损伤，所出方式不同和血出形态各异，举不胜举，不能认定失血均为内伤虚损使然，各种杂证也可致失血之证。

3. 积瘀类虚损

血得寒则凝，得热则行。吴澄认为，积瘀之证多因失血初起寒凉误治所致，血遇寒则凝，积聚日久乃成积瘀。治血不先调气，纯以寒凉是施，则血不归经，寒凉凝滞；且凉寒伤脾，脾虚不能统血，则致瘀血。吴澄指出，血已积滞，非温药不可。禀赋强壮、脾胃未伤之人，初起之时可用大黄与生地黄汁，加桃仁、牡丹皮之属，引血下行，转逆为顺。若不知此，而用四物汤加黄芩、黄连、知母、黄柏之属，则使脾胃气血愈损，苦寒凉折，使瘀血愈加积聚，积于胸中，凝滞于水谷通路，日久则胸胁刺痛，夜不能卧，干烧，吐痰不止，肌肉尽脱，似虚损之象。吴澄治疗此证，曾以活血祛瘀、疏肝通络之复元活血汤，用之得效。他一再强调，积瘀之证切忌凉折。

吴澄谓积瘀之证，兼夹痰者，症见肺胀痰多，胁下刺痛，或吐酸水，气胀应背，或左或右不得眠，此为痰夹瘀血，壅塞气道，肝木不疏，治宜疏肝理气、消痰逐瘀之剂，切不可予滋补之品。若积瘀而兼咳嗽连连不止者，为积瘀痰血渐成痨瘵，宜以补阴药，吞当归龙荟丸主之。

因跌打损伤而致血液积瘀者，无论何经，总属于肝。症见胁肋小腹胀痛，咳嗽，喘不能卧，日久则吐痰发热，有似虚劳外损，其脉牢大有形。实证以消瘀之剂治疗；若脉象沉涩，血不自行，又不能妄投峻猛之剂，则难以治愈。

（三）咳嗽治法

咳嗽为虚劳之人常见症状，吴澄认为"虚损之证未有不咳嗽者"，将其列为虚劳四大证之一。咳嗽一证并非难治，而不易之处在于咳嗽的辨证。为方便后世医者诊断，吴澄列三纲领、八条目作为咳嗽的辨证原则。三纲领：外感咳嗽，内伤咳嗽，虚中夹邪咳嗽。八条目：外感病多不离寒热二证；内伤不一，总属金水二家；其虚中夹邪，则有轻重、虚实之别。以此纲目辨咳嗽，则治法了然于胸。否则外感者治之以内伤，内伤者治之以外感，则咳嗽加深，病情难愈。虚虚实实，轻重权衡，在于医者审察会意，不可不慎。

1. 外感分寒热二证

吴澄认为，外感六淫之邪，从口鼻或皮毛而入，使肺失宣降，气机上逆而咳嗽。外感咳嗽常以风为先导，夹寒夹热，临床多表现为寒热二证，其症状各有所异，有兼风寒，有兼火热，有寒包火，有热裹寒，或干咳，或有痰，但治之之法不外乎辛温散寒、清凉除热两种。

冬月风寒外感，气闭邪不易散，可治以麻黄汤、桂枝汤之类，或大青龙汤；寒邪随时气入内，客肺中而嗽，或中寒而肺气不温，邪不能解者，以辛温散寒邪，六安煎加细辛 5～7 分；伤风见寒，或伤寒见风，而往来寒热，咳嗽不止者，宜小柴胡汤合二陈汤主之；寒邪不甚，痰气不多者，宜二陈汤加减。

久嗽无痰，脉数，躁烦，稠黏涕唾，此为邪热伤肺，治以清热润燥为先，宜瓜蒌、海浮石、天冬、麦冬、知母、贝母、黄芩、黄连、山栀之类。若咳嗽而兼火，症见内热喜冷，脉滑，宜二陈汤、六安煎等加凉药佐之，微热者可加黄芩，热甚者宜加栀子、知母之类。若为夏季火热炎上，喘急而嗽，面赤潮热，脉洪大，宜黄连解毒汤。若火乘肺金，上焦实热用凉膈散，中焦实热用竹叶石膏汤，下焦虚热用六味地黄丸。若湿热伤肺，咳而身热自汗、口干便赤、脉虚而洪用白虎汤，身热而烦、气高而短、心下痞满、四肢困倦、精神短少用香薷饮。若咳嗽遇秋冬即发，此寒包热，宜六安煎、二陈汤、金水六君煎三方主之，其寒解而热自退。

又有一种鳒嗽，为邪恶鬼注所致，主以四满丸（干姜、桂心、蹢躅花、川芎、紫菀、芫花根、芫花皮、人参、细辛、炙甘草、半夏、鬼督邮、炙蜈蚣）。"鳒"通"臊"，腥臭之意，鳒嗽以臭而命名。但吴澄认为，鳒嗽亦有热与湿热所致，并非仅属具有传染性的"邪恶鬼注"一种，治疗亦当有所区别。

治疗外感咳嗽，当详辨其寒热，随证用药，则不致于药证不合。外邪久不解，咳嗽愈深，日久则耗伤元气，以致虚损。

2. 内伤分金水二脏

吴澄谓外感以咳嗽为轻，内伤以咳嗽为重。内伤咳嗽，乃由精气受损所致。五脏六腑皆有精气，然肺为气之主，肾为精之本，故邪伤于气分而咳嗽则肺主之，邪伤于精分而咳嗽则肾主之。内伤咳嗽反复发作，迁延日久，累及他脏，即所谓五脏皆令人咳。肺金为清虚之脏，火热、寒凉伤肺，皆可致人咳嗽，当治肺。然内伤之嗽，不独在肺，五脏之精气皆藏于肾，肾经贯肝膈入肺中，循咽喉夹舌本，所以肺金之虚多由肾水之涸导致。故凡治劳损咳嗽，母病实子，当以壮水滋阴为主，则肺金可充，嗽可渐愈。宜一阴煎、左归饮、琼玉膏、左归丸、六味地黄丸之类。

若因元阳下亏，津气不输，困于肺脾，则喘促痞满，痰涎呕恶，泄泻畏寒，脉见细弱。凡见虚寒之证，而咳嗽不已者，不必治嗽，但补阳而嗽自止。如右归丸（饮）、金匮肾气丸、大补元煎、六味回阳饮、理中劫劳散之类。若下亏而虚火上炎，伤及肺金，而见干渴烦热，喉痛口疮，潮热、便结、喜冷，尺寸滑数等，宜四阴煎、加减一阴煎、人参固本丸之类，清热滋阴。《素问·示从容论》曰："咳嗽烦冤者，肾气之逆也。"吴澄特加按语指出，肾虚则龙雷之火上泛，上乘肺金，从而出现烦热愤懑、虚劳咳嗽之症。若午后咳嗽，则为肾气亏损，津液涌而为痰，属真脏之患，勿用清气化痰之法，需以六味地黄丸壮水为主，以补中益气汤补气为佐。

虚损咳嗽，由火克肺金，伤精耗液，凝聚成痰，色黄为有气可治，状如鱼涎白沫者为无元气，难以治愈。宜早服补阴丸以培于下，晚服润肺汤以和于上，兼以琼玉膏，或人参润肺丸，或人参紫菀汤。若能谨养其身，则有可生之机，否则不治。

因好色作劳所伤，其人相火炽盛于肺与膜原之中，聚痰凑沫，喘咳烦冤，日久则肾气一动，咳嗽俱发。症见咸痰稠浊，夜卧不眠，或两颐红赤，累累发块，或胸背有疮，如粟如米。治宜清心静养、保肺滋阴，药宜琼玉膏、清宁膏。若暴发而痰出如泉，声响如锯，面赤舌胀，喉哽目突者，则属不治。

3. 虚中夹邪分轻重察虚实

吴澄认为，外感咳嗽与内伤咳嗽原本不同，一内一外，一虚一实，病因、症状各不相同，辨证清楚，对证用药，则不难治。唯虚中夹邪咳嗽，其间虚实轻重，不可不辨。外感而兼内伤，则散而兼补；内伤而兼外感，则补而兼散。若内伤重而外感轻，则补多散少；若内伤轻而外感重，则补少散多。外感咳嗽，迁延日久，咳嗽屡作，肺脏受伤，逐渐转为内伤咳嗽。他指出，时人只知外感风寒宜散邪，而不知其人体虚气弱，久散则致痨瘵；只知肾中精伤宜滋补，而不知外邪未解，愈滋愈咳，亦成痨瘵。究其因，是由辨证不清，妄投药剂而致。因此，吴澄立解托、补托二法，自制得效一十三方，以三纲领、八条目为原则辨治咳嗽。初起寒热往来，病变在半表半里之间，宜柴芩解托汤；内郁里热者，宜和中解托汤；见蒸热之状，宜清里解托汤；客邪似虚证者，葛根解托汤；外邪内陷者，升麻解托汤。且注意外感咳嗽与风劳不同，外感咳嗽为由表传里，而风劳则由风邪客于皮毛，使人恶风而振寒，其因在肾非由肺。

（四）治痰三法

吴澄认为，虚损之人体内必有痰，因不善调摄，脏腑阴阳失调，气血凝滞，而为痰为饮。虚痰须与杂证之痰鉴别，杂证之痰有阴阳、表里、虚实、寒热之分，而虚损之痰，与脾、肺、肾三脏密切相关。"饮入于胃，游溢精气，上输于脾，脾气散精，上归于肺，通调水道"，肺为贮痰之器，脾为生痰之源，肾为生痰之本，肺气受伤则气滞为痰，脾土受损则湿聚为痰，肾水不足则水泛为痰。吴澄以此三脏为主，以保肺、培脾、补肾为治痰大法，从症状表现推断疾病的病因病机，对证用药，疗效显著。

1. 肺虚有痰，保肺以滋其津液

肺为贮痰之器，肺气虚损无法输布精微，则痰浊凝聚，治疗以保肺利气为主。肺气虚弱，卫不能卫，邪不能清化，伤津耗液，则营不能营，或失血之后，血虚热郁，热灼肺液，阴虚咳嗽。此时切不可用辛燥之剂，当保肺金，如麦冬、贝母之类。无嗽者治其痰，治痰而不治其肺；有嗽者治其嗽，治嗽而不治其痰。虚损咳嗽生痰者甚多，而润肺化痰方药甚少。痰非自肺而生，故知其治不专责于肺。如利金汤、润肺汤，治肺经之邪，邪去而肺经之痰自去；又如二母散、阿胶散、天门冬丸，滋阴清火止咳；百合固金汤、宁肺汤，滋阴定喘止咳。意不在祛痰，而肺经之痰自消。

2.脾虚有痰，培脾以化其痰涎

吴澄认为，脾为生痰之源，"治痰不理脾，失其治也"。脾胃之痰，有虚有实。凡脾土湿胜，或饮食过度，别无虚证而生痰者，皆乃脾家本病，祛其湿滞，而痰自清。虚损之人，脾气虚弱，运化失司，输布精微、运行津液功能失常，则水液停滞，为痰为饮，其痰最多。是故脾虚有痰，当健脾胃为要。脾胃调和，饮食得消，水谷得化，痰不自生，其痰自清。脾若不虚，虽生痰饮，不过微有留滞，其量必不多，亦无大害。

"痰之未病，即身中之真阴。火之未病，即身中之真阳。"吴澄尤于痰火之证阐述良多，认为真阴未耗则无痰，真阳不病则无火，但虚损之人真阴真阳不能平调，七情六欲交相为害，痰得火而沸腾，火得痰而炽盛，虚火浮越于上，为咳嗽咳痰，饮食短少。治之之法，欲清其标，必先固其本，以顾护脾胃为要，使脾胃不伤，能生气生血，调和中土之盛衰，则其痰火相安无事。

3.肾虚有痰，补肾以引其归脏

肾主水，为生痰之本。吴澄认为，"虚损之人，未有无痰者也。消之不尽，除之又生"。肾精亏虚，先天真阴真阳不足，或酒色过度，元精暗伤，精不化气，气不化精，水谷精微皆不能化为津液，水液泛滥，痰饮凝聚，治疗以补肾为主。肾虚生痰者有二：一因肾亏火衰，不能制水，水液上泛，冷痰凝结；二因真阴不足，不能制阳，阴虚火动，炼液为痰，龙火出海，咸痰上溢。前者痰色清稀，后者痰色稠浊。他指出，虚损之人，素禀先天不足，或酒色过度，元精暗耗，精不化气，气不化精，水谷之精微皆不能化为津液，而尽化为痰涎。如喉中辘辘有痰声，则病情已十分危急。计一日饮食之所生，不过一日痰涎之所耗。吴澄强调，此时唯有治本，大补真元，辨分肾阴虚还是肾阳虚，察其阴阳盛衰而施治。阴虚者，壮水之主，六味地黄丸主之；阳虚者，益火之源，金匮肾气丸主之。如此阴阳相济，水充而痰自化，火足而痰自宁，不治痰而痰自不再化生，病愈可期。

　　吴澄论及治痰三法时，重点阐明外感之痰与内伤之痰有所不同。外感之痰，其本在肺，其末在脾；内伤之痰，其本在肾，其次在脾，其末在肺。外感之痰，因风寒之邪从皮毛而入，侵袭肺脏，发为咳嗽，引动脾涎，为燥痰或寒痰之类，以华盖散、温肺汤等疏散表邪、疏利肺气，则可痊愈，病不及肾。内伤之痰，则因虚损之人伤及肾气，水液代谢功能受损，则脾湿不化，津液凝聚为痰；且肾水不生，子病及母，肺津日渐枯涸，则为咳嗽、咽干之症。内伤虚损之痰，其本不在肺，故单纯润肺化痰无效，多用利金汤、宁肺汤等治肺经之证，治痰必兼金水二脏或脾肾二脏。他认为，虚损之痰，初起专在脾、肾二经，而未及于肺者为治易，宜培土制水；水涸金伤，喉干咽痒者为治难，若畏首畏尾，难奏十全之效。他强调，虚劳之痰其本在肾，其末在肺。

（五）热证治法

　　吴澄认为虚损之热，因其真假难测，难以辨明，不似外感，若不详审其中虚实真假，药石妄投，则杀人反掌。其论热证治法以卦象比拟，又补充论述诸热治疗大法，强调不居于一。

1. 卦象比拟

　　吴澄以《易经》之乾、兑、离、震、巽、坎、艮、坤八卦爻画，比拟热证之阴阳、寒热、虚实，使人知阴中有阳，阳中有阴，太少刚柔，阴阳动静，以合《易经》之言：知柔知刚，知微知彰，万病之状皆在其中。

　　乾卦纯阳，乾为天，阳卦也，指热在阳分。为外感之热，上身之热，头热，六腑之热，气分之热，翕翕之热，阳烦之热，昼热，平旦之热。

坤卦纯阴，坤为地，阴卦也，指热在阴分。为内伤之热，下身之热，五脏之热，血分之热，腹中之热，蒸蒸之热，似热之热，夜热之热，晡热之热。

坎卦阳内阴外，坎为水，润万物者，指水亏之热。为阳陷阴中之热，外寒内热之热，湿蒸之热，五心烦热之热，失血之热，劳倦之热。

离卦内阴外阳，离为火，燥万物者，指阳亢之热。为真寒假热之热，内寒外热之热，燥热之热，暑热之热，虚热之热。

震卦一阳在下，震为雷，动万物者。为乍寒乍热，时热时寒之热，肝郁之热，龙雷上泛之热，足心之热，下焦之热。

巽卦一阴在下，巽为风，扰万物者。为风热之热，往来寒热之热，狂越之热，上焦之热，下寒上热之热，妇人胎产经闭之热。

艮卦一阳在上，艮为山，终万物、始万物者。为脾胃之热，背心之热，掌中之热，出阴入阳之热，童子惊疳之热。

兑卦一阴在上，兑为泽，说万物者。为皮毛之热，口舌燥烈之热，骨髓之热，痨瘵之热，经闭不调之热。

吴澄取八卦爻画比拟发热之证，其热型多端，头绪浩繁。其中，阴阳动静，刚柔变化，借此类推，不必一一拘泥，体现其不居之意。

2. 诸热大法

吴澄治疗热证分气血、表里、上下、五脏之异，气热、表热、上焦热、心肺热皆属阳，而治法相类，在清热之时，兼加益气阴之剂；血热、里热、下焦热、肝肾热皆属阴，而治法相类，予滋阴壮水之剂制其火；中焦与脾热，治亦相同，虚者补益脾胃，实者泄其实热。其中又分各种热证类型，其治之之法，热者清之，虚者补之，实者泻之，不必拘泥，择适者用之。

3. 五脏发热论治

五脏发热是吴澄关注的重点，从肺经之热、心经之热、脾经之热、肝经之热、肾经之热入手，共论及 69 种脏热之证，多有心得体会，于今日临床仍有指导价值。现以其掌中热、足心热、虚劳蒸热、潮热之论述，举例说明。

掌中为劳宫穴，为手厥阴心包所主，心包经为少气多血之经脉，此经变动则所过部位会表现相应病理现象。如循于掌中劳宫穴，则掌中热。但吴澄不拘泥于此理，根据临床实际，如实记录了"胃实膈烦掌心亦热"，当用四顺饮、三承气汤治其燥火秘结之证。

足心为涌泉穴，为足少阴肾经所主。吴澄指出，如有足心发热如火烙，显因肾经虚火灼伤，表明涌泉穴阴液枯竭。吴澄分析，足少阴肾经从小指至足心，循内踝入跟为涌泉穴，为多气少血之经，虚劳之人，真阴亏耗，肾阴不足，水不制火，故足心如火烙，或为足跟作痛。肾经既病，子病及母，故金水二脏常相应为病，少阴之脉贯肝膈入肺，还可见咳嗽之症；肾在液为唾，肾脏损伤见失血，肾气上逆则作喘；其经循喉咙，夹舌本，经病则见口干、咽痛，甚则舌疮、喉癣。吴澄不仅单论足心热一症，而是观其经脉循行特点，道出足少阴经循行部位及相关经脉会出现的病证，并推论分析其他症状表现。

关于虚劳蒸热，吴澄认为，骨蒸分有邪、无邪两种。有邪为阳邪陷入阴中，必用轻扬之剂而热方能退，若误以滋阴，势必加重；无邪为火炎水涸，用滋阴之剂而热方退，若误用轻扬，热必更重。两种治法截然有别，当仔细分辨。进而指出，骨蒸与蒸热不同，蒸热热在肌肉，骨蒸热在骨髓；先蒸热而后变骨蒸者有之，可见骨蒸重而蒸热轻，至于痨瘵病情就更重。强调辨分骨蒸、蒸热、痨瘵病情轻重的重要性。

潮热属虚损之征，虽有阴虚、阳虚之分，总不过七情、饮食、色欲所致。吴澄认为，潮热治当培其根本，培补元气、健脾养胃是治疗的关键，有外邪则补托并用，养血健脾，兼以清心降火，托邪外出，反对过用苦寒，未损反而加重外损。

（六）其他杂证辨治

吴澄论治虚损，以嗽、热、痰、血为四大证，然其他内伤杂证，譬如七情郁结、遗精白浊、自汗盗汗、泄泻，皆令人精血暴损，肌肉顿脱，不可不慎；怔忡惊悸、喉痛声哑、嗌干喉癣、左右不得眠、饮食不甘、诸痛等证，皆为虚损危候，不可不察；妇人胎产失调、室女经闭、儿童疳痨，也不可忽视。其中各证，又有外损之因，更另有外损诸证，吴澄尤为重视，多有涉及。

1. 郁证

郁有五郁、六郁、七情之郁之分，久病者往往既有气血之郁，又有情志之郁。吴澄《不居集》按内郁、外郁分述。

（1）情志内郁

吴澄认为，凡病之属郁者十常八九，有七情五志过极，有劳伤食积所致，各病皆有郁。他指出，郁证无不关乎心，言郁者心病也。心主藏神，若人所欲不得，或先富后贫，或先贵后贱，积郁成劳，则致心郁。五脏皆为心所主。心郁则不能主血，或母病及子，不能助土生发，脾伤血少，心脾两虚，出现怔忡、惊悸、健忘，或吐衄、食少、体倦等一系列症状，当以归脾汤补心脾之虚。实补心气不足，予养心安神之药，用补心丸或并用归脾丸，则可心脾同补，气血皆充。他强调，若其人不得隐曲，忧心忡忡，抑郁不伸，虽遍用逍遥散、归脾汤仍不可解。唯有心态豁达，自得其乐，此为治郁之真谛。

郁证初起多为实证，多为情志内伤所致，属心、肝、脾三脏功能失调，气滞不解之病变；古方以越鞠丸、四磨汤等行气化痰开郁，气顺则郁消。

如不积极治疗，迁延日久，由实转虚，则肾中精血亏耗。此时不宜使用行气解郁之法，应培补其所失真元，补益损耗之精。吴澄引《黄帝内经》五郁之论，表明自己对养生调摄的观点。他认为，今时之人劳逸不节，饮食失调，情志不遂，唯有顺应自然之性，内心豁达，避免忧思郁怒，遵《黄帝内经》所论达之、发之、夺之、泄之、折之之法，则郁证自消，此非药石可疗。

吴澄将七情郁结，概括为情志三郁。一为怒郁。怒郁者，大怒气逆之时，实邪在肝，怒后逆气不消，则中气受伤，损在脾。其中虚实应详辨，实者宜六郁汤、神香散、化肝煎之类，虚者宜五君子煎、大营煎、归脾汤之类。二为思郁。思郁者，气结于心而伤于脾，甚者上连肺胃，而为咳喘、失血、噎膈等；下连肝肾，为带浊、崩淋、月经延期或经闭等。初有郁结，气结滞不开者，宜和胃煎加减，或二陈汤等顺开之剂；日久而气血亏损，宜逍遥饮、大营煎等修补之剂。三为忧郁。忧郁者，全属大虚，悲则气消，忧则气沉，必伤脾肺；惊则气乱，恐则气下，必伤肝肾。治疗必以培养真元为要。若初郁不开，未至内伤，胸膈痞闷，宜二陈汤、平胃散，或和胃煎、六君子汤之类；若忧郁伤及心肺脾之脏，则宜温胃饮、温脾汤、五福饮之类。

（2）六气外郁

七情郁结为内郁，而六气致郁则为外郁。吴澄认为，六气伤人，皆有脏腑经络传变，由轻及重，由表及里。外郁之证，只在本经，聚而不散，郁结不开，有似虚损痨瘵。若气血充和，脉络贯通，则百病不生。六淫所伤，邪郁于内，气血则随火妄行，为寒热吐衄之患，观其脉证，必有郁滞之象，当以舒郁为主，勿以补剂。且六郁之证，唯火郁最多，以李东垣之法，用火郁汤、升阳益胃汤之类，升阳气，补脾胃，泻阴火。

吴澄又引《黄帝内经》所载五气之郁并论述其治法，阐明五郁之治宜顺应五行自然之性。如木郁宜达之，火郁宜发之，土郁宜夺之，金郁宜泄之，水郁宜折之。然邪气所客，必损伤正气，又当平调正气，以复其常。若气仍不能平复者，可遵五行相克之理，益其所不胜之气以制其气。如肝郁不已，当清金平木；心郁不已，当滋肾水泻心火；肾郁不已，当补培土制水；肺郁不已，当引火归原；脾郁不已，当养肝调气、疏木扶土。他认为，五郁为外邪致郁，本有塞滞不通之义，其借用五行相克之理，实则强调五郁致损、调补为要的重要性。

吴澄指出，诸病多兼郁，或因久郁生病，或因久病生郁，或为内外因相合生郁，更有药证不和，病情有增无减，而郁上加郁，而成药郁者。吴澄强调在治疗郁证时，应注意辨别其内外虚实，不可妄投药石，延误病情。

2. 遗精白浊

肾为先天之本，藏五脏六腑之精。吴澄指出，平人肾精充足，输泄有常；虚劳之人，本就精气亏耗，若肾脏受损，精不化气，气不化精，邪气乘虚而入，则肾失固藏，漏失无常，而致遗精白浊。症见少腹强急，阴头寒，目痛发落，脉数而散，芤动微紧，日渐羸弱等。人愈虚则精烛愈甚，精浊愈甚则令人愈虚，此不可与外来之邪、湿热为患同日而语，治当用补肾固精之剂。

吴澄于梦遗一证尤有体会，特加按语指出，梦遗关键在于"玉关不闭，精尽而亡"，宜补不宜止，世人往往用涩精之药，治标不治本，所以不救。梦遗多因劳心太过，欲念不遂，恣情纵欲，肾失封藏所致，治疗当以保精汤等补其肾中精气。不必止精而精自固，不必止梦而梦自无，肾精自固则梦遗自止。

3. 自汗盗汗

自汗，白昼汗出，动辄益甚，因阳虚卫气不固所致；盗汗，寐中汗出，醒来即止，因阴虚内热所致。吴澄强调，汗为心血化生，夺血者无汗，夺汗者无血，而血与气异名同类，虚劳之人自汗、盗汗，根本在于真气亏虚，阳气外亏，阴气内竭，腠理空疏，皮毛不固，营卫不调，真气不摄，津液外脱，日久则精神顿损，肌肉消瘦，为劳之怯。当注意辨别虚劳盗汗与伤寒盗汗。伤寒盗汗，邪在半表半里，治以和表为主。虚劳属阴虚不足，治以补阴为主。虚劳汗证，若心脾不足、思虑太过而自汗、盗汗，宜资成汤；若脾阴血少发热而自汗、盗汗，宜理脾益荣汤；若脾虚不摄而汗多，宜理脾阴正方；若兼外邪者，宜宁神内托散。吴澄将其治法总结为：肺虚者护其皮毛，脾虚者壮其中气，肾虚者固其封藏，肝虚者禁其疏泄。吴澄辨虚劳盗汗因机证治，所用四方分别是理脾阴九方中的三方和补托七方中之一方，体现了他虚损从理脾阴以扶脾阳、外损兼以补托的主导思想。

4. 泄泻

吴澄认为，虚劳泄泻多由脾肾两亏，脾胃虚弱，肾精暗耗，真阴真阳不足所致。虽然症状表现在后天之本，根源则又在真阴真阳不足。虚劳出现泄泻症状，其实已难有作为了，如病者不能将养更难回春。加之其症多见咳嗽吐痰，潮热失血，表面呈一派阴虚表象，医家不察其情，往往或滋阴以损其脾，或寒凉以伤其胃，误用之后肾中之真阳益弱，甚至本不泄泻者亦多泄泻，更难为治。

吴澄指出，虚损之人，脾胃已伤，若不注重顾护脾胃元气，恣食生冷油腻之品，情志劳役不节，寒凉之剂妄投，则清阳之气益陷，泄泻愈重。治法总以补气升阳、培补中土为主，中气虚陷者升补中和汤，中气不足者中和理阴汤，脾阴不足者理脾阴正方，心脾两虚者资成汤。

所谓虚劳虚损，虚为气血空虚，劳为劳倦内伤，损为五脏受损。在吴澄看来，虚损比虚劳更为严重，虚损泄泻是亡阴脱液之肇端，实为劳证之大忌，将其喻为经霜之败叶，鲜有不凋零者。虚火上炎，亡阴失阳，清阳下陷，肝肾相火更旺，上而咽痛，下而泄泻，实脾要防过燥伤及肺阴，清肺又要防再伤脾胃，此其治之难也。然于难中又尚有可救治之机，此时唯有用理脾阴正方培补中宫，选用人参、白芍、山药、扁豆、茯苓、橘红、甘草、莲子肉、荷叶、老米等芳香甘平、忠厚和平之品，补土生金，燥润合宜，而不燥其津液，两不相碍，加血肉有情之品紫河车补肾益精，益气养血，最为相宜。尤其偶因其他因素暂时一泻者，虽原有一定虚损，尚属标证，犹可图治。但脾肾俱伤、泄泻不止者，任何灵丹妙药也不能作为。所以他强调要有先见之明，预先提防，留心脾肾之伤，明察未萌之机，略见便溏之象就要及时加以补救，不使后天脾气损坏，导致先天之真元难复，这是关键所在。

5. 怔忡惊悸

心藏神，主血脉。心血不足，则神无所藏；心神不宁，则为怔忡惊悸。吴澄认为，虚劳之人怔忡惊悸，一为心虚于上，二为肾亏于下，水火不相既济，心不能下交于肾，肾不能上交于心。若烦事扰心，心神动荡不安，则不寐；心肾不交，心神浊乱，则健忘；心神动摇无所依，则善惊恐；心气不足，子病及母，则易怒；均为虚劳之人，心血不足，心无所主，肾精虚衰，心肾不交所致。其治疗需使水火既济，阴精上奉，阳气下藏，则神安志定。其中，气虚、血虚、停饮或兼证不同，应随证治之。且虚损之人易怒伤肝，牵动他脏病变，故应注意调畅情志，使气血调和，病可渐愈。

吴澄特别指出，妇人产后出现怔忡惊悸、健忘不寐、恍惚不安、自汗盗汗之症，因产后失血过多，心气不足，气血皆虚所致，不同于气郁痰涎为患，宜养心汤、酸枣仁汤、加减茯苓补心汤滋养心脾，速补其所失气血，救其根本。

6. 咽喉各证

吴澄认为，虚劳之人患咽喉证，与实火伤于咽喉不同，多为虚火所致。其病在上，其根在下。足少阴肾经循喉咙，络舌本。若肾阴不足，真阴失守，水不制火，则孤阳无根，浮游于上，肾中之真火上炎，克制肺金，上冲咽喉，为喉疮、喉癣、乳蛾、喉干疼痛声哑、不能饮食等。病情轻浅，形色未惫，可以引火归原之法；若劳伤日久至此，则非药石可治。

吴澄谓咽喉各证，除少阴伏邪之外，多属风热，误治即杀人。然于危急之时，亦有刺少商、拔顶发、吹鼻、搅吐、烟熏各法，以治其外；服清凉散火之剂，以治其内。唯虚损之咽干喉痛，病情日久弥深方可见。因脏腑先败，脉络受损，属根本枯而后伤及枝叶。治疗应审其虚实，非独热证有之。佐以橄榄丸含化，浓煎独味枇杷叶汤，或紫菀汤、味补饮，热服。

言为心声，声为肺韵。吴澄认为，肺为发声之脏，清虚如同钟磬，叩诊声哑者为痰邪壅塞，祛其填塞之痰污即可；叩诊犹如金钟被破损，则为水亏火炎，金伤声碎，只有重铸金钟。音哑声嘶、喉癣喉痹，此肺经枯竭之象，顺气消痰、止嗽清火没有意义，消导无益，徒伤元气。此时草木汤液难以起效，唯有凝神静定、炼息归根方可治。

7. 虚劳诸痛

吴澄论及虚劳诸痛，指出因素体元精亏耗，精不化气，气不化精，经脉不通，阻塞气血运行输布，发为诸痛。如水不涵木为胁痛，肾精衰竭而腰痛，骨髓失养而骨痛，机关不利而颈痛，骨髓空虚而脊背痛，三阴亏损而腿膝痛等，皆非外邪所致，其本为肝肾之精不足。

（1）胁痛

吴澄认为，虚损每多肝虚血少，躁暴善怒，故胁痛多见。动则病口苦，善太息，心胁痛，不能转侧。究其因有五：一是素体亏虚，水不涵木，易于动怒，血菀于胸；二是逢不顺意之事，顿足捶胸，伤及血络；三是读书用心太过，胸伏桌弦，胸胁损伤；四是少年子弟，游戏赌场，呼红喝绿，胸胁靠桌，渐伤胁肋；五是偶尔失血，误服凉药止血，死血冰凝。

胁痛有虚实之分，实证如食积痰火、血滞气郁等杂证，然虚证也有气郁血瘀之情。一虚一实，治法不同，当辨别清楚。杂证实证之胁痛，可消、可破、可温燥；而肝虚血少之胁痛，总以平肝养血，兼以活血补血为主。

（2）腰痛

吴澄认为，"诸般腰痛，皆属肾虚"，腰痛多责于肾中真阴真阳不足，症见腰膝痿弱，身体疲倦，脚膝酸软，脉或大或细，痛亦隐隐而不甚。其辨治方法清晰明了，共分为三步。其一，审其有无外邪，有外邪则先祛外邪，无外邪则唯用补肾之法。其二，分寒热二证，阳虚内寒者，脉细无力，短气，小便清，治以金匮肾气丸、鹿茸、肉苁蓉、补骨脂、巴戟天、川椒、茴香、肉桂、附子等温补肾阳之品；阴虚火热者，脉大无力，小便赤，治以六味地黄丸加知母、黄柏、龟甲、白芍、当归、川芎、杜仲、丹参、续断等滋补肾阴之剂。其三，若因郁怒伤肝所致，则宜沉香、石菖蒲、当归、牛膝之类疏肝开郁，引火归原。

（3）骨痛

肾主骨。骨痛如折者，为肾中真阴败竭，无法益精填髓。多因房劳伤肾，真阴亏损，骨髓空虚，气血将绝所致。骨痛之人，因骨痛如折，昼夜哀叫，遍身苦楚，多非药石可治。

8. 喘急、口渴、烦躁、足膝冷

吴澄认为，喘证为邪气伏藏，痰涎浮涌，填塞肺脘所致，呼不得出，吸不得入，激乱争鸣，喘息急迫。他指出，杂证之喘，有虚有实，而虚劳喘证为肺脾气虚或日久肝肾亏虚所致，有虚无实。若兼外邪，则为虚中夹实，不能作实证治疗。应在病情轻浅之时及时治疗。若脏气虚极，或孤阳飞越，则病情危重，极难治疗。肺脾气虚者，宜独参汤，若兼上焦微热微渴，宜生脉散、保金汤之类；若火邪灼肺，上焦热甚，烦渴多汗而喘，宜人参白虎汤；若夏日火在阴分，宜玉女煎；若阴虚火炎于上而喘，以六味地黄丸加黄柏、知母，或培土养阴汤。

虚损多渴，吴澄认为，火炎上蒸，津液干枯，内热阴虚，引水自救。治宜补肾水，补济身中津液，使津液生而不枯，道路通而不结。宜味补饮、六味地黄汤。

烦躁一证，关乎心肾，心肾不交，阴阳不济，则生烦躁。吴澄指出，世人皆知阴亏之人宜补阴，而少有人知阴中之阳的重要性。阴中无阳，则为死阴，虽有肺金，而金不生水，有肾精而不能生五液，有精血而不能生津，下无阴中之阳气上达，则生化之源绝竭，以致痰多血少，蒸热咳嗽，五脏枯涸，郁郁不乐，烦躁动怒。肾中阴虚而阳不虚者，宜治以滋肾生津；肾中阴虚而阳又虚者，仅以滋肾生津无益，宜茯苓补心汤补肾中之阳，此为阳生阴长之理。

虚劳之人，命门衰竭，火不归原，则膝以下冷。吴澄指出，膝冷之证为病者不知节欲，耗散其精，以致命门火衰，肾中阴盛，龙火无藏身之位，逼游于上而不归，火炎于上焦，而烦热咳嗽。治以温肾之法，引火归原，以行秋冬阳伏之令，宜金匮肾气丸。

吴澄认为，喘急渴烦为肺肾虚损、金水俱伤之故。他指出，肺为气之主，肾为气之根，喘急、渴烦是因真阴亏虚，精不化气，气不化精，上下不交所致；在上则见喘促、烦躁之证，在下则为膝冷之象。勿与杂证中痰火实证相提并论，治疗宜保肺益阴为主。

9. 恶心、嘈杂、吞酸

恶心一证，吴澄认为并非心病，虚劳之人见饮食便发畏恶，乃因胃虚，兼有寒痰热痰之故。

嘈杂之证可分痰火扰胃和脾损胃虚两类，吴澄认为此证多属痰火，但虚损嘈杂亦不可忽视。后者多由中气亏虚，脾胃不和，或克伐太过，伤损脾元所致。症见嘈杂或作或止，腹中空空，若无一物，似饥非饥，似辣非辣，似痛非痛，而胸膈懊侬，不可名状。治疗宜培补脾胃为主，方用理脾阴正方、培土养阴汤之类。

呕恶、吞酸，吴澄认为多为肝木乘脾，土气不舒，肝火日盛，痰与气逆为患。但虚劳之人呕恶、吞酸，非独肝脾为患，其人多为真阴亏损，无不关乎肾。

10. 饮食不甘

吴澄指出，"脾胃为后天之根本，饮食为万化之源头"，人体一身之气在脾胃升降枢纽的调摄下，循环往复，周流不息。他引用《黄帝内经》中人以胃气为本的观点，强调脾胃旺则饮食自甘，脾胃亏则饮食无味，脾胃无损则无虑。其认为虚损之人最易损伤脾胃，其中脾胃勇怯反映了疾病的轻重程度，饮食不甘则表明脾胃之气渐衰，出现衰败之象。

吴澄论饮食不甘之因，多由于脾胃有亏，治疗应以顾护脾胃为要。分析饮食不甘之因，吴澄归纳为 6 个方面。一为药误。脾胃喜温而恶凉，喜燥而恶湿，虚损之人，阴虚多热，喜服滋阴降火之剂，病未除而脾胃先受其伤。二为生冷伤。素体阴亏者，内多虚热，喜食生冷瓜果，致伤胃气，此为通弊，人多不察。三为停滞伤。脾胃虚弱者，脾阴不足，胃阳又亏，多食肥浓凝滞之物，以为补益，孰不知停驻难消，饮食渐减，而伤食恶食。四为恼怒伤。怒气伤肝，木旺乘土，脾胃受伤，致饮食不甘。五为火邪内格。中气薄弱，肾水不足，虚火上泛，内格呕逆，食不得入。若呕吐，食入反出，则内无火邪，注意区别。六为津液不足。胃气盛，津液足，能食而不伤，过时而不饥。他强调生活作息、情志调摄对人身体的影响，告诫世人，如追名逐利，沉迷酒色，妄作劳役，废寝忘食，不珍惜身体，则脾气损伤、元气日消，终不能救。

11. 童子疳积

吴澄指出，疳积在小儿为五疳，在大人为五劳；又二十岁以下曰疳，二十岁以上曰劳。此病起于脾而传于肾，因脾土亏虚，不摄五脏之气所致。

且小儿喜食甜味，黏滞滋腻，使脾胃更伤，遂变为疳。总的病机为脾胃虚弱，津液枯涸。治疗时要分辨疳积之虚实、脾胃之强弱，虚者宜补其不足为要，阴虚假热、脾肾亏虚宜温补，气弱须兼四君子汤、异功散、益气汤之类，血虚者必兼四物汤、六味地黄丸、培土养阴汤、理脾益荣汤之类；夹实者也应以大补气血为主，兼以清热、消疳、杀虫之品，叠相间服。总以察其虚实为要，随证斟酌，勿偏执一法。针对当时儿科多喜用清凉之剂的弊端，吴澄一再强调，脾胃虚弱者不能耐受攻伐，治疳积不审虚实，妄用苦寒，概施消积，可能会导致脾胃俱虚，亡其津液，内则发热，外则肌肉消瘦，一脏虚而脏脏皆虚，消瘦逐渐加重，终至不可救，唯有等死而已。

12. 妇人虚损

妇人虚损证较多，产后虚损者犹甚。因生产无论难易皆伤气耗血，若不遵戒忌，不慎调摄，起居无常，房室不节，饮食不谨，则气血愈伤，发为蓐劳。当辨其病因，对证治疗。吴澄指出，产后妇人气血虚弱，若风冷客之，则见虚乏劳倦，乍卧乍起，颜容憔悴，饮食不消；若肺受风寒，则咳嗽口干，遂觉头昏，百节疼痛；邪气流注脏腑，则时有盗汗，寒热如疟，背膊烦闷，四肢不举，沉重着床。他强调，妇人产后宜谨房室，节饮食，戒恼怒，调养得宜，则气血平复，方保无虞。

室女经闭虚损，也颇为常见。女子二七天癸至，任脉通，太冲脉盛，气血充足，月事以时下。若禀赋不足，血气未满，即思交合，如所愿不遂，或思虑伤脾，郁怒伤肝，则气血错乱，经脉不通，甚至经闭不行，日久则为痨瘵。女子经闭成劳，多因积虑在心，心伤则血竭，血液亏虚，月水先闭，由心传变五脏，脾虚则食少，肺虚则咳嗽、发热，肾虚则津液干枯，四肢不充，肝木失养则易怒。有医家不明其因，或以为血热，投以清热之药，血遇寒则凝，故血液凝滞不通，经血愈闭。

吴澄治疗经闭，分血枯与血滞。血滞者病轻，因其冲任气血未亏，血随气滞，以活血行气之法治之。血枯者病重，非气滞血凝所致，乃因气血亏耗，冲任亏虚，经脉枯涸，而月事不下，当助阳壮气，气血充足，血脉自通。若女子崩漏潮热，经闭不通，方用资成汤；若食少，脾虚经不至，方用理脾阴正方；若兼腹痛泄泻气滞，方用归脾汤；若血虚有火，肝气上逆，方用理脾益营汤或畅郁汤；若阴分不足，脾土又亏，方用培土养阴汤；若食少痰多，方用中和理阴汤；若潮热气郁，方用加味逍遥散；若血虚兼发热，方用益荣内托散；若气虚兼外感发热，方用宁志内托散；若劳伤兼外感发热，月事不至，方用理劳神功散。

吴澄一再告诫，凡经水少，手足骨肉烦疼，渐至羸瘦潮热，脉来细数，此属阴虚血热，水不制火，非攻积、耗气、破坚之法破血消瘀可治。当培补脾胃之气，壮后天之本，益气血之源，保其津液，充其血脉，调节营卫，使营血自生而经血自行。

（七）外感虚损辨治

吴澄认为，百病皆可致虚损痨瘵，然虚损之证，病起之初，未曾传变，脏腑未伤，元气未惫，治之不难。但病者、医家均忽略轻视，日久则肌肉消瘦，元气大伤，成虚损痨瘵之证，再行治疗，则为时已晚。

1. 风劳

"风劳"之证首载于《灵枢》，但并未言明，后世医家论述不详。吴澄认为，风劳为感受风邪之后，或本体自虚，或邪气耗伤气血，或医不得法，使正气亏耗，渐至虚损。风邪上受，首先犯肺，而肺、肾二脏子母相通；太阳膀胱主表，肾与膀胱互为表里。肾主精，精生气，气旺则虚风不侵。肾虚，气不生血，则营不能营；精不化气，则卫不能卫。故吴澄提出"伤风，表症也，其原属肾"的观点，为风劳立论。

（1）论风邪变虚损

吴澄认为，"古人云无风不作蒸，此至论也"。风为阳邪，善行数变，侵犯人体则发热，在表则表热，在里则里热，附骨则骨蒸；风火相搏则咳嗽，蒸久血枯则肌瘦，虚火上炎则两颊赤，睡而汗出。太阳为一身之表，风邪袭人首犯太阳经，发为表热，入里而肺脏受邪，则气道不清，发为郁热，直至侵入骨髓，发为骨蒸，由浅入深。其热为蒸时洒淅寒热，微汗则热退，退后不复热，不印定时候，需与阳虚生外寒、阴虚生内热，印定时刻、一日一发者鉴别。

吴澄同时指出，风本不成劳，外感风邪，循经传变，邪入太阳，传入肺脏，或为寒热，或为寒中，或为热中，或为偏枯，或中五脏，变化无方，乃为他病而不成风劳。风为阳邪，肺为阴脏，以阳邪而入阴经，故传五脏而不涉及六腑，不至于出现骨蒸。之所以会产生无风不劳的错觉，是因皮毛先受邪气，邪气以从其合，不循他经而传变别证，而见气喘咳嗽，寒热痰壅，有似虚劳之证。治疗当根据风邪侵入途径，从哪路传入则从哪路传出，表散解托出去，原路返回，切勿滋阴敛肺，降火清痰，止嗽退热。如误以滋阴降火、寒凉清热之品，反而阻断外邪退路，阻遏散邪之道，以至在内里纠缠，入里后为寒为热，或伤五脏六腑，则为他病，导致真损。

又有素体亏虚，真气先虚，营卫空疏，腠理不固，风邪乘虚而入，则见咳嗽、潮热之证。初感之时，用药解疏则邪散，补托则易出。若医者内外不辨，治以清凉则冰伏，滋降则入内，闭邪入里，郁蒸不散，传入经络，而见咳嗽、失血、潮热之证，误治乃变为风劳。凡风邪侵袭，则咳嗽声重，发热骤盛，脉弦紧；虚劳咳嗽，则轻微不出，蒸热渐渐而甚，脉弦细数。故于风邪初犯之时，细辨其病因，及早治疗，则不至于发展为虚劳。

（2）辨风劳脉法

吴澄指出，平人脉大为虚，浮大表虚，虚细微弱者为盗汗，大而无力属阳虚，数而无力属阴虚，寸弱而软为上虚，尺弱而涩为下虚，尺涩而疾为血虚，两关沉细为虚。此皆为内损之脉，因于元气虚损，脉道不实。若脉细而弦，似数非数，硬小而碍指，此必夹外邪，不可作虚损论治。

（3）辨风劳与伤寒

吴澄认为，伤寒之邪由表传里，客于肺则咳嗽屡作，病位在肺下，即第五、六胸椎之间；风邪客于皮毛，则恶风而振寒；风为阳邪，善行数变，熏蒸肺络，则使人强直而不能俯仰；风热内盛，则目瞑羞明，津液暗灼，唾痰稠黏若涕。见症在肺，其果在肾，其因在风。吴氏从疗程的比较中得出，风劳之证不必论人之少壮、病之重轻，只须审其精之盛衰，则可辨别邪气出入情况。精气旺者，水可制火，则邪气速出；精气稍弱，则邪出稍迟；精气亏损，真阴衰败，水不制火，内无元气托送，邪终不得出。同时指出，从口鼻中咳出涕脓之类，皆为邪出之象，如不出则死。

（4）论劳热分阴阳

吴澄认为，劳热有阴虚、阳虚之分。虚劳之人，感寒则损阳，为釜下无火，误施寒凉之药，如同添水灭火一般，火更难以生成，治当辛平甘淡以化阳；感热则损阴，为釜中无水，误施燥热之品，就如同增益火力一般，治当以甘苦酸咸以化阴，总以守护脾胃为主。

（5）论虚劳夹外感邪热

吴澄认为，虚劳夹外感，邪热致烁，阴血枯涸，不可用人参、黄芪甘温之药。首先此为虚劳而夹外感邪热，非因外感邪热而致虚劳。其次论张仲景治虚劳之法，总以行阳固阴、补中安肾两大治法，而不用滋阴之药。以肾为阴中之主，使心肾相交，而精血自足；脾为阳中之主，补其中气，故此则三阳自泰。以此告诫后人，妄用滋降，害人良多。

（6）论风劳治疗原则

吴澄认为，外邪当解，祛邪不可伤正；内虚当补，扶正不可恋邪。人体感受风邪后，若素体不足而不任疏散，不可一味散邪，须以和解达邪为主。人体正虚，风邪内陷，不能托邪外出，须以扶正达邪为要旨。特别是阴阳两虚，气血亏衰，凡用补药必兼祛邪，开一面之网，贼有可出之路，邪祛则补亦得力。风劳既成，治疗尤当顾护脾胃。脾胃充盛固当以祛邪为急，若邪未祛而行滋补则有害无益；脾胃有伤又当以脾胃为急，待元气稍复再行托邪或补益之法。

（7）论风劳用药

吴澄谓虚劳之劳与风劳之劳，病因不同，药亦各别。风劳当以祛邪为急，而虚劳必以补养为先。风劳一证，应详辨其中虚实。初起病在皮毛，以疏散解托之法，则病邪自祛。若误用温补、寒凉、酸敛、滋阴、降火之剂，则不虚而做成虚，不损而做成损。禀赋不足、身体虚弱之人，风邪初入，浅在经络时，以解托六方，祛之甚易。如寒重热轻，则柴陈解托汤；热重寒轻，则用柴芩解托汤；邪郁内热，则用和中解托汤；内邪蒸热，则用清里解托汤；客邪寒热，则用葛根解托汤；外邪内陷，则用升柴拔陷汤。若其人平日劳伤太过，肾精不充，以致外邪内伏，而不肯外出，可以补托七方，以治正虚解表无益者。血分不足者，益荣内托散；气分不足者，助卫内托散；气血俱虚者，双补内托散；七情过伤者，宁志内托散；房劳过度者，补真内托散；劳心太过者，宁神内托散；劳力太过者，理劳神功散。

（8）论风劳之由

吴澄举数条风劳之因，以告诫后世之人。

轻易视病。凡有感冒，视为轻易之证，每出己见，汤药妄施，以致病情迁延，而成风劳。

不知天时。凡感冒不知天时，不顾元气，而自服紫苏、艾叶、姜、葱等辛温之剂，以致汗出而气伤，邪仍不解，而成风劳。

自恃体旺。凡感冒自恃身体壮实，不肯服药，每用酸醋作汤，荤腥面食，体弱之时，葱、姜之辛不能逐其邪，而荤腥之味则益其滞，加之酸醋敛邪出路，而成风劳。

邪出复入。凡感冒服疏散药，邪已外出，腠理必开，若不慎起居，邪出复入，延绵不休，或旧邪未尽，新邪旋入，病上加病，而成风劳。

虚中夹邪。凡本体素虚，感冒之后，邪气乘虚内陷，医者不知解托、补托之法，误投汤药，而成风劳。

劳倦内伤。凡劳倦内伤之人，中气必虚，若起居不慎而致风邪侵入，非托补不出，误用表散及用滋补之剂，而成风劳。

素禀质弱。凡禀赋薄弱，先天不足，性情多郁，又时有蒸热之患，或冒风邪，闭塞不散，以致内外相合，邪正并作，咳嗽吐痰，咯血潮热，而成风劳。

房事不谨。凡少年行房不谨，汗出当风，罔知护惜，感冒风邪，直入三阴，传变经络，散之不出，不知补托，以致失血、痰嗽、蒸热，而成风劳。

劳心感冒。劳心之人，心血不足，则多火炎，因贪凉以致风寒入体，内外相兼，则咳嗽、失血、蒸热，而成风劳。

劳力受邪。劳力之人，日久血络受损，胸膈胀痛，又感风邪，闭火内逼，以致咳嗽、失血，而成风劳。

性急躁暴。有素性躁暴、禀赋偏执之人，或有感冒，不耐病苦，朝暮更医，急欲取效，以致痰嗽失血，声哑潮热，肌肉尽脱，而成风劳。

心思过度。读书之人，思索太过，劳心太甚，血不荣养肌肤，面黄消瘦，或冒风邪，妄行消散，以致吐血发热，而成风劳。

童室不遂。童男室女，嫁娶愆期，每多抑郁，所欲不遂。天癸不通，形神羸弱，偶冒风邪，内热合并，痰嗽蒸热，而成风劳。

寡尼积郁。寡妇师尼，积忿忧思，心火、相火妄动，偶冒风寒，内外蒸郁，而成咳嗽、吐血、蒸热风劳。

嗜食辛炙。平素好食辛热炙煿之品，血分久为动摇，偶有感冒，误用升提燥烈之剂，必大失血，而成咳嗽、喉痹、声哑之风劳。

好习拳棒。有爱习拳棒之人，劳伤筋骨，惊动脏腑，振动经络，久有积损，犹不自惜。或天寒霜雪，裸体脱衣；或神庙冷屋，不时习演，以致风寒侵入，又不明言病因。医者不察，以为虚劳，误行滋补，而成风劳。

沉湎酒色。风流子弟，终日沉迷于酒色，而不知自惜，湿热内蒸，脾肾日惫，相火炽盛，肺金受烁，易生痰嗽，感冒之后不知补托兼理劳伤之法，善变风劳。好饮者，阳气盛而玄府易开，腠理疏而风邪易入，开则气易外泄，入则与酒之湿热内外相因，而见蒸热咳嗽、声哑失血之证。嗜色之人，精去气消，气去神亡，百病皆从中起，为疾患之根。

游戏赌博。好赌之辈，贪赌成性，心力两劳，气血俱伤，一有感冒，犹不介意，而成风劳。

经期产后。凡遇经期产后，气血俱亏，为风所袭，邪入至阴，烦渴内热。医者不察，或月经未尽而用寒凉，或瘀未清而以补敛，虚热邪热相并，而成风劳。

穷思妄想。凡穷思妄想，心志不宁；或抑郁不舒，心中如结；又或感冒风邪，最难外出。医者不知舒郁解托，误用清凉滋降之剂，内外并郁，而成风劳。

悭吝刻苦。凡悭吝之士，爱惜银钱，艰刻自苦，眉头不舒，常常冻馁。内既先伤，感冒极易，不知自惜，而成风劳。

以上为吴澄所列，皆因伤风初起，不知解托补托，或误行滋补，或概用发散，或不知养生调摄，谨守禁忌，遂变成劳证。

2. 风热

天地之间，风无所不入。风邪致病，善行而数变。吴澄指出，人感受风邪，轻则感冒，重则为伤，入里则为直中，风邪常兼夹他邪为病，夹寒则寒，夹热则热，兼暑则为暑风，兼湿则为风湿，兼时令之暖气则为风热。

风能煽火，兼热则令人津液顿消，肌肉暴脱，有似虚劳。

（1）论风热之因

体质虚弱、气血亏虚之人，腠理不固，风热之邪易乘虚而入，初起病情轻浅；如素体痰热，兼夹风热之邪，两邪相合，两火相煽，内外相煎，则虚火愈旺，治之不得法，如误用香燥祛风之剂，则津液灼伤，肌肉瘦削，痰嗽咳血，变为虚劳。风热气壅，咳嗽吐血，当治以轻清发散之剂，风热清而咳嗽自止。如主以药饵滋补，风热之气必被壅于肺脏和血脉之中，人为导致虚损。吴澄分析，四时四方之风，各有不同，风送热来，热从风至，开发腠理，竭人津液，涸人精血，使人咳嗽、痰涎，音哑失红，误治则虚热愈盛，煎灼津液，暗耗精血，终成虚劳。

（2）辨风热之证

吴澄认为，若伤风日久不治则入肺，必成咳嗽，壅滞经络，发为蒸热、咽喉痛；风热郁里化热，里气不清，则咳吐稠痰；风热内炽，则动血络，热灼津血，令人消瘦，证似虚损。又有体质偏热、阴虚血少之人，贪酒好色，新邪引出旧邪，内火相并，外火熏蒸肺金，而见咳嗽、烦热、呕吐稠痰。风邪伤人，多及肩后颈根，大杼、风门、肺俞之穴，由此达肺。初起病情轻浅，咳嗽清痰，鼻流清涕，舌无苔膜，若兼夹风热，则咳嗽稠痰，舌有红点，鼻流浊涕。风邪在皮肤之间，能煽火而令人寒热，兼热则令人津液顿消，肌肉暴脱，若伤肺，则咳嗽失血，痰涎潮热，有似虚劳。脉象为浮数相兼，浮脉主表，数则为热。

（3）论风热之治

肺主皮毛，脾主肌肉，气血充足，营卫调和，则风邪不能为害。吴澄认为，脾虚肌肉失养，肺虚卫表不固，风邪最易侵袭致病，治疗当详辨虚实。风热实证易治，宜芎苏散、金沸草散之类，一服而解。表里两虚、内外邪相合者，更应仔细分辨。外感风寒、风热，咳嗽痰多，火烁肺金，喘急气促者，益营内托散或金水六君煎；房劳过度，风热内炽，咳嗽痰多者，补真内托散；气弱之人，风热上攻者，宜清里解托汤；时行风热，喘急多痰，邪不易解者，宜金沸草散；肺气实，或素有痰，为风热所壅者，宜泻白散，或加天花粉、前胡。因其兼夹邪气不同、素体是否痰盛，而选方有异，可选解托、补托之方，总以祛邪与补虚并用为宜，又不可拘泥而论。

吴澄谓风热之证失治、误治者良多，有风热燥郁以致真元亏损者，不以辛凉解散而以滋阴之剂，则燥证益甚。有风邪外束、火郁内热者，不以辛凉外发、甘苦内和之品，以散风息火，而以苦寒施之，则邪郁而愈加不解。总之，风热初起忌辛温燥烈之剂，如妄投药石，则虚热愈盛，煎灼津液，暗耗精血。又有初起忌服茯苓，以防引邪入于阴经。入肺则咳嗽咽痛，蒸蒸而热，化热郁里，咳吐稠痰，热灼津血，令人消瘦，类似虚损；治之宜清、补、托或消食，切忌辛温燥烈之剂，以免更伤其津，终致血枯津亏。

（4）论风热调摄

吴澄谓伤风之疾而成虚劳不治，有治之不善者，有患者不遵戒忌、恣意妄为者。若其真元充足，精神完固，营卫调和，腠理缜密，虽有微邪，难伤其本元。唯其不戒暴怒，不节房劳，饥不就食，寒不着衣，沉迷酒色，争名夺利，罔惜性命，以致真元耗亡，气血消尽，经络积虚已久，则不治也。有气血渐弱，渐至虚损者。有遇风则成风劳，遇寒则成寒劳，遇暑则成暑劳，遇湿则成湿劳，皆因外邪陷入，元气不能托送，而成外损之证。警示后世之人注意顾护真元，养生调摄，使精气充足，营卫调和，腠理致密，则外邪不干。

3. 风寒

吴澄指出，虚劳之证，世人皆以阴亏火泛为论，喜用滋阴降火之剂，却不知六气之中，亦有寒邪外束，壅遏里热，以致寒热咳嗽失血者，有似虚劳内损。其实百病皆可致虚损，时人劳倦七情，色欲过度，一旦感受虚邪贼风，重者则为伤寒，轻者郁闭于经络，不能发越，症见恶寒、发热、咳嗽、失血，皆似虚损。如医者不明，或用滋补，或屡散不休，耗损真元，气血日亏，竟有变为外损者。当以麻黄汤、桂枝汤之类辛温发表，解其外束，而内火顿息，血自归经。

风寒从皮毛而入，入肺，外出无门，内出无路，日久邪在五脏之间传变。唯有其初起之时，传变未深，兼解兼托，可从原路拔邪而出。此即吴澄治外损致虚所创之解托、补托两法。凡体质薄弱之人，感伤寒之证，有气虚不能托邪外出者，宜再造散；有血虚不能托邪外出者，宜大温中饮。前者以人参、黄芪托邪以发表，邪甚阳虚加人参、黄芪于发表药中，不仅不固肌表，反而有托邪外出之功；后者用当归、熟地黄滋阴以发汗，阳根于阴，汗出于液，有当归、地黄在发表药中，则不仅不滋补，反而托邪外出。此为吴澄托补大法之理。

用药方面，吴澄强调应注意辛温发表之剂的使用。若辨证不清，则留下大患。辨其症必恶寒，脉必紧涩，面色必惨黯，其吐出血中必有紫黑点，声如瓮中出，两手必冷，腰背必曲。

此外，吴澄引孙真人治吐脓血之法，多用麻黄、升麻、五味子等，皆宗张仲景之法。无论伤寒、伤风，皆可加五味子。吴澄谓其用五味子，乃补中有散，发中有收之意。

4.暑证

吴澄指出，夏月阳浮于外，阴伏于内，暑热郁蒸，若人肝肾素亏，或饮食劳倦、内伤中气，或酷暑劳役、外伤阳气，最易为暑邪所犯。外之暑火与内之阳气交争，重者当时即发，轻者潜伏经络，暗耗真阴。人身之阳，以汗而外泄；人身之阴，以热而内消。阴阳两亏，变幻不测，似劳非劳，似损非损。暑热之证，咳嗽潮热，吐血衄血，盗汗自汗，神气倦怠，饮食减少，呕吐痰涎，令人肌肉渐消。脉浮虚而无力，脉形有似虚损，但与真虚损之弦细数者不同。

暑火内逼而吐血，甚者非点滴即止，必大吐大衄，顷刻盈盆。吴澄强调，治之之法，必以益气为先。因暑热伤气，气随血脱，若不补其气，则清暑凉血徒劳无益。暑热之疾，本不成瘵，有因调治失宜，元气内亏，日久则会真成不足之证。有暑邪内伏，销烁真阴，肌肉尽脱，大骨枯陷，吐痰失血，蒸热，虽似虚损，而实为暑邪所伤，谓之暑瘵。欲治其瘵，必先治其暑，如青蒿煎之类。

吴澄指出，暑毒伤人，多令人吐衄。暑邪易伤津耗气，脉中气血为暑邪煎灼，其人必脉虚息微，体倦气怯，发热，不可过用寒凉之剂，损伤元气，为害极大。暑热通心，火毒刑肺，则咳嗽声哑，甚则咯血，唯用生脉散、人参汤之类最宜。气虚甚者，加人参、黄芪；热甚烦渴者，宜人参白虎汤、竹叶石膏汤；气不甚虚者，宜犀角地黄汤，或枇杷叶散。随其症状变化而加减用药，不拘于古方之药味，体现其用药之不居。

又有体虚年幼之人，春末夏初之际，见头目胀痛，体倦脚软，身热食少，烦躁，自汗盗汗，则为疰夏，为时令之火为患。疰夏属阴虚，元气不足。宜滋其源，予补中益气汤去柴胡、升麻，加炒黄柏、白芍，夹痰者加天南星、半夏、陈皮，又或用生脉散。总使五行之气相生，肾水化之有源。

暑病与虚劳，要注意分辨清楚，临床不可造次。吴澄指出，炎暑酷热，体质瘦弱之人，偶感即病，致伤心脾，宛与虚劳相类。如脉虚不足，脉类虚损；无气以动，无气以言，状类虚损；身热咳嗽，吐痰失血，证类虚损；肌肉消瘦，形枯骨槁，形类虚损。但其本质有别，治法各异，需细细辨别，勿妄用补益之剂。如面垢不泽，与两颧发赤有别；寒热不定，体若燔炭，与骨蒸潮热有异；暑热失血，神气倦怠，虚火失血，人反精神，与虚损亦不相同。

5. 湿劳

吴澄指出，六气皆能伤人，湿邪也可致虚劳失血之证。且湿为阴邪，于不知不觉中侵入人体，常兼夹他邪，兼风则为风湿，兼热则为湿热，夹寒则为寒湿，夹暑则为暑湿。伤于外者，坐卧卑地，冒雨着湿；伤于内者，生冷酒面，恣意无度，则脾胃受伤，不能制湿。脾喜燥恶湿，湿困脾土，化源所伤，则百病生焉。其初仍为外感，若治之不善，病邪停留日久，火热怫郁，精血不能宣通，气血凝滞，生痰上涌，不生肌肉，则为痰血咳嗽，潮热泄泻，饮食减少，毛发焦，精神倦，四肢软。尤其长夏湿热为患，损伤元气，倦怠嗜卧，精神不足，烦热咳嗽。有似虚损，实因暑湿。有因暑湿而渐至内伤者，有原内伤而再受暑湿者，虚人湿劳日久，五脏皆为其伤，而水无生化之源。肾脏亏虚，则发为痿厥，不可不慎。

吴澄立有"神芎导水丸论"一文，引用刘河间、张子和以神芎导水汤、禹功散、舟车丸等方治湿劳，阐明其治疗此类疾病的观点。此类药虽峻猛，似非虚者所宜，然火热怫郁，津液凝滞，大便燥结，经络闭塞，非此不通。因病根不除，病必不去，故以此类方剂宣通气血。吴澄谓其用法，需辨其虚实强弱，而加减其丸药用量，或初服三五丸，再服加二三丸，急药缓攻，病久也可服之，有故无殒之谓也。

6. 积热

吴澄认为，五脏之积皆由寒起，而因人有禀质之偏；偏食辛热炙煿之物，或常服酷烈金石丹药，壮火食气，耗损真液，积热成虚损。积热为害，在肌肉、经络则为痈肿，在肠胃则为消渴，在五脏则消津液，在筋骨则骨蒸劳热。治疗上，外感咳嗽，日久骨蒸，肤如火燎，单味黄芩清热泻火；脏腑积热，骨蒸发热，单味石膏清热去火、消肿止痛；虚劳积热初起，元气未伤，可攻之导之，舟车丸、禹功散、神芎导水汤之类；若日久气血亏虚，身体羸弱，则用四物汤送服消积丸。

吴澄谓其病发生有 3 个原因:一为疾病之因,其病本自生,不因人力,为"生成";二为病者之因,其人讳疾忌医,或轻视疾病,调摄不当,迁延日久,虚损已成,再投药石则难治,为"变成";三为医者之因,其医术不精,辨证不清,药石妄投,不是执于滋阴降火或温补脾肾,就是畏首畏尾,用药平淡,与证无关,消耗病者真元,以致不治,为"做成"。他指出,世人偶感邪气,本非虚劳咳嗽,而以天冬、百合、紫菀、马兜铃之类,则劳嗽成矣。本无蒸热,有"做成"蒸热;本不失血,有"做成"失血;本不泄泻,有"做成"泄泻。他以此警示后世之人,百病皆可"做成",非独虚劳,临床辨证论治宜慎重。

7. 积痰

吴澄认为,痰证有因病致痰者,有因痰致病者,而积痰之证为因痰致病,最易损伤脾肾先后天之本。积痰日久发为热,邪热煎灼津液结为痰,壅塞三焦,闭塞经脉,津液干枯,终致痨瘵。顽痰积聚胸中,积痰盘踞中宫,则腹胁常热,时医不明,而以滋阴降火之剂退其热,使其痰积愈滞,日久成劳。太冲、冲阳、寸口脉数而不相应,经脉闭塞,即痰结难解所致。朱丹溪指出,非吐非下,不能去其病根。吴澄认为,此法用于病之初起,元气未损,胃气未伤之时。然痰积多本于脾肾俱伤,故日久胃气虚衰者不宜用。吴氏又引宋元时期葛可久治痨瘵积痰之法,以峻猛之剂祛尽积痰,认为积痰除尽则饮食水谷精微皆可化生气血,气血自复则痰积自消。元气未伤而痰涎壅盛之人,宜以祛痰为先;元气已伤,胃气虚弱者,宜攻补兼施,禁用滋降补益之品。他强调,善治者在于明辨其因,勿犯虚虚实实之戒。

8. 食积

饮食入胃,脾胃强健,则出纳自如,转输不息,不至于食积致损。吴澄详辨其因,认为有两种情况:一为饮食不节,或元气虚衰,或脾胃受伤,初起为无形之气阻隔，虽积易散；但日久成形，积而为害，损伤脾胃，饮食难消，又与顽痰胶固，结聚中焦，经年累月，气血渐衰，形神枯槁，与阴虚痨瘵无异，此为食积日久所致。二为平素劳役过度，中气损伤，加上饮食不节，饥饱过度，滞于中焦，有医家不知用平和消导疏通，妄用峻攻猛剂，大小肠之旧食推荡先行，而在胃脘之新食不能消化，积滞之食反停滞胃脘，迁延日久，日盛月深，脾胃之气愈伤，摄入之食愈不消化，则痰涎固结，而为咳嗽吐痰，潮热，也是人为"做成"。总之，脾胃一损，则肺气先绝，肺气一绝，则各证迭出，类似虚劳。

9. 酒伤

酒性热质寒，过饮则热者愈热，寒者愈寒。吴澄强调，酒质地清冷，阳虚之人过饮则引动寒湿，寒使人阳气衰，湿使人胃气败，而且脾虚不能胜湿，发为泄泻、臌胀、腹痛，总属虚寒，宜速培阳气、健脾利湿。吴澄指出，人体气血为真元所化，元气充养脏腑，营养全身；而终日饮酒之人，不知其酒热郁于内，熏蒸肠胃，暗耗真元。酒风之证，症见身热解堕，汗出如浴，恶风少气。因其酒之湿热，郁蒸于脾，上攻于肺，又有咳嗽蒸热、声哑失血之症。当用苍术、泽泻健脾利湿，专治脾而不治肺，此治本之要。

人之禀赋，各有偏胜，酒量皆不同，不宜勉强。酒少饮则可抵御寒气，宣通气血；过饮则伤气耗血，熏蒸肠胃，损其真元，导致虚损。酒伤成劳者，因其终日饮酒无度，不思饮食，脾胃为湿所浸淫，失其健运之机，痰涎积聚，为咳嗽，吐痰，潮热，失血，气喘乏力，面黄肌瘦，口吐痰涎不休，形枯骨立，然其人仍不自知，饮酒度日，至死不歇，则为酒痨。

针对酒伤未变虚劳而将变虚劳者，《不居集》中有诸家治法。朱丹溪治酒伤，晨起必泻者，理中汤加干葛根，或吞酒蒸黄连丸；王节斋治饮酒便泻者，加茵陈、干姜、黄连、木香之属；薛新甫治湿热已去，中气被伤之酒伤者，以六君子汤调补中气；无形元气受伤，当用葛花解酲汤，分消其湿；前法不效者，张景岳以理中汤、金匮肾气丸，再不效则峻补命门。吴澄指出，各家均为治标之法，酒伤酒劳则当从本治，病者当痛戒不饮，以杜其源，缓缓调理，病可痊愈。

10. 肺痈肺痿

风寒伤肺，停留肺中，不得发越，未经传变，肺叶遏塞，久咳不已，乃成肺痈、肺痿。吴澄指出，肺为五脏之华盖，凡外感风寒，若外邪直中于内，传变各经，则为风劳；若邪不传变，滞留于本经，久则发为肺痈、肺痿。初起之时，气血未亏，元气未损，呕吐脓血，脓尽则愈；有自愈者，风寒从肺而入，呕吐脓血，则亦从肺而出；若迁延日久，病邪愈深，气血亏虚，元气衰败，不能化毒成脓，则与风劳之证类似，症见喉干声哑，咳吐稠痰，脓血腥臭，肌肤干枯，形神虚委，有似虚劳之证。究其本为脾肾亏虚，金不生水，以致肺金自燥，虽有补土生金，滋肾生水，以保肺金之法，恐难痊愈。唯风寒蕴结，致肺枯爆，不能生津润液，纯属外因，元气未衰者可治。

风寒内郁，痰火上壅，邪气结聚，病先为肺痈；而后津液重亡，火烁金伤，变成肺痿。肺痈症见咳吐浊痰腥臭，咳则胸中隐痛，脉实滑数，小便涩数；肺痿症见声嘶声哑，干咳气粗，面白神衰，内热自汗，肌肤燥裂等。肺痈当以清金甘桔汤主之，麦冬清肺饮调之。日久转为肺痿者，宜知母茯苓汤主之，人参五味子汤调之。兼他症者，随症治之，七情饥饱劳役、损伤脾肺者，麦冬平肺汤主之，紫菀汤调之；房欲劳伤，丹石补药销烁肾水者，宜肾气丸主之，金液戊土丹调之。

11. 瘰疬

吴澄指出，瘰疬为虚损之外候，因肝肾亏虚，水不涵木，木气不疏，筋无所养，枯燥急结，发为瘰疬，多发于颈项胸侧。病初，因肾水亏耗，相火内动，熏蒸津液于皮肤与肌肉之间，不红不肿，不甚在意；日久肝肾二经精血亏虚，则寒热似疟，肌肉渐消，咳嗽失血，潮热盗汗，遗精诸症频发。当调气消痰散结、益气养营调养，内外兼治。素体强壮或由外因所致者，易治；体虚之人，不可一味外用腐蚀，损而益损，宜益气养营，长期调养。若以暴悍之剂、刀针药线等法，失治误治必犯虚虚实实之戒。

吴澄强调，瘰疬起因与疮疡痈毒之红肿暴起不同，非膏粱丹毒火热之变。其病缘起于肝肾虚热，真阴亏竭，相火内炽，销烁津液，凝聚于皮肤与肌肉之间，似疬非疬，不红不肿，初甚痛苦，常被忽视。症见寒热似疟，形容渐悴，肌肉渐消，咳嗽失血，潮热盗汗，遗精诸症频发，治宜益气养血之法。初起之时，气血未伤，形体如故，应以调气开结降火、消痰核、散结聚，辅以益气养荣，调补自愈。若延误救治时机，日积月累，瘰疬遍溃，形体消瘦，潮汗蒸热，咳嗽失血，诸症蜂起，阴虚已极，痛苦难熬。相火益炎，孤阳愈急，当以清金益水为君，益阳敛阴为佐，开结降火为使，使水升火降，津液流通，溃敛结散，五脏气和，犹可回春。若以厉剂攻之，不问虚实，概以峻猛劫药，追蚀攻下，是犹渴饮鸩毒，致气血愈亏，祸不旋踵。

吴澄又指出，瘰疬若因郁怒伤肝，或起居无常，或郁结伤脾而发，此为情志不遂所致，治宜培其本，遵明代医学家薛新甫之法，用小柴胡汤以清肝火，并服加味四物汤以养肝血。若寒热已止，而核不消散，此肝经火燥而血病，用加味逍遥散清肝火，六味地黄丸生肾水。由六气所伤者，遵外科治法。

12. 赌劳

吴澄指出，好赌之人，贪妄好胜，妄劳心力，为患最深，为祸最速。因其全神贯注，唯利是贪，倾一身之精华，而施于一掷之中，劳心至极，劳力至苦。耗竭心神于赌桌之上，终日不知饥饿，烟茶食之不断，则肾水不升，心火不降，心肾不相既济，真元暗损；四时寒暑不知，饮食酸苦不辨，任由蚊蝇蚤虱饱啖，则心神暗伤、暗损。赌局无常，赌场失利，辗转焦思，愁肠难解，则脾肺受损，肌肉消瘦；又有虚火上炎，肝无血养，易于动怒，场中厮打，忿不顾身，肝肾受损。治宜坎离丸、养心汤、金匮肾气丸交通心肾，逍遥散、六郁汤舒其肝郁，寿脾汤、归脾汤、参苓白术散补土生金、安脾保肺，滋肾生肝饮、六味地黄丸补其肝肾。劳心者以明代王纶之节斋补气汤，劳力者以王纶之节斋补血汤，心力俱劳、气血俱伤，则用双和散。吴澄感叹，草木无情，贪赌之性非草木可治，警示世人勿因好赌而人为导致虚劳。好赌成劳，倾家荡产，人命盗贼，皆由此起。

13. 疑虑成劳

吴澄分析，疑虑成劳有病者所虑与医者所虑之分。病者之虑，因其择医用药每多疑虑，瞻前顾后，朝三暮四，心志不定；医者之虑，因其辨证不清，辨病不明，选方用药多迎合病者之意，以致病情愈深。寻常小疾，因医家多疑、病者多虑而汤药乱投，假病导致真病，故吴澄立此以警示后人。治疗疾病，患者有疑虑者必先释其疑，然后随证治之。

14. 外虫痨瘵

吴澄指出，世人痨瘵之疾，有虫传染，乃传尸痨瘵之证，而虚损之人并非皆因此而感。今有一奇虫证，非因病而生虫，实乃因虫而致病。此虫从外而入，与虚损毫不相关，但其症状表现，竟与虚损无二。虫有内外之分。内生之虫，种类极多，皆由脏腑虚衰，饮食不节，起居不时，气蒸血郁，变化而成，在人身中，自生自育。外感之虫，不论体强体弱、有病无病，不由内生，而从外入，祸及生民，状类痨瘵。多因人误食、误饮不净之物所致，治之之法因所生之虫不同而各异，可以芬馥之气诱虫而出，可以吐法逼迫虫出。

15. 诸漏

吴澄认为，劳损为内证，疮疡为外证，如外证日久与内证相连成瘘，则称漏。以疮疡为例，劳损之人本有虚损于内，又外患疮疡，如医家不察其已亏之根本，妄用攻毒之法，则使疮疡溃破流脓，毒气入内，流连于血脉、肌肉之间，内外相连，日久则变为漏。若人体质强壮，脾胃强健，外证用药得当则易愈；若素体虚弱，气血亏虚，脾胃虚衰，疮疡毒气流注，缠绵日久，脓水无休，邪必入内，侵于骨髓，耗伤精血，走漏真气，虽称外疾，而为痨瘵之候。他指出，人体之气血，于脉中循环不息，内外相通，营养全身。凡病有治，皆以真气为主，如素体强壮、真气充足之人，偶有外感，元气足以胜邪，邪自无容身之地，无论内外各证，药易奏效，治易收功，不至于相连为患；如肾虚之人，真气不足，每遇一证缠绵，药难奏功，日久月深，脓水清稀，而内则咳嗽、吐痰、潮热、食少、泄泻。

痔疮为常见疾病，因感风寒、暑湿、火热之气而发。若真元充足之人，痔久成漏，数十年而无变故；若其人素体不足，再兼痔漏之证，走失其真元，则为祸迅速。痔疮因寒凉损伤而气血虚者，宜调养脾胃，滋补阴精；痔漏下血，服凉血药无效者，必因中气虚而不摄，宜补中升阳；成漏者，以养元气、补阴精为主。若因虚劳久嗽，火盛刑金，阴火下陷，则粪门生漏，渐变声哑，此不治之候。

悬痈又名海底漏，属于恶候，但也有虚实之分。实证为肝经湿热下注为患，如疮疡、焮肿、热痛，小便赤涩，突然发作即甚者，可用外科治法，如龙胆泻肝汤之类消肿解毒之法均可；虚者为肝肾不足、气血亏虚所致，初起症状不明显，日久渐渐加重，或疮疡已溃而服清解之剂不收敛，必以大补气血之药，如八珍汤、十全大补丸、六味地黄丸、四物汤、四君子汤、补中益气汤之类，并用炙甘草法。万不可用外科之法，否则寒凉伤其根本。

（八）滋阴降火适用指征

滋阴降火仅是治疗虚损的一法，绝非虚损通用之法，吴澄在反复强调这一点的同时，并没有全盘否定其临床价值和意义，认为滋阴降火有其临床适用指征，只有积痰外损一证明确提出禁用滋阴降火。

关于滋阴降火法的适用指征，吴澄从5个方面作了论述。一是虚火气热失血。《不居集·上集·卷之十三·血症八法扼要总纲·气热失血坎离二卦》曰："虚火之血，扶正为先，气壮则自能摄血……实火则热盛逼血而妄行，宜苦寒泻火。坎卦。虚火则阳亢阴微而上泛，宜滋阴降火。离卦。"二是内伤劳损咳嗽。《不居集·上集·卷之十五·咳嗽纲目·内伤条目分金水二脏》曰："内伤之嗽，则不独在肺。盖五脏之精气皆藏于肾，而少阴肾脉，从肾上贯肝膈入肺中，循咽喉挟舌本，所以肺金之虚多由肾水之涸，正以子令母虚也。故凡治劳损咳嗽，必当壮水滋阴为主，庶肺气得充，嗽可渐愈。宜一阴煎、左归饮、琼玉膏、左归丸、六味丸之类。"三是阴分发热。《不居集·上集·卷之十六·五脏发热·阴分发热》曰："阴虚者，血虚也。六脉虚数无力，热在午后子前，饮食有味，不头疼，不恶寒，神采焕发，唇红烦渴。有劳心好色，内伤真阴，阴血既伤，阳气独盛，发热不止，向晚独盛，或饮食如常，头胀时作，脉洪数无力，视其舌大而色赤者，阴虚也。当滋阴，宜地黄汤。"四是阴火痰。《不居集·上集·卷之十七·附杂症各种痰·阴火痰》曰："面有红光者，乃阴火上炎。又当用滋阴药，地黄汤加麦门冬、五味子。"五是喉癣口疮。《不居集·上集·卷之二十三·咽喉症·喉癣口疮》曰："喉癣症，凡阴虚劳损之人，多有此病。其症则满喉生疮红痛，久不能愈，此实水亏虚火症也。滋阴八味煎、加减一阴煎、六味地黄汤、一阴煎。"

以上5个方面总不离内有虚火这一总指征，临证分辨，一当明确必须外无表证，二当确定中焦脾胃功能正常。如果表证未除或中焦已受损，均须禁用或慎用滋阴降火法。

二、医案医话 🕊

吴澄由儒入医，以易通医，学验俱丰，数十年行医积累了丰富的临床经验，在《不居集》中记载于很多医案医话，为我们全面了解和客观认识其学术思想提供了宝贵的临床依据。

（一）医案举隅

《不居集》全集共收载吴澄医案 30 余则，另据程芝云《吴师朗传》记载，吴澄还著有《师朗医案》若干卷，可惜至今未见。这 30 余则医案虽难以全面反映其临床学术特色和经验，但确切可靠。

1. 风劳案

案例 1

予治房侄，感冒风邪，未经解散，明医遍治之不愈，遂变劳损，咳嗽吐红，下午潮热，痰涎壅甚，咽喉痛痒，梦遗泄泻，肌肉尽消。明家或滋或补，或寒或热，反加左胁胀痛，不能侧卧，声音渐哑，饮食渐微。余归诊视，六脉弦细而数。检其所服之方，有用麻黄峻散者，有用桂、附温补者，有用滋阴降火者，有用理脾保肺者，种种不效，哀哀求救。先以柴前梅连散不应，急以蒸脐之法，温补下元，透邪外出。然后用药饵调治，再以双补内托散止汗退热，用鳗鱼霜清痰止嗽，甘露丸起其大肉，山药丸理脾，益营煎收其全功。是疾也，人皆以为必死，而余幸治偶中，此亦百中之一也。

案例 2

椒冲鲍三兄，偶冒风寒，不忌荤酒，咳嗽失红，痰涎不止，下午潮热，误服滋补。余曰：午后发热，邪陷于阴也。先用葛根解托汤，退其寒热；后以双荷散，止其血；再以补真内托散，调理而痊。

案例 3

奕翁宗兄乃郎，向在汉口，感冒风邪，遂致咳嗽潮热，每早吐红一二口，诸医以滋补敛邪之剂不效。后归家，饮食渐减，颜色渐悴，潮热不止，每早吐红如旧，委命待尽。奕翁忧之，征治于余。余曰：此风寒未清，误投滋补，以致此也。宜先用葛根解托汤，退其邪热；后用枇杷叶、木通、款冬花、杏仁、桑皮、紫菀、大黄，蜜丸如樱桃大，夜卧嚼化。血止，再用保真汤、补髓丹，调治如初。

案例 4

竹林汪又鸿兄，喜食荤酒，又感风邪，咳嗽音哑。素有痰火，又外为风邪所乘，不得发越。其性躁急，见声哑、咳嗽喉痛，诸医皆以为劳损，欲用滋降。余急止之曰：当润肺清热，化痰调气，以治其本；兼用解散外邪，以治其标，庶乎喉痛可除，声音可开。若滋补则外邪愈束，而成风劳之症矣。先用畅郁汤，再以桔梗、甘草、瓜蒌霜、橘红、贝母、桑皮、地骨皮、葛根、山楂、前胡，四帖；复以紫菀、款冬花、杏仁、桑皮、贝母、半夏、甘草，两帖，而诸症顿除，声且哓哓矣。

——《不居集·下集·卷之一·风劳》

按语：风为百病之长，外损以风劳最为典型，但风伤卫、寒伤营、六经传变皆有规律。感冒初起，原非重症，延绵日久，便非轻症。吴澄认为，外感风邪，有似内伤，似损非损，似劳非劳，既有外感病因，又有虚损因素，治当补散兼施，解散、补托并举；尤其以外感风邪为主要矛盾者，当以解除外证、解散风邪为先，这是防止变为外损的关键。如误作内伤虚损，误以滋补，反敛邪外出，往往导致虚损。为此吴澄创解托补托法、理脾阴法及其22首系列得效方。

四案之中，前三案均系人为误治导致的外损（尚未真损）。案例1患者患风邪感冒日久，医家或用麻黄发散，或用肉桂、附子温补，或滋阴降火，或理脾保肺，随意用药，不安其法，汤药妄施，日久竟成风劳之证。柴前梅连散治风劳骨蒸、久而不愈、咳嗽吐血、盗汗遗精、脉来弦数，吴澄用之却无效果。之所以无效，是因患者久病体虚，下元空虚。故先采用蒸脐法，以乳香、没药、丁香、麝香、盐等研末敷于脐眼，隔物艾灸神阙穴，温补下元，使邪气外透后，再服食药膳、药饵调养。患者阴阳两虚，不能托邪外出，当用补托系列方之双补内托散止汗退热，补其阴阳两虚；鲤鱼霜（鲤鱼腹中填塞砒霜后，鱼身上阴出的霜）清痰止咳，实寓有解托之意；甘露丸（一种用多种名贵佛药炼制而成、被认为能够"成佛成仙"的法药）补益身体，山药丸（山药、菟丝子、五味子、杜仲、肉苁蓉、牛膝、熟地黄、山茱萸、巴戟天、泽泻、茯苓、赤石脂等制成的大蜜丸）益肾、壮筋骨，实寓有补托之意。脾胃是外损病的关键，而虚损多阴虚津亏，故以理脾益营煎（制首乌、海参、莲子肉、黑料豆、山药、扁豆）善后，而收全功。

案例 2 患者感冒后，不忌荤酒，误服滋补，而成风劳。午后发热为正气内虚，邪气内陷，真元耗散，故吴澄先以葛根解托汤退其寒热，继以双荷散（藕节、荷叶蒂）治卒暴吐血，最后采用补真内托散补其真元，解托补托而奏良效。

案例 3 患者风寒未清，误投滋补，又是一则典型的人为导致的外损。先用解托方葛根解托汤，治疗正气内虚，客邪外逼。再用紫菀膏治疗肺热久嗽，身如火炙，肌肉消瘦，将成肺痨之势。后用保真汤、补髓丹调治。保真汤由当归、生地黄、白术、黄芪、人参、莲子心、赤茯苓、天门冬、麦门冬、陈皮、白芍、知母、黄柏、炒五味子、柴胡、地骨皮、熟地黄、赤芍、甘草、干姜、大枣组成，治痨证骨蒸疗效甚佳；补髓丹由猪脊骨、羊脊骨、鳖、乌骨鸡、大山药、莲子肉、大枣、霜柿、真阿胶等熬制而成，大痨虚惫之体，用之收功。邪退正盛，实有补托之功。

案例4患者没有误用滋降，较早得到了吴澄的有效治疗，是一则有效防止外损成损的病案。吴澄先用畅郁汤理其血虚痰火之证，继以润肺清热化痰之剂，兼以解散外邪，诸多解散风邪之药，不用滋补而似损非损诸症顿除。

2. 风热案

案例1

予治休邑霞瀛朱文载兄，内为劳倦所伤，外为风热所束，饮食减少，咳嗽吐痰，声音不亮，下午潮热，神色羸瘦。里医以羌活大剂散之，又以虚症治之，病益甚。予至以清轻和解之剂，用自制风热咳嗽之方治之，热退嗽止。惟饮食短少，后进以百劳猪肚丸，而饮食加、精神旺矣。

案例2

隆阜戴约文兄，风热壅塞，郁结不通，咳嗽吐痰，发热面赤，声哑，昏不知人。诸医有认为中风者、中痰者、中气者，有认为时行者、痨瘵者，攻之补之，消之散之，病日转增，诸云不治。后迎予治，诊其脉浮之若无，重按搏指；察其症口燥舌焦，声哑昏厥，壮热不休，大便不行有七八日。余曰：此风热郁闭，壅塞三焦，津液凝聚为痰，气道不通，殊是实症，非虚候也。有老医黄松麓者曰：病已羸悴，至此补之不遑，何敢弄险？予曰：无伤也。脉实症实，看予治之。先以双解散，一进热退神情，大便解下结黑粪数枚，人事清，始能言。继以连翘饮子，去大黄、芒硝，加麦冬、瓜蒌、贝母、生地，诸症悉解，后以调理之剂遂瘥。

——《不居集·下集·卷之二·风热》

按语：案例1为内有劳倦所伤而感风热外邪而成，既有食少、咳痰表证，又有潮热、虚弱之象，然并非真损，一味解散，或单纯滋补，两不相宜，反致病情加重。吴澄仅以清轻和解之剂，四两拨千斤，热退嗽止，表证悉解；再进以血肉有情之品理脾阴，理脾以健胃，补阴以扶阳，饮食增加，自然虚弱之象顿失。

案例 2 属外感风热重证，闭塞郁结，被误诊为卒中、时行瘟病、痨瘵，或攻或补或散，反复误治，病情加重，成损非损，竟有不治之征象。吴澄诊时，脉象搏指、口干舌焦、声哑昏厥、高热不退、大便闭结，显为阳明热结，壅塞三焦，太阴亏损，津液凝聚。吴澄判为风热郁闭实证，当务之急当祛其实邪，故采用刘河间清解实热、解表调和之法，兼以清热利痰，用双解散表里双解，一剂即解下热结之硬便，伏痰也随之逐出，热退神清而能言。

3. 风寒案

案例 1

予治厚村一妇人，病咳嗽吐痰，或时带红，恶寒发热，月事不至。诸医皆认为瘵，投以滋阴止嗽之剂，其病益甚。予细察其脉，浮弦而紧，究其因，乃因梦泄之后起。予曰：此寒劳症也。先以建中汤去饴糖，加阿胶、附子。数剂小腹痛减，寒热亦除，月事亦至。再以神珠丹，调治而痊。

案例 2

予治万安镇胡思齐者，年三十二岁，患咳嗽吐痰，潮热，面色惨暗，脉弦紧，失血。予曰：此感寒症也。投以桂枝汤二剂，其患顿减，后以脾胃收功而痊。

案例 3

予一友人，咳嗽失血，潮热，自汗痰涎，医以六味加减治之，益剧。自以为痨瘵，甚忧之。予曰：此非虚劳，乃外感未清，所以致此。但日久难以疏表，用丹参二钱，茯神一钱，桂枝三分，当归八分，甘草五分，二剂而血止嗽减。再以助卫内托散、资成汤，调补而痊。

——《不居集·下集·卷之三·风寒》

按语： 案例 1 患者因梦交而泄引起，遇寒即发，脉浮弦而紧，显是外有寒邪表证，内有气虚阳虚、脾胃不和之证，前医均误诊为痨瘵，误以滋阴止嗽之剂，人为导致外损。吴澄诊为寒劳证，以建中汤加阿胶、附子理脾阴，温肾阳，和里缓急，以治虚劳脾胃薄弱、气虚不和。数剂药后，寒热、腹痛诸症悉除，月事亦至。再以神珠丹治下焦元气虚弱，调理而愈。

案例2患者嗽痰潮热、面色惨暗、失血，脉弦紧，似有虚损之象，表证并不明显，易被迷惑。吴澄判为外感风寒，伤于营卫，营卫不和，故仅投以桂枝汤辛温解表、调和营卫，即收良效。

案例3为咳嗽痰血证，见潮热自汗，六味地黄丸滋阴止嗽无效。吴澄认为并非虚劳，而是外感病邪当清未清，反用滋阴而敛邪，日久导致外损，已难胜任疏散之剂，改以养血安神、健脾生新之剂，和解气血，调和营卫，二剂见效；再合以补托法、理脾阴法，助卫内托散托邪外出，资成汤理脾阴以扶脾阳，调补虚劳而获愈。

4. 发散致虚案

案例1

予在武林江干，陈尔迪因病目医，为发散太过，至春末吐血碗余，咳嗽潮热，胁痛，饮食减，肌肉消。武林诸医尽以为瘵，俱辞不治。予诊之，见其气倦神疲，脉浮弦而不细，微带数，知其表邪未清，乃以理阴煎，间以益营内托散，数剂服之，帖焉而卧。饮食仍未进，以资成汤加减，又以参苓白术散，调理而痊。

案例2

休邑申明亭谢氏媳，患疟不止，众医屡散不休，食少肌瘦，汗多咳嗽，大便不结，脉弦数无力，将成虚怯。予在椒冲，迎请诊之，知其疟邪未清，与以补中益气汤加秦艽、鳖甲、制首乌、白芍。二剂疟止汗少，大便仍泻，再以升补中和汤，加补骨脂、何首乌、白芍，大便泻止。后以十全大补加减为丸，遂不复发。

案例3

予治虞山颜三舍，春初偶感风寒，发热咳嗽。医家以九味羌活汤、芎苏饮，屡散不休，即汗出不止，昏愦发呃，气促，脉三五不调，浮大无力。予知其人素有劳倦内伤也，偶感表邪，故脉大无力，初起用托散之法，可微汗而解。医乃以大剂妄汗过表，而不顾其元气之虚弱，致汗漏神昏、亡阳不足之症。予以术附汤加五味子、黄芪、枣仁，汗敛热退。后以八珍、十全、理脾益营煎，调补而痊。

——《不居集·下集·卷之七·屡散》

按语： 吴澄认为，外损之证，皆由客邪所伤，不行解散，偏用滋补，畏忌发表，而致虚损；但也有屡散不休，不知解脱、补托之法，走泄真元，亦成虚损，此类临床亦有所见，书中举了3个过散致损得其补救而痊愈的案例，体现了吴澄灵活变通之用。

案例1患者发散太过，以致气血虚损、食少消瘦，当补中益气，然可能经不住黄芪、白术温燥之性，故吴澄予理脾阴正方理阴扶阳，再加益营内托散托邪外出，后以资成汤、参苓白术散，皆为甘淡育阴、充化源而补不足之剂，一滋心阴，一补脾元，壮子益母，共奏补益心脾、交通心肾之功效。

案例2患者发疟不止，屡散成虚，吴澄虽判为疟邪未清，但此时已经不起发散，故以补中益气汤加清退虚热、养阴敛汗之品，再用升补中和汤治其清阳下陷，最后服十全大补丸调理善后。

案例3患者本有劳倦内伤，感风寒而屡用大剂量发汗解表之品，已成真损亡阳证，只能以温补阳气辅以敛汗退热为治。吴澄采用术附汤加减，以白术、附子、甘草加五味子、黄芪、酸枣仁，暖肌补中，助阳气，益精气，果收汗敛热退之效；后以八珍汤、十全大补丸、理脾益营煎调补。

5. 暑证案

予在梅林时，余家桥有一妇人，暑月患咳嗽，身热痰血，众医皆以为瘵。予诊其脉浮弦，重按而虚，见其每咳嗽必连数十声，痰不易出，甚至作吐。先以香薷饮加干葛一剂，再以人参平肺散加减，后以嗽门风火刑肺方，服之而瘥。

——《不居集·下集·卷之四·暑证》

按语： 暑热为患，暑伤心，热伤气，热毒刑肺，多令人吐衄，风热上冲而咳嗽不断，其人必脉虚气怯，体倦息微，呈现一派虚劳之象。然吴澄认为，外损之证，暑邪致虚，仍当以祛邪为急，乃先以香薷饮加干葛根疏风解表，再以人参平肺散补其真元，最后补肺养阴润燥而愈。

6. 湿劳案

予治一人，五月间湿令大行，因食过宿之饮食，腹胀痛。医以平胃、保和、香砂治之益甚，夜不能卧。一医以为虚损，用桂、附温补下元之药，腹痛更剧，小便短涩，淋浊不清，食减，七昼夜不合眼。予诊之，左脉浮而虚，右寸濡细，右关滑，两尺微弱。天时闷热，连旬晴雨，湿邪直入太阴，合谷任之邪，从口而入，久则中土重困，腹痛转剧，食减淋浊，脾肾失职，而又频用削伐中气之剂，不益困乎？因制佩兰散与服，不二剂痛顿止，人称神奇。

——《不居集·下集·卷之五·湿劳》

按语： 六气皆能伤人，皆有相似之处，唯湿邪伤人，令人难测。湿多生水肿，脾湿泄泻，腹痛胀满，而成外损湿劳证。吴澄认为，湿邪外感，祛湿为先。而前医或予行气消食导滞之剂削伐中气，或误用温补助邪为虐，湿邪内蕴，湿困脾土，与过宿之食会合，故腹痛加剧，脘痞食减，淋浊涩痛。吴澄以佩兰为君，茯苓、半夏、白蔻仁、杜仲、鲜莲子、鲜荷叶、鲜稻叶各等分，制成佩兰散，芳香化湿，清暑辟秽，2剂未用完，中焦脾胃之困迎刃而解。

7. 积热案

予治休邑孟街富来桥吴左之女，年二十七岁，偶因感冒发热，诸医作骨蒸治，不瘥。予诊之，见其痰嗽，身如火燎，而以重手取之则不热，知其热在皮肤也。先以清骨散与之，热稍减。忆时珍先生有此一案吻合，照法用之，次日尽减。因叹如应桴鼓之语，非谬欺人也。

——《不居集·下集·卷之六·积热》

按语： 患者感冒发热，显然当祛外感热邪，前医误判为阴虚骨蒸，自然无效。虽然热者皆壮火为病，壮火食气，无物不耗，见痰嗽，身如火燎，但吴澄手诊发现患者热在皮肤，当退热为要，故以退热作用较强的清骨散清虚热、退骨蒸。热稍退后，吴澄忆起《本草纲目》载李时珍少时感冒发热一案，并录于本案之前："李时珍少时，因感冒咳嗽既久且犯戒，遂病骨蒸发热，肤如火燎，每日吐痰碗许，暑月烦渴，寝食俱废。偶思东垣治肺热如火燎，烦渴引饮而尽盛者，气分热也。用一味黄芩汤，泻肺经之火，遂按方用黄芩一两，水二钟，煎一钟，顿服。次日身热尽退，而痰嗽皆愈。药中肯綮，如应桴鼓，医之妙有如此哉。"遂仿用之，单用黄芩一味，果然药到病除。吴澄认为，外感外损当祛邪为先，而外感热证则以退热为当务之急，黄芩退热力强，擅退温病热证，用之与李时珍观点甚为合拍。

8. 积痰案

予六弟思泉，在山东夏津时，有痨瘵吐痰不止，苦无药饵，带有滚痰丸，嫌其太猛，令彼每早以牛肉汤吞之，其痰渐少，其嗽渐止，其症渐平，归与予言，予曰：此亦攻补相兼之法也。

——《不居集·下集·卷之八·积痰》

按语： 外损似损非损，吴澄一向主张祛邪为先，但似损非损之间又有托补兼施之法。本案以牛肉汤吞服沉香礞石滚痰丸，治疗痨瘵吐痰不止，也属吴澄的攻补兼施之法。

9. 食积案

予治江阴塘市一妇人，体弱血虚，咳嗽潮热，近又为饮食所伤，不知饥饿。市医皆作阴虚治，而胸膈作胀。迎予诊治，右滑大，左软弱，先以一消一补之剂治之，然后治嗽。若为滋阴降火，不独咳嗽无功，恐脾胃转伤，变或不测。盖脾胃喜温而恶凉，喜燥而恶湿。以二陈汤加白术、山楂、麦芽与之，一剂而胸膈宽，再剂而饮食进。继用桑白皮、地骨皮、甘草、陈皮、贝母、瓜蒌、马兜铃、桔梗、紫菀，十帖而咳嗽脱然矣。

——《不居集·下集·卷之九·食积》

按语：本案患者血虚之体，伴有咳嗽、潮热、纳呆之症，诸医都以其为阴虚为患，似无不妥，但关键点在于"胸膈作胀"，吴澄根据其脉象并无细数，认定实为脾虚湿盛、胃气不降、消导失司之证；若以滋阴寒凉之品，必脾胃衰败，后天失养，病热深入。"食积消食，自然之理"，吴澄采用消补兼施之法，二陈汤理气和中化痰，加白术、山楂、麦芽健脾燥湿、降胃消食，恢复中焦气机；2剂气机畅通、饮食如故，继用桑白皮、地骨皮等一派泻肺止咳化痰之药，积痰自除，诸恙得安。

10. 声哑案

吴澄治休邑低山一人，虚损声哑，医皆云不治。余诊其右脉，洪而有力，且咽未痛，遂以天冬、麦冬、沙参、橘红、贝母、玄参、花粉、桔梗、薄荷、甘草、细辛、海粉、竹茹，十余剂而愈。间以蜜拌槐花，九蒸九晒，睡时细嚼一片，随津液咽下。以味补饮不时服之而痊。

——《不居集·上集·卷之二十三·咽喉症》

按语：患者虚损已成，但右脉洪大有力，说明并非虚极不治；声哑而无咽痛之症，说明外感尚轻，并非邪毒重症。吴澄认为，本证以肺阴虚为主，当以润肺养阴、清热散表为治，故以天冬、麦冬、沙参养阴清热、滋润肺肾，橘红、贝母理气宽中、清热润肺，玄参、天花粉清热凉血、解毒散结，桔梗开宣肺气、止咳祛痰，薄荷宣散风热，细辛解表散寒、温肺化饮，海蛤粉清热养阴、软坚消痰，竹茹清热化痰、除烦止呕，槐花清热凉血，共奏滋润肺阴之功。虚损当理脾胃，槐花用蜜拌，起到和脾养胃之功。后以血肉有情之品燕窝、海参、淡火腿肉、鳗鱼、鲜紫河车煮汁饮，滋补脾阴而收功。

11. 吐血案

予治百家冲陈嘉生者，其人冒暑，中途劳力太过，血如涌泉，二便俱流血不止。里医以清凉止血之剂投之，弗应，求救于予。俾至未及其门，闻哭声甚哀，亟问其故，其母拭泪出而答曰：我儿无福，不能待救矣。问死去几时？曰：片刻。予细思之，此必失血太多，气随血脱，非真死耳，盍往视之。其母曰：纸已盖面，欲揪之耶？人已无气，将就木，即活佛活神仙亦难救疗，视之何益？不过好索药金耳。旁人叱其母退，引入视之。予以手探其胸，乳下微动；再折其纸视其面，见口鼻血水似有流动之状；再诊其脉，两尺若有若无；诊其足脉，太冲、冲阳仍可按。乃启其牙关，挑以茶水视之，缓缓能咽下。予馈以人参数钱，乃令为末，用飞罗面、陈京墨调童便灌下。至子时始知人事，能翻身索粥饮。次日予往视之，其母捧香一把，迎跪道旁，叩头谢罪，曰：此真活佛活神仙下降也，吾儿已死而活之，吾家无人参而送之，吾何以报，惟念佛颂长生功德耳。乃改用六味加生脉数剂，再以理脾和平之药，调理而痊。后嘉生起，感激倍加，恒德于予，予亦为之喜。

——《不居集·下集·卷之十·失血》

按语： 本案患者失血太多，气随血脱，不知人事，吴澄凭多年临床经验，料定人未真死，仔细观察其胸乳下微动，口鼻血水似有流动，尺脉若有若无，足部太冲、冲阳脉诊仍可按及，开启牙关能缓缓咽下茶水，即赠以人参灌下，大补元气、回阳救逆，起死回生，真可谓是扁鹊救活虢国太子事迹的再版。地址、人物明确，治疗经过记述翔实，当确切属实。

12. 齿衄案

案例1

余治族侄景良，齿衄血不止，用大鹅梨生啖之，不数枚即止。取其味带涩，而性又能清六腑之阳热也。

案例2

又治竹林汪秉周翁，六月间齿衄血不止，时无鹅梨，以花下藕令彼生嚼数片，亦即止。盖藕连皮则散血，而且又能清暑热也。

——《不居集·上集·卷之十三·血症全书》

按语：2例齿衄案，一以大鹅梨清六腑阳热而止血凉血，一以莲藕散血解暑而收功。齿衄之类，百姓所苦，虽非大病，而能以日常生活之品解决，同样有意义有价值，而且简便验廉的方法之中，同样蕴含大道理。

13. 胁痛案

吴澄治一人，失红，脾虚泄泻，胸胁作痛。此肝脾两虚，木来侮土。仿薛氏用加味归脾，应手取效。

——《不居集·上集·卷之二十四·胁痛》

按语：吴澄认为治血当求其源，脾为营卫气血生化之源，出血证血虚阴亏，总以甘温收补，气旺而血生，调理脾胃为大法。本证出血，肝脾不和，以虚为主，血虚进而可致心神失养，故其以薛己加味归脾丸，即宋代严用和《济生方》归脾汤加当归、远志。方中以四君子汤补中益气打底，再加黄芪补脾益气以生血，寓阳生阴长之意；加龙眼肉、当归养血补血，在补气基础上才能有效养血，而且龙眼肉补脾养心、滋养气血尤著；肝气犯胃、肝脾不和，一味滋养不行，故以木香行气舒脾、疏肝止痛，行血中之滞；又以茯神、远志、酸枣仁养心安神，气血同治、肝脾同调。药性平和，却取效甚速。

14. 失血瘀血案

案例 1

予治族弟九尧，劳力吐血，误服栀子、黄芩、知、柏寒凉之剂，咳嗽吐痰，发热，两胁胀痛，不能帖席而眠，夜则咳嗽不止，每晚吐白稠痰一铜盆，肌肉消瘦，厌厌待毙。予甚悯之，乃自造其门，请以诊之。见其发热虽类外感，而不头疼口渴，天明少间，日午复剧，头汗至颈而还。与以复元活血汤二剂，解下积瘀甚多，痰嗽减半。再以参苓白术散，叠为加减而痊。

案例 2

又治淳安进贤埠方天祺兄，吐血，头眩，咳嗽，腰膝乏力。诸医皆用滋降之剂，服数十贴，饮食减少，精神渐疲。予适至，恳而治之。按其脉，乃上部有余，下部虚弱；据其症，乃痰夹瘀血也。宜仿生生之法治之，当先清上焦，化去瘀血宿痰，再以补阴药收功。以贝母、枳壳、桑皮，以清肺化痰；再以滑石、桃仁、丹皮、小蓟，消除瘀血；栀子、甘草、白芍，养血以除余热。三贴红渐止，前后心痛渐除，仍痰嗽不止，大便燥结，去滑石、桃仁，加瓜蒌、黄芩、紫菀，调理而安。

——《不居集·下集·卷之十一·积瘀》

按语： 两案均为失血误以滋降所致瘀血，实中有虚，虚中有实。

案例 1 劳力吐血，误服寒凉坚阴之剂，气血郁积，运行受阻，血瘀积于胸胁之间，出现痰瘀之证。吴澄根据患者夜间嗽痰，两胁胀痛不得眠，发热呈早退午进的规律性，且不头疼、口渴等症情，果断采用复元活血汤活血祛瘀，疏肝通络，2 剂即解下积瘀，痰嗽减半。再以参苓白术散加减，补脾胃、益肺气，调理善后而愈，应手而效。复元活血汤主治跌打损伤、瘀血阻滞证，胁肋瘀肿，痛不可忍，今临床常用于治疗肋间神经痛、肋软骨炎、胸胁部挫伤、乳腺增生症等属瘀血停滞者。

案例 2 吐血头眩，咳嗽，腰膝乏力，明显为失血导致气虚之证，脾肾两虚，当益气补脾以生血，补气以运血，而反服用滋阴降火之剂数十帖，戕伤元气，阻碍脾胃运化之机。气机郁滞，血行瘀阻，虚证更虚。吴澄认为，血积总以行血为要，若因循畏攻，则虚者益虚，而实者益实，病终不愈。据其脉证，判为痰夹瘀血，"仿生生之法治之"而获效。所谓"生生"，明代新安医学家孙一奎，号生生子，当指此。在该案之前，列举孙一奎治便血瘀血案。孙氏病案，先以补中益气汤加减试探虚实，血止后考虑必有瘀血积于经隧，果断用桃仁承气汤加味下其瘀血，后理脾养胃、补中益气，调理而愈。吴澄吸取孙一奎治法之精髓，先清上焦，化去瘀血宿痰，再以补阴药收功。瘀血停蓄，法当下而除其根。

15. 疑虑案

案例1

予文公舍内侄媳，江氏元配也，张氏续弦也。先江氏以痨瘵死，未满百日，即娶张氏。张氏至未弥月而病生，食减肌瘦，有时发热，有时吐血，宛类痨瘵。迎予诊之，知其病生于疑也。盖江死未逾百日，众口哓哓，张氏闻之，不啻亲睹其状，弓杯蛇影，顿起疑团，若江氏为祟，神昏气馁，如见鬼形，凛凛可畏，旁人见之，咸以为奇。予曰：欲治其疾，必先去其疑，释疑之法，非药可除。因出定心丸一粒，号为斩鬼丹，对张氏曰：此丹一服，百祟潜形，妖魔尽灭。张氏喜，欣然服之。先茶水俱不能过膈，此丸豁然吞下，神清气爽，未几饮食如常，诸病顿减，不日而痊。

案例2

桂溪项非石世叔乃媳黄备张氏，三续弦也。前二媳夭皆亡，张氏新婚未及两月，若见前二者为祟，医药无功，敬神不减，乍沉乍愈，商治于予。予曰：此病与文公舍吾内侄媳相类也，因疑而致，盍不仿前法以治之乎？世叔昕信吾言，亦遂愈。

——《不居集·下集·卷之十六·疑虑》

按语：过虑成劳者，患者心志不定，疑虑交加，择医无所适从，服药每多疑忌，畏首畏尾，朝暮纷更。上述两案，均是由于疑生百病、无中生有所致。心病还需心药医，2 例心理疗法治疗有效，所谓疑从境生，疑从境灭。

16. 酒伤案

案例 1

予治竹林汪云衢兄，饮酒过度，致伤脾肺，咳嗽不止，吐痰不休，或时带血。予戒以少饮。彼云：若要我戒，死而后已。予先以白龙丸早服，降其痰；以白矾、杏仁二味，止其嗽。或饮酒太多，不时仍吐痰咯血，乃以葛花解醒汤加丹皮，倍加黄连，使之上下分消。后酒少痰血亦少，咳嗽亦减矣。

案例 2

又治孙惟功，饮酒太过，伤胃吐血。予思理中汤最能清胃脘之血，加以青皮、栀子、川芎、干葛，数剂而瘥。

——《不居集·下集·卷之十二·酒伤》

按语：案例 1 中白骨丸，据《不居集·下集·卷之十二·酒伤例方》当为白龙丸，由半夏、滑石、茯苓、枯矾组成，神曲糊为丸，治酒积、吐痰、咳嗽，饮酒过多，蕴热胸膈，以致吐血；葛花解醒汤由葛花、砂仁、豆蔻仁、木香、茯苓、白术、人参、神曲、青皮、干姜、猪苓、泽泻组成，治疗饮酒过多，伤胃吐血，用从汗解。案例 2 以理中汤治疗酒伤脾胃，文献少有记载，吴澄于临床中悟得"理中汤最能清胃脘之血"，而用于此证，行之有效，难能可贵。吴澄反对过度饮酒以免伤身，他指出：人终日饮酒，肠胃熏蒸，真元暗损，人习以为常，不能觉察到。少年纵酒，多成劳损。酒本狂药，大损真阴。根本之法，在于戒酒。并现身说法，其少年时喜豪饮，研读岐黄之书后猛加觉醒，从此戒之。旧日同欢仍畅饮不止，数十年后今活世者十无一二人。

158

17. 赌劳案

案例 1

予治休邑四都鲍子抡三，嬉戏太过，吐血盈盆，胸胁胀痛，饮食减少，神疲气馁，咳嗽吐痰。予知其嬉戏太过，胸靠桌弦，勒伤积瘀，以致积血。清元散服之，再以白芍、枳壳、前胡、桃仁、红花、丹皮、栀子、贝母、萝卜汁，调益元散，胀痛顿除，痰血顿止，后亦不复发。

案例 2

程惟上，歙东常镇人也，好事嬉戏，上焦潮热咳嗽，有时失血，下焦尿管胀痛，小便不通。余察其故，知其忍饥不食，虚火上炎，以致面赤发热，失血；一心嬉戏，溺急不溲，以致气道不通，淋滴胀痛。喜其年壮，先以蓟菀汤祛其瘀，后以滑石桃仁汤，四剂嗽止血除热退，再以调理而痊。

案例 3

余侄理存，向在六安州，客中嬉戏，彻夜不眠，如是者数次。胸胁胀痛，痰涎上壅，每日吐血三四次，每吐大碗许，心慌眩晕，汗出不止。诸医皆滋阴降火止血之剂，其吐益甚。后异归。予察其胸胁痛，乃赌伤积有宿瘀也，宿瘀不去，新血不生，以致血不归经，越出不止。先以清化散，童便调服，再蓟菀汤，消瘀除痰止嗽，后以调理气血，出入加减，病除十之六七。彼见病转，肆欲不谨，以致殒命，后生一遗腹女。书此以为纵欲不惜身命者戒。

案例 4

予在虞山，有张圣先者，大东门外人也，以赌为事，咳嗽吐痰，胁痛不可忍。予知其有积瘀也，乃以丹参滑石汤加韭汁调，加大黄三钱，服之下黑色血甚多，胁痛遂减；再以桃仁滑石汤，嗽止痰除；后以调理胃之剂，缓治之获痊。

——《不居集·下集·卷之十五·赌劳》

按语： 4 例赌劳案均有胀痛不舒、积瘀积血表现，3 例失血致虚，瘀血不袪则新血不生，故活血化瘀必用，兼以调理治疗。清元散、清化散《不居集》中未载，推测为清气活血化瘀之品。其中 2 案都应用蓟菀汤，方中小蓟、紫菀、牡丹皮、桃仁、滑石活血消瘀，贝母、桑白皮、枳壳清肺化痰，甘草、栀子、白芍养阴清热，共奏化痰袪瘀、养阴清肺之功，主治咳嗽吐红、痰夹瘀血、上盛下虚之证；2 案应用滑石桃仁汤，方由栀子、牡丹皮、当归尾、赤芍、五灵脂、滑石、桃仁组成，有袪痰消瘀之功，主治积血积瘀。案 3 最直接之症为胸胁痛，诸医不察，滋阴降血之后使瘀血更加难化，后被抬行而归，可想其证已至极重，吴澄先袪瘀后理气，使瘀痰皆袪，气血恢复，有故无殒也。吴澄指出，失血最易误诊，止血并非只有滋阴降火一则。他同时强调，好赌之徒，妄耗心神，终日不止，真元暗损，非草木可治。

（二）医话举隅

吴澄在《不居集》中，或夹叙夹议发其微义，或专立篇目辩论阐发，或开篇引言叙论立旨，或文中注解附加己见，留下大量精彩的医论医话。这些医论医话观点鲜明，思维缜密，论证透彻，说理周全，起到了提纲挈领的作用，也是其学术思想的集中体现，为我们了解和把握其学术观点提供了文献依据。

1. 医易会参

吴澄曰：《易》之为道，至广至大，其于事事物物之理，大无不包，细无不入。虽非为医而设，而医之玄妙精微，实莫能外乎此也。古人有言，不知《易》者，不足以言医。《易》理明，则可以范围天地，曲成民物，通乎昼夜。医理明，则可以宣节化机，调燮阴阳，拯理民瘼。如失血一证，既立八法以扼其要，而又以八卦统之，何也？盖《易》之变化无穷，犹病之变化亦无穷也。《易》无定体，病亦无定体。乾、兑、离、震、巽、坎、艮、坤，此八卦也，其参伍互换，八卦变而为六十四卦矣。气虚、气陷、气逆、气滞、虚火、实火、内寒、外寒，此扼要八法也。其标本虚实，万有不齐，或一症而相兼，或数症而合并，则当以主卦为本，变卦为标，再相兼相杂者，为神明变化，亦可一而二，二而四，四而八，八八而六十四矣。推而广之，病情变迁，反复难测，亦如三百八十四爻，不外乎此矣。倘气虚而兼实火，则乾卦而变为天水讼；若兼虚火，则变为天火同人。倘气逆而兼外寒，则震卦而变为雷风恒；若兼内寒，则震卦而变为雷泽归妹矣。圣人作《易》，不过模写象数，顺其自然，而非有心要安排如此也。如先贤著书，亦不过标示法则，而非有心执定某症必用某药也。《易》曰：变而通之，存乎其人。

——《不居集·上集·卷之十三·血症八法扼要》

按语：吴澄认为，《易经》之道，至广至微，阔大如天地，细微如草石，包含万物之理，虽非专为医而设，然不知易者不足以言医，明易理则可拯救黎民于罹难之中。失血一证吴澄立有八法，之所以还要以八卦统领，盖因血证标本虚实、相兼相杂不一，犹如八卦一而二、二而四、四而八、八八六十四变化之理，主卦为本、变卦为标，可以应对血证各种错综复杂的变化，所谓"《易》无定体，病亦无定体"，此之谓也。

2. 虚损总旨

吴澄曰：尝稽虚损之法，《内经》曰：阴虚生内热。又曰：劳则喘且汗出，内外皆越，故气耗矣。又曰：有所劳倦，形气衰少，谷气不盛，上焦不行，下脘不通而胃气热，胃气熏胸中，故内热。但言虚而无劳怯之名。至秦越人《难经》，始发明虚损之旨，虽无方可考，而其治法，盖昭昭然也。迨汉张仲景《金匮要略》，始立虚劳一门，以行阳固阴二大法，立为标准。非以仲景生知之圣，其能垂训若此乎？惜其立法，只治虚劳于将成未成之际，而不及乎阴虚脉数之人。盖阴虚脉数，是已成也，是坏症也。若症已坏，而复用《金匮》之法，则热极者不益燥甚乎？至葛真人出，而以

《神书十方》普渡世人。虚劳之极，各症迭出，而只十方中出入加减，无不神奇。昧者畏其用药峻猛，品味咸多，不能悟其幽深元远之旨，则又弃而不讲矣。刘氏守真出，以感寒则损阳，感热则损阴，自下传上不过脾，自上传下不过胃，与《难经》《金匮》相为表里也。越人、仲景发明于前，河间补遗于后，可谓无漏义矣。独内伤之症，类外感者多不有，东垣老人起而明辨之，则内外不分、下陷不举，可谓有功于千古矣。若非清阳下陷，而误用升补之剂，则翻天覆地，为患岂小也哉！丹溪有见于此，而用滋阴降火之法，以救一时之弊，与东垣天生配合。一阴一阳，一升一降，是东垣主以春夏，而丹溪主于秋冬，合而成四时者也。何滋阴之论，独盛行于世？盖后人不知而误学之。惟是虚火上泛，而阴中阳不虚者，赖以泽枯润燥，其功诚不可泯。若阴虚而肾中真阳又虚者，恣用苦寒，宁不寂灭耶！所以薛氏新甫主以温补，导龙入海，引火归原，又与丹溪天生配偶。一补阴中之阴，一补阴中之阳，一而二，二而一者也，然皆一偏之极。合而观之，则得其全；分而用之，独得其偏。故张景岳以真阴真阳立论，兼擅诸家之长，而不拘一家之法，尽美矣，又尽善也。然犹有不慊于心者何哉？盖内伤之类外感者，东垣既以宣发于前，而外感之类内伤者，岂可无法以续其后乎？澄生也晚，不获亲炙于诸贤之门，而数十年历治甚多，不得不仿东垣之法，撰为外感类内伤之辨，以为虚损门中之大成。至于传尸痨瘵，为鬼为虫，别是一种，非谓虚痨，即指之为尸疰也。共计十种，庶几治虚损之法略大备焉。至于历代名贤，皆有宗派，是彼非此，各有所长，采其精要，另为一册，以备参考。

——《不居集·上集·卷之首·总旨》

按语： 吴澄考前人治虚损之法，认为《黄帝内经》中无劳怯之名，但已有阴虚生内热、劳倦耗伤形气之论；直至《难经》中始发虚损之旨，虽无方可考，但其治法已然明了；汉代张仲景立虚劳门，以行阳固阴为治虚劳法则。然观仲景立法，适于虚劳未成之际，而虚损多为阴虚脉数之象，这种情况再用《金匮要略》之法，则热极者愈燥。至宋元时期葛可久《十药神书》问世，以十方为基础加减运用，祛邪务尽，然愚昧者不知其深远之意，畏其用药峻猛、药味咸多而弃之不用；金元刘河间以"感寒则损阳，感热则损阴"立论，与《难经》《金匮要略》之论相呼应，实补秦越人、张仲景之不足；金元李东垣辨内伤类外感，设升发脾胃之法，治疗虚损中气下陷之证；金元朱丹溪立滋阴降火之法治疗虚损阴虚火旺之证，与李东垣一阴一阳、一升一降，两者结合可得全面之法；然后世医家不知朱丹溪之意，于肾阴虚肾阳亦虚者恣用苦寒，害人良多，故薛新甫主以温补，补阴中之阳，与朱丹溪相配，二者结合则不偏；至张景岳集诸家之长，以真阴真阳立论，不拘泥于一法。纵观前人之法，乃有不足之处，故吴澄总结数十年治疗经验，仿效李东垣之法，反其道而行之，明辨外感之类内伤。水丘道人治传尸痨瘵，主以开关把胃之法，非虚痨之证，而指尸疰。吴澄于上集首卷"总旨"中归纳为十法，并采集历代名贤之精要于后，实可谓集虚损之大成。

3. 外损总旨

吴澄曰：元气不足者，谓之虚；不能任劳者，谓之怯；由是而五脏内伤，谓之损；传尸蛊疰谓之瘵。虚与怯非一因，损与瘵亦各别。故病有真有假，而用药有补有散。世之专用滋阴降火者，非故欲杀人也，其所见者偏也。所见偏则其所谓虚，虚其所虚，非吾所谓虚也。其所谓损，损其所损，非吾所谓损也。凡吾之所谓虚损者，合内外真假而言之也，不居之论也。世之所谓虚损者，去其外症而言之也，胶柱鼓瑟也。近日医不师古，相习成风，流毒斯世。其治虚损之法，不主于滋则主于补，不主于补则主于滋，出于彼必入于此。前医者倡之，后医者和之，病者喜之，旁人附之。噫！其欲持内外真假之说，其孰从而听之？老医者曰：丹溪诸公，云云若此也。新医者亦曰：丹溪诸公，云云若此也。病者习闻其说，乐其诞而不察也，亦曰：各名家诸公，俱云云若此。不惟举之于口，而又证之于书。虽有内外真假之说，其孰从而求之且甚矣？人之不智也，不求其端，不讯其末，惟滋补之是务。古之死于虚损者寡，今之死于虚损者多。古之治虚损也得宜，今之治虚损也非法。病无一定而概以补之，治非一法而概以滋之，奈之何其病不危且殆也？且治之之法，其端亦甚多矣。阴虚者补阴，阳虚者补阳，有外邪焉而为之疏，有风邪焉而为之解，有寒邪焉而为之温，有暑邪焉而为之清，有湿邪焉而为之利，有火邪焉而为之凉，浊痰积瘀为之消，劳伤积损为之理，脾胃薄弱也而兼补之，龙雷上泛也而兼导之，将欲传经也而为之备，将欲变症也而为之防。今时之法，病者不死，滋降不止，食少泄泻犹不关心，呜呼！其亦不思而已矣。盖滋降之剂，久必伤脾。人之所赖以生者，脾胃也。脾胃虚衰，不能以升发药饵也，不能以饮食生气血也，不能温皮肤、充腠理以御外邪也。何也？心者君主之官也，肺者相傅之臣也，脾者输纳之职也。饮食入胃，流溢精气，上归于脾，脾气散精，上归于肺，通调水道，下输膀胱。生气生血，贯五脏，充百骸，调六腑，皆脾胃为之也。今用滋降者曰：咳嗽可除也，喉痒可止也，蒸热可退也，痰可逐也，瘀可消也，火可降也，虚可补也。求其脾胃之气相生相养之道，则有清净寂灭者矣。呜呼！其幸而遇阳有余阴不足者，则滋阴也，降火也，皆药症相合也。其不幸而遇脾薄胃弱者，则滋阴也，降火也，适足以益其病也。非予之专以滋阴为雠也。内伤者补之，外感者散之，其治虽不同，其理则一也。夏葛而冬裘，渴饮而饥食，其事虽殊，其智则一也。今之医者，一见咳嗽失血、吐痰潮热等症，即曰曷不用滋阴降火之法。是亦责身之寒者，曰曷不为葛之之易也；责饥之食者，曷不为饮之之易也。《灵枢经》曰：百病之始生也，皆生于风。又曰：病之始期也，生于风寒暑湿，实发其端。故治之之法，欲补其虚，必先祛其外邪；欲治其真，必先求其假；欲治其内，必先察其外；凡用疏用散者，将欲为补计也。今则不然，不辨其外，不辨其内，不辨其风，不辨其寒，不辨其暑，不辨其湿，不辨其燥，不辨其火，不辨其痰，不辨其积，此吾所以著《不居集》之意也。遇内伤则内伤治之，遇外感则外感治之，遇滋则滋之，遇降则降之，温则温之，补则补之，消则消之，散则散之。斯法也，何法也？此吾所治虚怯痨瘵也，不敢以滋降之法，而加于外损之上也。

——《不居集·下集·卷之首·外损》

按语：本文要点在于说明"外损致虚"主要是外感误用、滥用滋补造成，重点在于纠正世人治疗虚损专于滋阴降火之弊。吴澄对虚、怯、损、瘵的含义作了明确界定，然其所论虚损，又合内外真假而言，范围较为宽泛，而前贤诸家所谓虚损仅指内伤虚损，不包括真假难分清的外感类虚损。在此基础上，吴澄论及滋补之法盛行，世人相习成风，百病百证不辨内外寒热，概以滋阴降火，戕伤脾胃元气，以至于原本并未虚损者弄假成真，导致死于虚损者甚多。他强调，外损致虚，若仅以祛邪，则气血皆伤；若仅以补虚，则助邪生长。故治之之法，欲补其虚，必先祛其外邪，以扶正与祛邪并重。此其治外损致虚之法，体现了"不居"之意。

4. 虚劳损怯痨瘵辨证

吴澄曰：劳者，劳倦内伤，妄劳心力，谓之劳。虚者，精神不足，气血空虚，谓之虚。怯者，不能任劳。损者，五脏亏损。瘵则久生恶虫，食人脏腑。大抵皆由五脏之火飞扬，男女声色之过度，裹先天之不足。先因劳而致虚，由虚而致怯，怯久而致损，故痨瘵自渐而深。虚、劳、怯三者可治，损与痨瘵则难治矣。

——《不居集·上集·卷之一·统治大法》

按语：吴澄辨分劳、虚、怯、损、瘵，五者有明确区别，而言其病因，多是五脏之火异动、房劳过度，或先天禀赋不足，先由劳倦内伤、妄劳心力，而致精神不足、气血亏虚，再由虚而致不任劳之怯，怯久则五脏亏损，日久则生恶虫，食人脏腑，痨瘵渐深，有发展程度的差别和治疗难易之分；认为虚、劳、怯可治，病情日渐加深，至损与痨瘵则难治。

5. 论五劳六极七伤

澄按：五劳应五脏，治当疗子以益母，如肝劳补心气，心劳补脾气，脾劳补肺气，肺劳补肾气，肾劳补肝气，使不盗母气，以培其根本也。

澄按：六极应六腑，由脏以及腑也，谓之极者，病重于五劳故也。

澄按：七伤推原劳极之由，如久视伤血，久卧伤气，久坐伤肉，久立伤骨，久行伤筋，房劳、思虑伤心肾亦是也。

——《不居集·上集·卷之一·统治大法》

按语： 此为吴澄论五劳、六极、七伤之分时所加的按语。积虚成损，积损成痨，经年不愈，谓之久虚。五劳对应五脏，有心、肝、脾、肺、肾之分，病因与症状表现各不相同，治疗当补其子以益其母，使其不盗母气以培其根；六极以应六腑，有筋、肉、脉、骨、气、精之分，症状不同，用药各异，病情由脏及腑，六极之"极"字表明，其病情重于五劳；七伤有肝伤、心伤、脾伤、肺伤、肾伤、形伤、志伤之分，为劳极之由。

6. 十种治法提纲

秦越人治虚损法，有论无方，附增补治方。张仲景治虚损法，有方有论，附徐忠可注。葛真人治虚损法，有方有法，附周扬俊注。刘河间治虚损法，论阴阳寒热之感，尽上下传变之情。李东垣治虚损法，补升之一法，以佐前人之不及阳中之阳。朱丹溪治虚损法，补降之一法，以佐东垣之不及阴中之阴。薛新甫治虚损法，补引火归原一法，以佐丹溪之不及阴中之阳。张景岳治虚损法，统诸家之法，辨真阴真阳。吴师朗治虚损法，补治外损一法，辨似是而非。水丘道人治虚损法，别有一种治法，主开关把胃。

——《不居集·上集·卷之首·十种治法提纲》

按语： 吴澄于《不居集》上集《卷之首》，附十种治法提纲，言明方论之有无、治法之偏颇。于秦越人治法之后又附增补治方，于张仲景之后附徐忠可注、葛可久之后附周扬俊注，言李东垣补前人之不及阳中之阴、朱丹溪佐李东垣之不及阴中之阴、薛新甫佐朱丹溪之不及阴中之阳，以极精简之语，概括十法之大意，条理分明。

7. 论补虚法

伤寒、瘟疫俱外侮之症，惟内实者能拒之，即有所感，而邪不胜正，虽病无害。最畏者，惟内虚之人，正不胜邪，邪必乘虚深入，害莫大矣，故曰伤寒偏打下虚人。且今人虚弱者多，强实者少，设遇挟虚伤寒，而不知速救根本，则百无一生。故《伤寒》曰：阳证得阴脉者死。正以阴脉即虚证也。此欲辨之，惟脉为主，而参以形证，自无失矣。盖凡遇伤寒、外热等症，而脉见微弱浮空，举按无力者，即是虚症，最不易解，最不宜攻。虽欲发汗，汗亦难出，即有微汗，亦不过强逼肤腠之汗，而必非荣卫通达之所化。若不顾虚实，而逼之太甚，则中气竭，而危亡立至矣。然治虚之法，须察虚实之微甚。若半虚者，必用补为主，而兼散其邪。若大虚者，则全然不可治邪，而单顾其本，顾本则专以保命，命得不死，则元气必渐复，或于七日之后，或十四日，甚者二十日之后，元气一胜，邪将不攻自溃，大汗至而解矣。欲知其兆，亦察其脉，但得弱者渐强，小者渐大，弦者渐滑，紧者渐缓，则大汗将通，吉期近矣。凡用补之法，但当察其胸膈何如。若胸膈多滞者，未可补；年壮气实者，未可补。若气本不实，而胸腹无滞，则放胆用之。又若内无热邪，而素宜用温，其或气有难行者，则必兼暖胃而后可。盖补得暖而愈行，邪得暖而速散，切不可杂用消耗寒凉，以分温补之力。其或初感寒邪，但见脉症真虚、邪不易散等症，则人参、熟地之类，开手便当速用，愈早愈妙。若或迟疑，则纵寇深入，反成难制矣。此治虚邪最善之法也。余用此法，活人多矣。常闻昧者有伤寒忌补之说，不知补者所以补中，是即托里之意。亦以寒邪如盗，其来在外，元气如民，其守在中，足民即所以强中，强中正所以御外，保命玄机，惟此一著。何为补住邪气，庸妄误人，莫此为甚。因悉于此，用补《伤寒》治法之未备，渐用渐熟，方知其妙。自今而后，如必有不惑余言，而受生将无穷矣。

——《不居集·下集·卷之七·屡散》

按语： 本论主要论述补虚法的运用。吴澄指出，今人虚弱者多，强实者少，虚者腠理不固，正不胜邪，伤寒、瘟疫等邪必乘虚而入，形、证、脉合参，速救其根本，否则百无一生。凡见伤寒、外热等证，脉象微弱浮空，举按无力，此为虚证，切不可攻伐。然治虚之法，一应详察虚实，虚者夹邪，则以补为主，兼散其邪。若为大虚之人，则宜固本，速补其真元；待元气一复，则邪不攻自溃。可通过观察其脉象，判断疾病的发展。若弱者渐强，小者渐大，弦者渐滑，紧者渐缓，即可大汗而通，病将愈。二应辨其胸膈，若有滞者不可补，年壮气实者不可补，若气本不实而胸腹无滞，则可大胆用之。若内无热邪，或气有难行者，则先兼暖胃，因补得暖而愈行，邪得暖而速散，切不可妄用寒凉消耗之品，以分散温补之力。若初感寒邪，只要见到脉证真虚，邪不易散，则人参、熟地黄之类，愈早用愈妙，待邪深入于里则难治。吴澄以此补剂，并非留邪，实则壮内之元气，表明其托里之意。经验之谈，难能可贵，医家如能领会其深意，必将终身受益。

8. 攻补托论

吴澄曰：古今言治外感者，不出汗、吐、下三法，三者之中，总为攻之一法。曰补，曰和，共为五法矣。余于五法之中，改和为托，则又约为攻、补、托三法矣。盖邪气炽盛，非攻不除，在表宜汗，在上宜吐，在下宜下，随其所在而攻之，此攻之妙也。然禀质素弱，元气不充，不能攻而攻之则殆矣。邪退宜补，补者补其不足也。阳虚者补阳，阴虚者补阴，气虚者补气，血虚者补血，此治邪于未萌，或治邪于将退，此补之善也。然倘外邪未清，而概补之，宁不助纣为虐乎？邪居半表半里宜和，和者和其半表里也。邪在表则汗，邪在里则下，半表半里不可汗、下，宜从中治，法当和之。然和之而有不能和者，则惟托之一法为最。凡邪在表，表可托也；凡邪在里，里可托也；邪在中焦，中可托也；邪在三阴，阴可托也；邪在三阳，阳可托也。托者，回护元气也，必不以病之强弱为强弱，而总视人身之元气强弱为强弱也。故攻补之中，总寓托之一法焉。人身元气之盛衰异质，邪正之强弱异势，病机之寒热异情，脏腑之虚实异症，岂可执一？故体强利用攻，体虚利用补，虚中夹实利用托。斯法也，虽卢扁复起，不易吾言矣。盖病有病之虚实，元气亦有元气之虚实。能知元气之虚实，足以制病之虚实，则料病观变，操纵由我。且六淫之气，何地不有，四时更变，何岁不然，只顾冲和之元气以为主宰，不必以外邪之所感为重轻。苟吾身之壮旺，即所感虽重，重亦轻也；苟吾身之衰弱，即所感虽轻，轻亦重也。气煦血濡，精神完固，随其所感而应之，则用攻，攻可也；用补，补亦可也；用托，托亦可也。不然，倘元气空虚，气血亏竭，而欲用攻，攻可克乎？精神不足，真元无存，而欲用补，补可起乎？邪实正虚，真元枯槁，而欲用托，托可出乎？大抵攻、补、托三法，而托常居攻、补之中，能托则可以补，可以无补；能托则可以攻，可以无攻，权衡在我，是三法总归之于托之一法也。而托之一法，亦兼二法焉，兼攻而托，是为解托；兼补而托，是为补托，是二法仍归一法也。此所谓审元气之盛衰，察病情之虚实，而施攻、补、托之三法也。其二法十三方，见上集治法。

——《不居集·下集·卷之七·屡散》

按语： 外感外损的治疗，吴澄新立解托补托法，融攻补于一炉，涉及治疗学的攻补关系问题。他认为，治疗外感疾病的方法不外乎攻、补、和三法，其中攻法又有汗、吐、下之分；而和法则可改为托法，为回护元气之法，由此概括为攻、补、托三法。三法运用的条件各有不同，素体强壮、邪气炽盛之人，宜用攻法；邪退正虚或邪未成形之人宜用补法；外邪未清、内有虚弱之人，宜用托法。其中托法，实际包括解托、补托两法。解托法用于内伤轻、外感重者，所用补虚药不多，主要为调和营卫，以托为主，以补为辅；补托法用于内伤重、外感轻者，主要以补气血药为主，辅以滋养安神，所用祛邪药相对不多，仅用解表药，以补为主，以托为辅。人身体质强弱各异，元气盛衰不一，邪正势力不同，病机寒热各异，脏腑虚实不同，不可偏执一端。

在三法的运用上，吴澄更强调正气在人体中的意义，认为病有病之虚实，元气有元气之虚实，不必以病之虚实为强弱，总当是以人身之元气虚实为强弱；而且六淫之气无处不在，四时更变岁岁如此，只要考虑冲和之元气作为主宰，不必以外邪之所感为重轻。体强用攻，体虚用补，虚中夹实用托，一定不变之理。人体强壮，元气充实，精神完固，则攻、补、托三法随机应对，用之皆可；若人体虚弱，元气亏虚，气血衰竭，用攻、补、托都回天无力。而三法之中，托法居攻、补之中，兼攻而托为解托，兼补而托为补托，因此能托则可补可攻，所以三法又以托法为枢纽。既有理论依据，又有临床实践支撑，所以吴澄自信地说，即使扁鹊重生，与我问对答疑，亦不会改变我的观点。

9. 论薛氏治虚损之法

吴澄曰：薛氏治虚损之法，总以八味、六味、四君、六君、归脾、逍遥、补中益气、十全大补等方，次第选用，朝暮互更，无不大获奇中。《芷园》有云：世言医曰医道。医既有道，当从悟以入。如东垣则从"阳生阴长"一句入门，立斋则从"一者因得之"一句入门。盖其读书深得古人心法，所以触处圆通，不泥外症，直究病因，得因施药，莫不应手。非胸中漫无主见，而只知此数方随意妄用也。若劳倦伤脾、思结伤脾，命门火衰不能生发脾土，腠理不密、易感风寒，肾虚火不归原，肾虚水泛为痰，肝经郁怒、心火刑肺。有症有脉，有方有法，皆历试效验，名振一时。医案甚多，不能俱载，即此二三案，亦可窥其全豹矣。

——《不居集·上集·卷之八·薛新甫治虚损法》

按语： 明代医家薛新甫治虚损以温补为特色，上为《不居集》中附其3个治疗病案后吴澄所加的按语。三案中，一为色欲过度，肾阴虚而阳无所附，烦渴、淋沥、痰涌、面赤、舌疮、唇裂，身如芒刺，金匮肾气丸重用肉桂，补阳助火而愈；二为元气素弱，科场积劳，真寒假热，先服十全大补汤大补元气，复以参附汤复脉，调理而愈；三为一少年，发热吐血，相火妄动，暗耗阴精，误治以寒凉降火，症状加重，用补中益气汤及地黄丸而愈。《芷园》指明代医学家卢复所著《芷园臆草》。"一者因得之"一语源自《黄帝内经》，《素问·移精变气论》曰："岐伯曰：治之极于一。帝曰：何谓一？岐伯曰：一者因得之。"一者病之本，因者因循之意，知本则妙在"因"字。吴澄在此引用此句，借以说明薛新甫不为表面症状表现所束缚，能够遵循规律，直接掌握病因病机的根本所在，总以金匮肾气丸、六味地黄丸、四君子汤、六君子汤、归脾汤、逍遥丸、补中益气汤、十全大补汤等方，治疗诸如劳倦伤脾、思结伤脾、命门火衰、不能生发脾土，腠理不密、易感风寒，肾虚火不归原、水泛为痰，肝经郁怒、心火刑肺等证，循循有序地选方，顺从病情变化早晚交替用药。由于抓住了病证本质，心有定数，善于触类旁通，圆机活法，脉证相符，方法得当，故其历试不爽，无不奇中，大获良效。所录薛氏三案，可见一斑。

10. 虚损禁戒

虚损禁忌

吴澄曰：虚损之人，有治而可愈者，有愈而且老且寿者，有缠绵数纪而终不可疗者，有一病即治竟不愈者，何也？盖人之既虚，如器物之损坏，它珍重爱惜，加意护持，乃能长久而不敝。若不爱惜而颠击之，宁有不坏乎？所以虚损之症，能守戒忌，则功过药之半矣。盖祛邪去病，固藉药饵之能，而燮理调元，又非禁忌不可，何也？夫所谓禁忌者，欲患虚损之人，形如朽木，心如死灰。凡酒色财气，饮食起居，多言厚味，实病人生死关头。遵之则不药自愈，违之则终日服药无益也，惟病者自裁耳。

虚损戒忌

吴澄曰：近日虚损之症，百无一活，其故何也？盖由色欲劳倦之伤，七情五味之过，遂致肾元失守，精血日亏，虚阳上泛。初起之时，饮食如常，肌肉未槁，无难调治，而病者每多讳疾忌医，自谓无恙。及蔓延日久，真元耗散，气血败坏，呼天求救，不亦晚乎？此时必先救本培元，健脾养胃，缓缓投剂，或可少济。而无如病者求治太急，取效太速，朝暮更医，或遇庸贱之流，不顾人命，动用清火滋补之剂，暂舒目前之危，而周识食少泄泻之弊。细思此等症候，惟病人坚心惜命，肯遵禁戒，或可挽回。漫述六条，因历治诸人，有遵禁忌而愈者，有不遵而致败者，可为明鉴。

戒肥浓

虚损之症，百脉空虚，非肥浓黏腻之物，不能填补。所以多方设计，强食肥甘滋润之品，借饮食之味，以补真阴。但脾元未损，能胜肥浓者，固自有益。若脾土有亏，一见肥浓，便发畏恶，其敢食之乎？有种将亏未亏之辈，贪其补益，强食肥浓，宁无伤乎？上必吐而下必泻矣。盖土弱金伤，咳嗽多痰，再以黏腻之物滞脾，则痰必增而嗽益甚，食必减而热益加。惟甘淡爽脾之物，不妨脾土者，方合调理之法。曾治一友人虚损，咳嗽痰多，不食肥浓，甘于淡薄，惟淡食白豆腐一年而愈。

——《不居集·上集·卷之二十七·虚损禁忌》

按语：此系吴澄三论虚损遵守禁戒的重要性。一论重在说理。他认为，虚损之人病情预后皆不相同，懂得护养调理之人，谨守戒忌，则药半功倍；

不知爱惜护持自身、不守戒忌之人，治之则不愈。调理真元则以谨守戒忌为要，药石仅为祛邪治病之法，遵从之则不药而愈，若酒色财气、饮食厚味不断，违之则真元亏耗，服药石也无益。二论说理之后提出六戒。他指出，虚损原因起于劳欲不节、七情五味过极，病初轻伤，因讳疾忌医而延误加重，继而急病乱投医，其中有误以清火滋补之品，伤其本源。吴氏谓此等证候，唯有病者遵守禁忌，方可救治，并列六条虚损戒忌：戒房室、戒利欲、戒恼怒、戒多言、戒肥浓、戒风寒，以警示世人。三则强调戒肥浓。他指出，肥浓之戒，戒在脾虚。虚损之人脾胃功能表现为3种情况：病情轻浅者，脾胃元气未伤，尚可予肥浓饮食之味补其真元；病情进一步发展，脾胃元气将亏未亏之际，强食肥浓，于病者无益；病情较重，脾胃元气已损，土弱金伤，则必不能再以黏腻滋润之品，用之则其痰愈多，其热愈盛，唯用甘淡平和之品，为调理之良法。

11. 外损误补如油入面

澄按：外感之损，自上而下，自下而上，总不能过于脾胃。虚劳之损，自一至五，五复犯一，日久乃深。所以外损与内损，所伤不同，所传亦异。故内损有三年五载，而外损不过数十日，究其传变，亦有三经，何如是之速？盖时医不察，认症不明，妄以内损之法治之，如油入面，如闭贼在家，如落井下石，虽欲不速，其可得乎？

——《不居集·下集·卷之一·风劳》

按语： 一般所说的虚损之证，五脏传变，以一传五，五复犯一，迁延日久，有一个逐渐加重的过程，三年五载，病程绵长，但外损往往变化甚速，吴澄对此作了分析。他认为，外损无论自上而下还是自下而上传变，总以脾胃损伤为标志，此时庸医辨证不清，内外不分，以治内损的滋补方法，闭门留寇，戕伤脾胃元气，同如油入面、闭贼在家、落井下石一样，虽然希望能减缓病情进展，治反了怎么可能有效？

12. 论丸药误补

吴澄曰：今人好饵丸药，以为补益根本，调和气血，百病不生，此最善之策也。而不知病多生于丸药之中，其间虚实失宜，阴阳误治，寒热误施，病不合症者，固无论矣。即药与症合，日服相宜者，犹有议焉。盖丸药治疾，非一朝一夕之间，必经年累月，乃奏厥功，其间难免风寒之侵，暑湿之感，或冒外邪，便当暂止，抑又何害？昧者不知，日服如故，风寒得补，闭邪在内，渐入渐深，如油入面，遏之既久，潮热咳嗽，吐痰失血，而成风劳之症，如是死者，丸药误害之耳。虽然，丸药非不可服也，贵见机耳，有外感而停之，外感清而又服，知其变，识其宜，则尽善矣。

——《不居集·下集·卷之二十·丸药误治》

按语： 此处"丸药"特指长期服用的补益丸剂，本论主要阐述丸药误治导致虚劳。指出今时之人以丸药为补益根本，认为食其能调和气血，不生百病，但不知若所服丸药不与病证相合，则犯虚虚实实之戒；即使药与证合，丸者缓也，起效缓慢。若遇外邪侵袭，病者不知而日服如故，则外邪得补而郁闭于内，经年累月则变为虚劳。论中指出，服丸药不当可致变证，但丸药并非不可服，若病者知其戒忌，感邪之时停服，邪祛后再服，则无闭门留寇之弊。

13. 论屡散成劳

澄按：肺为娇脏，所主皮毛，最易受邪，不行表散，则邪留而不祛。若以轻扬之剂投之，则腠理疏通，无复有变虚损之患矣。医者不察，误用滋阴降火之剂，未免闭门留寇，在内兴灾，以致咳嗽、失血、吐痰之症见矣，此误补之为患也。若邪已入里，与表何干？而犹然疏之散之，宁不走泄正气，耗丧真元乎？是又误散之为患也。虽然，犹有说焉，予下集中总以祛邪为急，治法中总以托散为先，至于滋阴降火之法，明辨与有外邪者不合，得无有偏于是，而蹈屡散之弊乎？不知其非也。医贵中和，不宜偏倚，无使有太过不及之虞。用药之法，如将大兵，相时度势，运用一心，或散或补，各适其宜。余非不知滋阴降火之法而故违之，见今时之医，用之者甚多，今时之病，死之者甚众，亟而辨之，抑亦不得已耳。概见外损之症十皆八九，而真阴真阳亏损者十中二三，皆外邪未清做成者多。故分门别出，补散兼施，皆古人之陈法，非独创之新奇，与外邪入内，印定伤风，屡散不休者不同。噫！后之学者，得是书而变通焉，勿执一途，以蹈斯弊，则幸甚矣。

澄按：散方之制，散表邪也。风寒在表不散，邪何以出？然散之之法，亦难言矣。当散而不散者，谓之失汗；不当散而散者，谓之误汗；当散而屡散不休者，谓之过汗；当散而散之太峻者，谓之亡阳。如元气虚弱之体，感冒风寒，虽有表症，亦不可屡散、峻散，以伤其元，只宜和解，或兼补兼托，送邪外出。若概以表散治之，一表不已则再表，再表不已则屡屡表之，汗出淋漓，邪终不解，而津液为之亏竭，真元为之重伤矣。

——《不居集·下集·卷之七·屡散》

按语：外损之疾，人必先虚而后邪入，虚而冒邪，是虚中夹邪。吴澄在此按中分析指出，外损误治有二：一偏用滋补，则郁邪于内，闭门留寇，致成虚损；二为屡散不休，不知解托、补托之法，走泄其真元，亦成虚损。医贵权衡，过犹不及。外损之证，审其虚实，有虚当补，有邪当散，或补或散，适得其宜。吴澄以屡散成劳警示后世之人，不可拘泥于一方，不可偏执于一法，不可犯虚虚实实之戒。

在概论偏用屡散成劳后，吴澄又具体论述了风寒过散之情。风寒在表当散之，然临床也有失汗、误汗、过汗、亡阳等表散不当之误。吴澄强调，若素体虚弱伴有外邪者，不宜屡散、峻散，唯宜和解，或兼补兼托，达邪外出。若屡屡散之，则津液枯涸，真元亏竭。提示后世医者师古人之意，但不可拘泥古人之方，应随时随证，酌量处治。

14. 论以补为散

澄按：人但知补之为补，而不知补之为散。人但知风邪之不去，而不知风邪之复来。运用之妙，存乎一心。古人之方，但师其意。或不得其法，不以其方，不知其经，不达其变，以致邪渐入深，乘虚内陷。将欲补之，邪仍未尽，将欲散之，体弱难胜，畏首畏尾，则难两顾矣。

——《不居集·下集·卷之七·屡散》

按语： 吴澄认为，一切阳虚者，皆宜补中发散；一切阴虚者，皆宜补阴发散；夹热者，皆宜清凉发散；夹寒者，皆宜温经发散；伤食者，则宜消导发散。外感重而身体壮实者，散之当重，宜麻黄汤之类；外感轻而身体虚弱者，散之当轻，宜参苏饮之属。又有因地域之异，用药迥别。他还借李东垣法，以补中益气汤加减，治阳气不足，虚邪外侵；又借赵献可法，用六味地黄汤治阴虚之里热，而不治阴虚之外邪；再引张景岳法，以补阴益气煎治阴气不足，虚邪外侵，总以顾护内伤元气为主。

15. 血症八法总论

吴澄曰：夫血者，水火合德而生，其形象天一之水，其色法地二之火，取水之精以为体，合火之神以为用，人赖以有生。其出入升降，濡润宣通者，由气使然也。故气即无形之血，血即有形之气。经曰：血之与气，异名同类是也。然人之一身气血，不能相离，气中有血，血中有气，气血相依，循环不息。凡血之越出上窍者，皆气为之也。先贤立论，治法不一，或主温补，或主寒凉，或以活血行气，或以滋阴降火，或以心肾为主，或以脾胃为急，或主润肺，或主疏肝。有是病用是法，非漫然也。无如时师不察，不明夫寒热虚实之旨。欲用温补，畏其助火添邪。欲用寒凉，畏其血凝不散。活血行气，又恐伤其真元。滋阴降火，又恐伤其脾胃。心阳肾阴不分，脾胃勇怯罔顾。润肺难痊，疏肝恐误，药饵妄投，希图侥幸，未有能毅然独断于中者也。余历练数十年，见症甚多，务求其要，昼夜苦思，深知根底，立为八法。以气为主，贯通寒热虚实，经纬其间，条分缕析，开卷了然。以见气虚者宜补气，陷者宜升气，逆者宜降气，滞者宜行，外寒者宜散，内寒者宜温，虚火者宜滋，实火者宜清。当用寒凉者，竟用寒凉，而无伤脾败胃之虞。当用温补者，竟用温补，而无添邪助火之弊。活血行气，非活血行气则血不痊。滋阴降火，非滋阴降火则血不止。以心阳为主者，必当行阳固阴。以脾胃为急者，必当调和中土。当润肺则润肺，当疏肝则疏肝。确然可据，不致临症茫然，妄执臆见，歧中又歧也。

——《不居集·上集·卷之十三·血症八法扼要》

按语： 吴澄总结血证治疗八法，认为气为血主，血越血涌皆气之所为，先贤各得其法、各有所宜，抨击了时医不察寒热、不明虚实、优柔寡断、误诊误治之情，并以气为经，以寒热虚实为纬，阐述其以气为主创立治血八法的内容。八法逐条分析，当用则用，使治病有据可依，不致临证茫然无措。

16. 论血证实火

《原病式》曰：血溢者上出也。心养于血，故热甚则血有余而妄行。或谓呕紫凝血为寒者，误也。此非冷凝，由热销烁以稠浊，而热甚则水化制之，故赤并黑而为紫也。

澄按：吐血凝紫，有寒有热。三焦出血，色紫不鲜，不可凉折。凝紫光明，是为火逼，不可温燥。阳症血色鲜红，阴症血色猪肝。

——《不居集·上集·卷之十三·血症八法扼要症治》

按语： 刘河间《素问玄机原病式》认为，血热妄行，呕紫凝血，稠浊，为热灼血液所致，非寒邪冷凝。对此吴澄有不同的看法，他认为吐紫凝血有寒有热，阴证寒者血紫不鲜，色如猪肝，忌用寒凉之品；阳证热者血色鲜红，凝紫光明，不可使用温燥之剂。

17. 论治吐血三宜三不宜

宜降气不宜降火。

气有余便是火。气降则火降，火降则气不上升，血随气行，无溢出上窍之患矣。降火必用寒凉之剂，反伤胃气，胃气伤则脾不能统血，血愈不归经矣。今之疗吐血者，大患有二：一则专用寒凉之味，如芩、连、栀子、青黛、柿饼灰、四物汤、黄柏、知母之类，往往伤脾作泻，以致不救。一则专用人参，肺热还伤肺，咳逆愈甚。亦有用参而愈者，此是气虚喘嗽。气属阳，不由阴虚火炽所致，然亦百不一二也。宜用：白芍、炙甘草（以上制肝），苡仁、山药（以上养脾），麦冬、薄荷、橘红、枇杷叶、贝母（以上清肺），苏子、降香、韭菜汁（以上下气），枣仁、茯神（以上养心），青蒿、鳖甲、银柴胡、地骨皮、丹皮（以上补阴清热），山茱肉、牛膝、枸杞子（以上补肾）。

宜行血不宜止血。

血不循经络者，气上逆也。夫血得热则行，得寒则凝，故降气行血，则血循经络，不求其止，而自止矣。止之则血凝，血凝必发热、恶食、胸胁痛，病日沉痼矣。

宜补肝不宜伐肝。

经曰：五脏者，藏精气而不泻者也。肝为将军之官，主藏血。吐血，肝失其职也。养肝则肾气平，而有所归，伐之则肝不能藏，血愈不止矣。

以上累试辄验之方，然阴无骤补之功，非服久不效。病家欲速其功，医者张皇无主，百药难试，以致殒命，覆辙相寻而不悟，悲夫！

——《不居集·下集·卷之十·御制〈金鉴〉治失血法》

按语：本论主要阐述吐血治疗的三大原则。一为宜降气不宜降火。降火需用寒凉之剂，寒凉伤及脾胃之气，血愈妄行；唯有降气之法，气降则火降，血随气行，归于经脉。今医者治疗吐血，或专用寒凉之味，或专用人参，皆使吐血不愈，病情愈重。二为宜行血不宜止血。止血则血凝，日久发为癥瘕积聚，唯降气行血，离经之血归于脉中，则溢血自止。三为宜补肝不宜伐肝。肝主藏血，吐血之证为肝血不藏、行于脉外所致，唯有养肝之法可使血行归经。吴澄临证治疗时，多次试验有效之方，但所失之阴血无法骤补，只有久服效方加以调理，才可恢复。

18. 失血论

吴澄曰：今人一见失血，便自认为虚损。医家一见失血，亦便认为虚损。印定滋阴降火一法，以为不传之秘，此日吾徽俗之大弊也。殊不知失血之候，此虚损诸症中之一症也。滋降之法，此诸治法中之一法也。虚损亦有不失血，非谓失血必虚损也。失血亦有宜于滋降，非谓滋降专止失血也。人之禀受，各有不同，脏腑阴阳，亦多偏胜。古人著书立言，原为补偏救弊而作。丹溪之法，为阳亢阴微、阴虚火泛者而设，盖亦补当时之偏，救当时之弊，立此一法。非谓虚损门中，人人症症尽皆如是，而舍此别无他法。非谓丹溪之主治，不论何症何因，而只此一法，余不他及也。后人师之，而不善学之，遂致误人。非丹溪立法之不善，乃学丹溪者之不善也。天地有阴阳四时，发育万物，收养生息，不可缺一。若以滋降之法为可废，是有秋冬而无春夏也。呜乎！可予之与滋阴哓哓者，为学丹溪而不善学丹溪者发也，非与丹溪为仇也。果使阴亏内热，虚火上泛，脉数、失血等症，则滋降之法万不可废，其可訾乎？

——《不居集·下集·卷之十·失血》

按语：本论阐述了失血与虚损及其治法之间的辩证关系。明清之际，朱丹溪"阳常有余，阴常不足"说盛行，尤其在徽州，有一见失血即谓虚损者，概用滋阴降火之法。吴澄指出，失血仅是虚损证的症状之一，滋阴降火仅是虚损治法之一；虚损并非一定就失血，失血并非一定虚损；滋阴降火适用于某些失血证，但不是失血证的专方。其实朱丹溪学说也是在宋元香燥伤阴盛行的时代背景下提出的，其滋阴降火是针对阳亢阴微、阴虚火泛，为了补偏救弊而设，并非仅此一法，滥用滋阴降火是后人没有正确理解和掌握朱丹溪之法。《不居集》反复强调滥用滋阴降火之害，吴氏在此说明并非是要与朱丹溪作对、否定其说其法，滋阴降火作为一法不可偏废。既针砭时弊，不迷信盲从，又实事求是，客观评价。

19. 肠胃本无血辨

吴澄曰：肠胃多气多血之经也。孙真人云本无血者，盖自咽喉至胃，及大小肠而抵直肠，其中细腻光滑，总无半点血也。其有血者何？阴阳二络溢出也。其阴阳二络若何？盖经脉十有二，络脉十有五，凡共二十七，气相随上下。经者，径也，经脉流行，气血疏通，径路往来，以荣华一身者也。络者，血络也，经之支派旁出者也。人有十二经，以拘制十二络，余三络者，阴络、阳络、脾之大络也。阴络者，阴跷之路也；阳络者，阳跷之路也。此三络者，在奇经八脉之中，不伏十二经拘束也。其不伏拘束若何？圣人计设沟渠，通利水道，以防不测，忽然天降猛雨，沟渠满溢，圣人不能复设，仍从滂沛横流，譬络脉满溢，诸经不能复拘也。其溢出若何？盖邪之伤人也，因其阴伤则入阴，因其阳伤则入阳，先舍于络脉，留而不去，乃入于经。阳络者，主血脉之阳；阴络者，主血脉之阴。阳主上则吐衄，阴主下则便血。阳主腑，则凡血之出于六腑者，阳主之。阴主脏，则凡血之出于五脏者，阴主之。是阴亦吐衄，而阳亦便血也。络通乎经，经通乎脏腑。是以五脏六腑之中，肠胃四围，皮里膜外之处，有经有络，条理贯通，中含气血，循环不息，而并无血溢出者，何也？其络在三焦之中，于膈膜脂膏之内，五脏六腑之隙，水谷流化之关，同气融会于其间，熏蒸膈膜，发达皮肤肉分，运行上下四旁，各随其所属部分，而注其中。膈膜细衣，如纸之薄，间隔肠胃之中，只通其气，而运行其血，不可损伤也。一有所伤，则震动其衣，而鼓破其纸，中无间隔，气不运行，血无所附，而洋溢乎肠胃矣。既溢于肠胃，若有窠臼焉，盈满而后出，出而又溢，溢而又出，撮一身之血，皆聚于此，如水之泛涨，朝宗于大海也。其吐有甚不甚者，由络之伤有多有寡也。其色之有鲜黯者，由血之出有寒有热，有新有瘀也。其有喷成升斗者，此乃血随气出，无有统摄也。然此数者，皆出于肠胃，伤在六腑，犹易治也。若夫咯血、唾血、咳血、呛血、痰涎带血丝、血点者，所吐虽不多，而伤则在五脏也，在五脏则难治矣。其外损吐血者，邪气深入，攻通血络也。其内损吐血者，经脉空虚，络血透进也。惟血脱者，非益气不救。其余各症，不补塞其攻通之窍不止也。其补塞之法若何？血溢出膜外，在肠胃之间，得温则平，宜甘温补塞之剂，非寒凉收涩之谓也。虽然，亦不可执焉，寒则温之，热则清之，瘀则消之，坚则削之，有外邪则祛之，有壅滞则开之，虚则补之，实则泻之，有余者损之，不足者益之。如此则调和其气血，气煦血濡，肠胃完固，二络不伤，则光滑细腻，周密如故，自无失血之症矣。

或问胃中之血，溢出主吐衄，则肠中当主便血，岂亦溢出上窍乎？此说亦近似有理。若如此分辨，则阳络专主胃，阴络专主肠矣。殊不知阴跷之脉，起于然骨，至内踝直上阴股，入阴间，上循胸，入缺盆，过出人迎，入頄皆，合于太阳。阳跷如此，《灵枢·脉度》如此也。观其上循胸，出人迎，与胃经相会。惟脉络有以相通，故血得从斯而至。

——《不居集·下集·卷之十·失血》

按语："胃肠本无血"是唐·孙思邈提出的，然吐血又从何而来？吴澄在此作了解说和分析，重点阐明其治疗吐血的原则。咽喉直至直肠，管腔、管壁光滑无血，气血流行于经脉之中，通过十二经、十五络散布于五脏六腑、肌肉筋骨之间，血随气行，血为气摄，循环往复，为全身提供营养。他认为，十五络中十二络有十二经约束，而阳络、阴络、脾之大络不受约束，其中阴阳二络又起到沟通阴经与阳经之气的作用，所谓肠胃出血就是阴阳二络血溢。因内因、外因、不内外因损伤肠胃之中隔膜，气不运行，血无所依，故溢于肠胃之间。邪气伤阳居于阳络，阳络伤则为吐血；邪气伤阴则居于阴络，阴络伤则血内溢。其出血有轻重、寒热之分，血色有鲜黯、新瘀之别，为络伤之深浅不同。有气不摄血、喷血量大者，出于肠胃，伤在六腑，易治。而如咯血、唾血、咳血、呛血，痰涎带血丝、血点者，所出不多，但伤五脏，则属难治。若不辨其因，以为凡吐血皆因火所致，除滋阴降火之剂外，别无他法，则属一偏之见。仅以内伤吐血而言，还有血脱益气之法、炮姜吸血归经之法、理中汤清胃脘之血法、金匮肾气丸引火归原之法。寒则温之，热则清之，瘀则消之，虚则补之，实则泄之等，因证制宜。唯血脱者，非予益气治疗不救。以此调和气血，脉道通利，二络不伤，肠胃功能正常，则无失血之证。吴澄谓此治不应拘泥于一法，以证药相合之理，采各家所言，诸法融会贯通。

20. 咳嗽总论

吴澄曰：咳嗽一症，为治甚难。非吾知之为治之难，能明咳嗽之难也。凡辨咳嗽者，欲知所咳之因，撮其大要而辨之，有三纲领焉，八条目焉。三纲领者：外感咳嗽，内伤咳嗽，虚中夹邪咳嗽也。八条目者：外感病多不离寒热二症；内伤不一，总属金水二家；其虚中夹邪，则有轻重虚实之各别也。所见出于外感者，而治之以内伤，则外邪不解，而咳嗽弥深。所见出于内伤者，而治之以外感，则正气渐耗，而咳嗽愈炽。外感之嗽为邪有余，若虚中夹邪，难作有余看。内伤之嗽多属不足，若虚中夹实，难作不足论。或禀体素虚，而又夹外感，则当分其轻重，或补三而散二。尚赋质原强，而又夹内伤，则当察其虚实，或补少而散多。此其轻重权衡，在人会意，最易差谬，此真为治之难也。

　　　　　　　　　　——《不居集·上集·卷之十五·咳嗽纲目》

按语：吴澄认为，所谓咳嗽难治，实则难在明辨咳嗽病因。他在书中以外感不离寒热二证、内伤总属金水二家、虚中夹邪有轻重虚实之别，立为三纲领、八条目，归纳咳嗽的病因，其中正虚邪实相兼、外感内伤相似，轻重权衡之间，病因性质一旦判断有误，外感当做内伤论治，内伤当做外感治疗，则咳嗽愈治愈重，不可不辨。

21. 痰症扼要

《内经》数条司天运气太过，湿土为害，只有积饮之说，而无痰症之名。

澄按：百病之源，皆生于痰，其源不一，必究其痰之为病。病之为痰，痰从何生，痰从何起？然总不外内伤七情，外感六淫，饮食积瘀所致。《内经》不立痰名目，欲人知所自也。至汉张仲景始立五饮，内有痰饮一条，遂开后世痰症之门，各方杂集，而专以治痰为事矣。殊不知脏腑平和，阴阳不乖，各循常度，则水谷之精微化精化液，以奉生身，何痰之有？惟不善调摄，脏腑不平和，阴阳多乖错，则气血凝滞，为痰为饮。百病皆由此而生，气血皆由此而损，所以虚损一症，未有无痰者也。然虚损之痰，与杂症不同。杂症有阴阳、表里、虚实、寒热之分，而虚损之痰，总不离脾、肺、肾三经之不足也。盖肺主气，肺金受伤，则气滞而为痰；脾主湿，脾土不运，则湿动而为痰；肾主水，肾水不足，则水泛而为痰。故痰之来也，无不在于肺；而痰之化也，无不在于脾；若论痰之本，又无不在于肾。故主此三法，以统痰之要也。若因积痰为患，渐变虚损者，则在外损积痰门中另有治法。

——《不居集·上集·卷之十七·痰症扼要》

按语：《黄帝内经》中无痰证之名，直至张仲景论及痰饮，开后世痰证之门。吴澄认为，若人饮食有节，起居有常，则水谷之精滋养全身，痰无所生；若感受六淫邪气，情志不遂，饮食积瘀，不善调摄，则脏腑阴阳失调，气血凝滞，积为痰饮。他强调，虚损之痰与杂证之痰有别，杂证之痰有阴阳、表里、虚实、寒热之分，而虚损之痰，与脾、肺、肾三脏密切相关。肺为贮痰之器，脾为生痰之源，肾为生痰之本，肺、脾、肾三脏受损，则肺气受伤、气滞为痰，脾土受损、湿聚为痰，肾水不足、水泛为痰。吴澄在汲取前人经验的基础上，治疗上以此三脏为主，确立了保肺、培脾、补肾三大治痰大法，强调脏腑、气血、阴阳盛衰的重要性，突出气虚、阳虚为虚损之痰病因病机的主要因素。脏腑辨证和八纲辨证结合，充分揭示虚损之痰的本质，并为其遣药组方提供了明确的诊治思路。

22. 调和中土以治痰火

吴澄曰：痰之未病，即身中之真阴；火之未病，即身中之真阳。惟虚损之人不能平调，七情六欲交相为害。偏胜浮越，痰得火而沸腾，火得痰而煽炽，咳嗽吐痰，饮食短少。治之之法，欲清其标，必先顾其本，使脾胃不伤，能生气生血，调和中土之盛衰，而痰火相安于无事矣。

——《不居集·上集·卷之十七·治痰三法》

按语：吴澄言真阴未耗则无痰，真阳不病则无火（病理之火），但虚损之人真阴真阳失调，虚火愈炽，痰随火而沸腾，则为咳嗽咳痰。治之之法，遵循治病必求于本的原则，以顾护脾胃为要，调和中土，则其痰火相安。

23. 积痰禁用滋降

澄按：葛真人治痨瘵积痰，不用滋阴降火，反以峻悍之剂，驱痰如神。书治痰热壅甚，用沉香消化丸，内有礞石、明矾、南星、枳实、猪牙皂角，何其峻猛，毫不顾忌。真人有见于此而然也，以为积痰不去，壅嗽不除，除得十分之痰，便可望生十分之气血。何则？痰与气血不两立，如民之顺则为民，逆则为寇。今气血尽化为痰，是负固也。负固不服，可不平乎？果能平之，则向之为寇者，今皆转为良民矣。积痰一去，则饮食之精华，尽皆生为气血矣。气血一复，则虚者可不虚，损者可不损矣。

——《不居集·下集·卷之八·积痰》

按语：痰之为病最多，其中潮热往来，咳嗽吐痰，发热昼轻夜重，有类乎虚劳，医家往往以寒补之药，滋阴退热，必使痰气愈滞，病情迁延加重。而葛可久以峻猛之剂治疗痨瘵积痰，其效如神，其理安在？吴澄分析，痰由气血化生，气血尽化为痰则虚损，积痰胶固负隅，只有驱之逐之，水谷精微才能全部化生为气血，如同原本将成逆寇者转化为顺民一样，所以葛真人言"积痰不祛，壅嗽不除，除得十分之痰，便可望生十分之气血"，吴澄借此阐述了积痰禁用滋降的观点。

24. 论阳陷阴中发热

澄按：阳陷阴中发热，亦有阴阳二者之分。李东垣发补中益气汤之论，用参、芪之药大补其气，而提其下陷，此阳邪陷于阴中之阳也。景岳发补阴益气煎，用归、地大补其血，而提其下陷，此治阳邪陷于阴中之阴也。

——《不居集·上集·卷之十六·五脏发热》

按语：此按是吴澄对脾胃内伤治疗的一个补充说明。书中论及外感风寒与饮食失节伤及脾胃，虽症状有相似之处，但病因不同。外感伤其形，内伤脾胃伤其气。外感伤其形则有余，有余则泻之；内伤伤其气则不足，不足则补之。脾胃气虚则下流，阴火乘土，无阳以护营卫，亦有不胜风寒、烦热头痛之症，如果用汗吐之法克伐，则虚而更虚，当用李东垣治虚损法。由此，吴澄进而从李东垣补中益气汤之论和张景岳补阴益气煎之用中得到启示，认为脾胃气虚下陷非仅补中升阳之治一端，又可分阳邪陷于阴中之阳和阴中之阴两种情况，一则人参、黄芪大补其气以提陷，一则当归、地黄大补其血以提陷，补充了脾胃气虚下陷的病因病机观点。其中李东垣书中原作李垣，显系脱字；张景岳补阴益气煎"治阳邪陷于阴中之阴"，书中原作"治阳邪陷于阴中之阳"，显为笔误刻误，均已据文义改。

25. 补李东垣论

东垣曰：外感手背热，手心不热；内伤手心热，手背不热。其辨大要如此。

澄按：有内伤而无外感者，有外感而无内伤者，以此辨之，则判然矣。若夫内伤外感相兼而发热者，则其脉症互见，须当轻重权衡。若显内症多者，则是内伤重而外感轻，宜以补养为先。若现外症多者，则是外感重而内伤轻，宜以发散为急。此东垣未言之意也。

——《不居集·上集·卷之十六·发热》

按语： 李东垣以手背、手心热辨外感、内伤，仅是笼统而言，吴澄补其未备，认为外感、内伤分明者自然无误，若两者相兼发热则须要脉证相参，细细审察，辨明其内外轻重，相宜治疗。其中李东垣曰"内伤手心热，手背不热"，书中原作"内心手心热，手背不热"，显系笔误刻误，据《内外伤辨惑论》及文义改。

26. 郁论

吴澄曰：百病皆生于郁，故凡病之属郁者，十常八九。有本气自郁而病者，有别脏所乘而郁者。《内经》所论，只言五行胜复之理，故有五气之郁。丹溪推而广之，则有气、血、痰、火、湿、食之六郁。赵氏又推而广之，凡伤风、伤寒、温暑、时疫外感等症，皆作郁看。余又推而广之，凡七情五志，劳伤积食，各病皆属于郁。盖情志怫抑，无不关于心，郁者心病也。童男室女、师尼寡妇，所欲不得，或先富后贫，先贵后贱，名利场中荣辱所关，或衣食牵累，利害切身，因而抑郁成劳损者，不知凡几，皆心之郁以致之也。赵氏以木气一郁，而五气相因皆郁，主以逍遥散。予谓心气一郁，而百病相因皆郁，宜用赵敬斋补心丸，并归脾汤。盖心藏神而生血，心郁则不能生血而血少，血少则怔忡健忘、惊悸、盗汗、遗精之虚症生矣。心郁则不能生脾土，脾伤则不能统血，不能统血则吐衄、不眠、食少、肠红、崩漏、体倦、神疲之虚症生矣，故主以归脾汤。归脾者，治劳伤心脾之圣药也。心者君主之官，五脏系皆通于心，一有不平，心即应之。补心之方，前哲不少，然未能贯乎五脏。惟赵敬斋补心丸一方，极其缜密，能安养心神，治心气不足也。经曰：二阳之病发心脾，有不得隐曲，则女子不月。有不得隐曲者，盖指忧心悄悄，抑郁不伸，有无可如何之状，生气日削，神气日丧，而在女子则为不月也。呜呼！天不满东南，地缺陷西北，则天地亦无全功，而人生朝露，寄居尘世，气运不齐，机缘难凑，岂尽十全？从心所欲，惟居命以俟之。素富贵行乎富贵，素贫贱行乎贫贱，素患难行乎患难，故无入而不自得焉。孔圣饭疏食饮水，曲肱而枕之，乐亦在其中矣。颜氏一箪食、一瓢饮在陋巷，人不堪其忧，回也不改其乐。孟子曰：莫非命也，顺受其正。此皆治郁之真诠，却病之妙谛。然非有根基上智之人，襟怀旷达之士，终久摆脱不开，必愈病而愈郁，愈郁而愈病，惟有待毙而已。虽千百剂逍遥、归脾何益也？

——《不居集·上集·卷之十八·七情内郁》

按语：郁证的概念古今发生了一定的变迁，今以心情抑郁、情绪不宁，或易怒喜哭，或伴胸胁胀痛，或咽中有异物梗阻等为主要表现，而古代含义甚广，还包括外感郁滞、内伤气血阻滞等。《黄帝内经》记载有五行之郁，并论及情志致郁，如《素问·举痛论》曰："思则心有所存，神有所归，正气留而不行，故气结矣。"张仲景《金匮要略》论及妇人脏躁、百合病等相关病证。至金元朱丹溪提出六郁之说，明代徐春甫提出七情之郁，赵献可补伤风、伤寒等外感证作郁。吴澄指出，凡七情五志，劳伤积食，各病皆属于郁。赵献可主以肝气之郁，主张用逍遥散治疗。而吴澄认为，郁证无不关乎心，凡郁者皆属心病，人所欲不得则致心郁，心郁则不能助土生新，而致脾伤，出现怔忡惊悸、健忘，或吐衄、食少、体倦等一系列症状，宜以归脾汤补心脾之虚。书还特别推荐赵敬斋补心丸合归脾丸并用，则心脾同补，气血皆充。

文中所言赵敬斋，其人不详，待考。《不居集》所载补心丸有两方，一为《上集·卷之七·朱丹溪治虚损法》方："补心丸：朱砂二钱五分，瓜蒌仁五钱，当归身尾四钱，猪心血丸。"二为《上集·卷之十八·郁证例方》第三方："补心丸，能养心神，又治心气不足，可与归脾、寿脾功用相当。以治七情内伤之郁，不但补心，兼补五脏，无偏胜之弊。人参、川归、牛膝、黄芪、木通、麦冬、远志、石菖蒲、香附、天冬、花粉、白术、贝母、熟地、茯神、地骨皮。上为细末，大枣肉为丸，酒或圆眼汤送下五七十丸。"此当系赵敬斋补心丸，为与朱丹溪方相区别而特加提示。

吴澄于情志之郁尤有切身体会，其少年时才华出众，却屡试不第，无缘功名，却能摆脱苦闷，转而刻苦攻医，终能成就一番医学事业，所以他强调心病还需心药医，治郁关键还在于心胸开阔，襟怀旷达。

27. 五气郁不可执一而论

《内经》曰：木郁达之，火郁发之，土郁夺之，金郁泄之，水郁折之。然调其气，过者折之，以其畏也，所谓泄之。

澄按：金木水火土各有其性，所愿不遂，则郁生焉。达之、发之、夺之、泄之、折之，不过顺其自然之性而已。丹溪云：气血冲和，百病不生，一有怫郁，百病生焉。是郁之为病，非独六气使焉。《内经》五法，不得不借五气以发明其精妙，其中意义无穷，不可执一而论也。古方越鞠丸、四磨汤、四七汤、七气汤，皆以行气开郁化痰为主。若病初起气滞，郁结不开，宜顺其自然之性而开之，则可矣。若久病虚损之人，情志不遂，所愿不得，劳心焦思，忧愁百结，神消气阻，精血暗伤，不知培补真元，而仍日以行气化痰开郁为事，其不危者几希。况今时之人，适意者恒少，怫意者恒多，虚损之因皆从此起。惟能顺其自然之性，从其心之所欲，则心境渐开，兴趣日起。此即达之、发之、夺之、泄之、折之之法，而非逍遥、郁金等药所可疗也。

——《不居集·上集·卷之十八·七情内郁》

按语：这是吴澄对《素问·六元正纪大论》"五郁之治"的注释和发

挥。他认为,《黄帝内经》以五行阐发郁证含义深远,所谓"五郁"其本质是气血不和,非仅指外感邪气之郁,而"五郁之治"的本质就是顺其自然之性,从心所欲,不可拘泥于行气开郁化痰一法。病初起,气滞郁结,多为实证,以行气开郁化痰法开之可也;如郁证迁延日久,由实转虚,引起肾中精血亏耗,则当培补真元,补益心、肝、脾、肾之精。而且当时之人,多劳逸不节,饮食失调,情志不遂,虚损之人多见郁证,唯有顺应自然之性,内心豁达,则郁证自消,此即《黄帝内经》达之、发之、夺之、泄之、折之之义,而非药石可疗。

28. 郁之五气六经七情

澄按:五气之郁,自外而入,故郁在六经。七情之郁,自内而生,故郁在五脏。五脏之中,又以心经为主,以其有脉络相通,故郁者实乃心病也。虽曰情志忧思怒三郁,而喜悲惊恐,亦无不在其中,皆可圆活融贯。惟思虑成郁用归脾汤,恚怒成郁用逍遥散,俱加山栀。盖郁则气涩血耗,故用当归随参补血,白芍随术解郁,复用炒黑山栀,取其味清气浮,能升能降,以解五脏热,益少阴血。若不早治,痨瘵之由也。若肝气不伸,下侮脾土者,宜升补中和汤。血虚有火者,宜畅郁汤。

——《不居集·上集·卷之十八·论情志三郁》

按语: 此为吴澄在论述情志三郁后所作的补充说明。前文对怒郁、思郁、忧郁之情作了分析,针对不同的临床症状提出了具体的治疗方药,此处又补充:虽曰三郁其实喜怒忧思悲恐惊七情都包含其中,要圆机活法,灵活贯通;同时补充强调思虑伤心脾者用归脾汤,怒伤肝者用逍遥散,兼加山栀。郁证气滞血耗,用当归紧随人参补气而发挥补血作用,白芍紧随白术健脾而发挥解郁作用,再用炒黑山栀,意在清热补血。郁有外感与内伤之分,吴澄认为心为五脏所主,主藏神,五脏内郁无不关乎心,治疗应趁早,若治疗不及时,日久则成痨瘵。

29. 论怒气之为害

澄按：虚损之人，未有不善怒者也。盖五志怒本属肝，而他脏亦多兼之，何也？如怒盛伤肝，令人呕血，此本脏自病也。如怒气填胸，不惜身命，此土木相干，侮所不胜也。怒则气上，气粗喘急，畏其所胜也。怒动于心，肝从而炽，此木火相生也。肾盛则怒不止，此木本水源，子病及母也。虽各症亦多兼怒为患，而未有若虚劳之甚者也。盖缘真阴不足，虚火易炎，肝木失其所养；真阴不足，水不制火，上刑肺金，木寡于畏，而肝胆益炽，或稍有不如意，则怫然见于其面矣。经言善怒者，盖本无可怒之事，而辄生嗔，怒火退之时，亦自知懊悔谨戒，未几复又怒忿如前，有不知其然而然也。由是而咳嗽不止，由是而呕血成盆，由是而气胀填胸，由是而胁痛，左右不得眠，由是而饮食渐减，或由是而食滞难消。总之，皆怒气之为害也。故曰：怒是尔猛虎，欲是尔深坑，尔若不谨焉，能尔免病者？其戒诸。

——《不居集·上集·卷之二十二·怔忡惊悸健忘善怒善恐不眠》

按语：肝主疏泄，调畅人体情志活动。吴澄谓虚损之人善怒，怒盛则伤肝，并从五行生克角度，阐述肝怒牵动心、脾、肾之脏而发病。无名之火，不由自主，由此而咳嗽、呕血、胁痛、饮食减少诸症皆起，虚损之人尤其如此。怒气为害之深，需谨之戒之。

30. 饮食不甘论

吴澄曰：脾胃为后天之根本，饮食为万化之源头。盖人之所赖以生者，脾胃也；虚损之赖以可治者，亦脾胃也。脾胃旺则饮食自甘，脾胃亏则饮食无味。故凡察病者，必先察脾胃强弱；治病者，必先顾脾胃勇怯。脾胃无损，诸可无虑。若见饮食不甘，此必脾胃渐败，此将不食之机，岂但不甘而已哉。

吴又曰：饮食不甘，多因脾胃有亏，有药误伤，有生冷伤，有停滞伤，有恼怒伤，有火内格，有津液不足。药误伤者，脾胃喜温而恶凉，喜燥而恶湿。虚损之人，阴虚多热，喜服滋阴降火之剂，病未降而脾胃先受其伤也。生冷伤者，素禀阴亏，内多虚热，喜食生冷瓜果，致伤胃气，此虚损之通弊，人多不察也。有停滞伤者，虚损之人，脾阴不足，胃阳又亏，多食肥浓凝滞之物，以为补益，孰知停驻难消，饮食渐减，而伤食恶食也。有怒气伤肝，木旺乘土，脾胃受伤，致饮食不甘，此因善怒所致。一中气薄弱，肾水不足，虚火上泛，内格呕逆，食不得入，是为虚火。若呕而吐，食入反出，是为无火也。一胃中元气盛，津液足，则能食不伤，过时而不饥，无别故而饮食不甘者，乃胃弱津液少也。况今时之人，所愿不遂，禀气益薄，先天不足，日从事于劳役名利之场，甚至蹈水赴火，而不自知；耽于烟酒色欲之乐，甚至离魂丧魄，而不自惜，废寝忘食，靡有虚日，遂致脾气日伤，元气日削，绝谷而毙，终莫之救，悲哉！

——《不居集·上集·卷之二十七·饮食不甘》

按语：吴澄论述饮食不甘之证，重视脾胃在其中的作用，认为脾胃勇怯反映了疾病的轻重程度；饮食不甘，表明脾胃之气渐衰。并分析其成因，有药误伤，有生冷伤，有停滞伤，有恼怒伤，有火内格，有津液不足等，强调生活作息、情志调摄对于该病的影响，谓脾气损伤、元气日消之人终不能救。

31. 疳劳虚实为要

澄按：疳积一症，在小儿则为五疳，在大人又为五劳。又二十以下曰疳，二十以上曰劳。总由脾胃虚弱，津液枯涸。幼科治疗，多用清凉，不审虚实，致令胃虚而亡其津液，内则发热，外则肌肉削瘦。一脏虚而脏脏皆虚，渐加瘠瘦，久不能瘥。必须大补气血，兼消疳、清热、杀虫之药，叠相间服。又有阴虚假热，脾败肾亏，又非温补不可。总以察其虚实为要。如气弱者，必须兼四君、异功、益气汤之类；血虚者，必兼四物、六味、培土养阴、理脾益荣汤之类，随症酌宜，勿执偏治。

——《不居集·上集·卷之三十·童子疳劳》

按语： 疳积在小儿为五疳，在大人为五劳，总的病机为脾胃虚弱，津液枯涸。本论主要论述治疗小儿疳积应明辨虚实，虚者无论阴虚、气虚、血虚，皆宜补其不足为要；夹实者也应大补气血为主，兼以清热、消疳、杀虫之品，且列有具体方药供随证选择。指出儿科多喜用清凉之剂，如治疳积不审虚实，妄用苦寒，可能使脾胃俱虚，终不可救。

32. 伤风余论

吴澄曰：伤风，细小之疾，似乎无恙，而其中竟有成虚劳不治者，是岂一朝一夕之故哉？虽云治之不善而亦病者，有以自致之也。盖物必先腐也，而后虫生之；土必先溃也，而后水决之；木必先枯也，而后风摧之。夫物且然，而况于人乎？经曰：邪之所凑，其气必虚。伤风小疾，岂能成虚损？亦人之自有虚损，而借风热以成之耳。使其真元充足，精神完固，营卫调和，肤腠缄密，虽有微邪，将安入乎？惟其不戒暴怒，不节房劳，饥不辄食，寒不辄衣，嗜酒而好色，勤劳而忘身，争名夺利，罔惜性命，以致真元耗亡，气血消尽，大经细络积虚已久。遇风则成风劳，遇寒则成寒劳，遇暑则成暑劳，遇湿则成湿劳，如此之类，难以枚举。皆因外邪陷入，元气不能托送，故成外损之症也。其有不被六淫所伤，而亦气血渐弱，非遇他症暴亡，亦必渐至虚损耳。

——《不居集·下集·卷之二·风热》

按语： 本论主要论述伤风与虚劳之间的关系。伤风为小疾，何以竟有转成虚损者？吴澄分析，其人本有虚损之征，不遵戒忌，恣意妄为，故外邪侵袭，元气不能托邪外出，外邪陷入，渐成外损。文中强调了养生调理、顾护真元的重要性。元气充足，精气坚固，营卫调和，腠理致密，则外邪不干。

33. 劳热有阴虚阳虚之分

劳热之症，不尽属阴虚，亦有阳邪入里，传为骨蒸，令人先寒后热，渐成羸瘦。若不审的，不独用热药，是釜中无水，而益进火也。过用寒凉，是釜下无火，而又添水也。

澄按：劳热之症，世人尽以为阴虚，而不知有阳邪传里之变。河间云：虚损之人，寒热因虚而感也。感寒则损阳，阳损则阴盛，是犹釜下无火之症，而误施寒凉之药，是添水也，治之宜以辛甘淡。感热则损阴，阴损则阳盛，是犹釜中无水之症，而误施燥热之品，是益火也，治之宜以甘苦酸咸。然总以脾胃为主，过脾胃不治也。

——《不居集·下集·卷之一·风劳》

按语： 本论主要辨劳热有阴虚、阳虚之分。劳热之证，世人皆以为阴虚，其实亦有先寒后热之阳虚。吴澄引用刘河间之说，指出体虚之人感受寒热之邪，感寒则损阳，犹如釜下无火，误施寒凉，添水之法，则火愈难生；感热则损阴，犹如釜中无水，误施燥热之品，益火之法，则更加燥阴伤津。后世唐容川有一段精辟的论述："李东垣后重脾胃者，但知宜补脾阳，而不知滋养脾阴。脾阳不足，水谷固不化；脾阴不足，水谷仍不化也。譬如釜中煮饭，釜底无火固不熟，釜底无水亦不熟也。"两说有异曲同工之妙，可谓英雄所见略同。

34. 寒邪伤肺论治

经曰：人感于寒，受病微则为咳，甚则为泄为痛。凡咳嗽，五脏六腑皆有之，惟肺先受邪。盖肺主气，合于皮毛。邪之初伤，先客皮毛，故咳为肺病。五脏则各以其时受邪，六腑则又为五脏所移。古人言肺病难愈而喜辛者，盖肺为娇脏，怕寒而恶热，故邪气易伤而难治。

澄按：伤寒传变，始于太阳，终于胃腑。或间经，或越经，或本经自传，或三阳传入三阴，三阴传入胃腑，团聚一处，虽无外出之路，而通其大便，自有内出之门。惟风寒入肺，始于皮毛，传于五脏，所入愈深，为患愈重，欲外出而无路，欲内出而无门，不能过脾胃一关，何也？盖膀胱者，足太阳也；胃者，足阳明也。阳经有出邪之路，故从阳经入者，复从阳经出。肺者，手太阴也；脾者，足太阴也。阴经无出邪之路，故从阴经入者，不能复从阴经出，所以不能过于脾而殒矣。当初起之时，传变未深，兼解兼托，仍从原路拔出。此予之创论也，请质同志。

——《不居集·下集·卷之三·风寒》

按语：本论主要分析寒邪伤肺难愈的原因。中医一般认为，肺为娇脏，怕寒恶热，邪气易伤，肺病难愈。吴澄认为，伤寒从太阳经传入，本身可从太阳经传出，而无论顺经传、越经传、本经自传甚或直入三阴经，总归会聚于胃腑，腑实之证可通，自有内出之路，即阳经有出邪之路，邪从阳经侵入复从阳经出；而风寒入肺，始于皮毛，传于五脏，日久愈深，不能从脾经而出，即阴经无出邪之路，邪从阴经侵入不能复从阴经出。所以他强调，唯有其初起之时，传变未深，兼解兼托，从原路拔邪而出，才能有治。这也正是吴澄提出外损包括真假虚损，并确立解托、补托法治疗外损的一个重要原因和依据。所以他特此说明是自己的创新理论，呈请各家批评指正。

35. 论假火证

澄按：因夏暑而致病者有之，有不因暑而症似白虎者。如元阳不足之人，脾胃气虚之辈，或大失血后，或妇人产后，壮热喘促，面赤引饮，脉虚弱，此乃血虚发热不足之症。症似白虎，误服白虎必死，须用当归补血汤则安。

——《不居集·下集·卷之四·暑症》

按语：此为吴澄为脾胃气虚、元阳不足的假火证所作的补充说明。假火证壮热引饮，表面类似白虎汤证，实则血虚发热、脉虚弱，不可误治，否则害人性命。

36. 湿热致损成因

澄按：长夏蒸热，湿土司令，火炽之极，金伏之际，而寒水绝体，为病最多。惟东垣《脾胃论》所著极详，但未言其为虚损，而其症则皆似虚损也。况真元不足之人，不自保养，快情恣欲，饮酒无度，或食煎炒煿炙之物，辛热猛烈之剂，肾水愈亏，心火益炽，暑热交蒸，内外合邪，因而失血者有之；金受火伤，因而咳嗽者有之；肾绝生化之源，因而烦热者有之；脾为暑湿所侵，因而痰起者有之；热则伤气，因而倦怠无力者有之。有因暑湿而渐至内伤，有原内伤而再受暑湿者。虚人至此之际，亦生死之一大关头也，不可不慎。

————《不居集·下集·卷之五·湿劳》

按语： 本论主要论述长夏之时暑湿为患导致真假虚损的种种症情。六七月间，湿令大行，火炽、金伏、寒水绝体之际，湿热相合，五脏皆为其伤，而水无生化之源，肾脏亏虚，则发为痿厥。吴澄将暑湿与虚损联系起来论述，强调虚损之人至此时为生死关头，治宜慎重。

37. 从积热论虚劳成因

虚劳皆积热做成，始健时可用子和法，日后羸败，四物加减，送消积丸，使热不再作也。

澄按：子和法，即舟车、禹功、神芎导水之类，去积宣热，疏通气血。始健时，元气未伤，不须畏忌，可攻可导也。倘日久羸败，则前法又不可用，而改以四物送消积丸，使热不再作，此亦不得已之法也。

又按：病有生成者，有变成者，有做成者。初起一症谓之生，再转一症谓之变，药饵妄施谓之做。生者不假人力，原自生成。变者调摄失宜，随病所化。做者纯是人力，并非本来。如丹溪云积热做成者，此病做病耳。今时皆以药做之，如米之做饭、做粥、做酒之类，随人做之，无不成也。如偶感外邪未清，本非劳嗽也，而以天冬、百合、紫菀、兜铃之类做之，则劳嗽成矣。本无蒸热也，而以二地、二冬、丹皮、地骨皮之类做之，则蒸热成矣。本不失血也，而以龟板、元参、牛膝、童便、地黄、麦冬之类做之，则失血见矣。本不泄泻也，而以玉竹、当归、黄柏、知母之类做之，则泄泻成矣。推而广之，岂独虚劳一症哉？如妊娠分娩，本不难产也，而人皆做之。盖天生天化，顺成其道，不假施为，瓜熟蒂落，此自然之理也。医家惟恐其产之不难，而以催生药做之；产家惟恐其不难，而以惊慌恐惧做之；收生稳婆惟恐其不难，而以探胎试水勒出做之，则难产成矣。至若鸟兽，苦无人做，则亦无难产之症矣。又如小儿急慢惊风，类多假搐，医者惟恐其不成，而以牛黄、紫雪、冰、麝之类做之。外科痈疽，本不内陷也，医者惟恐其不成，而以攻毒清凉之药做之。又如眼科，未必遂瞎也，医者唯恐其不瞽，而以辛窜燥烈之剂、冰伏点眼之药做之。至于膨胀膈噎，何症不然，而岂独虚劳乎？姑录一二，以为当世戒。

——《不居集·下集·卷之六·积热》

按语： 本论以积热人为导致虚劳为例，推论及各种人为导致虚损的病情。朱丹溪原有"积热做成"之论，指疾病本身发展导致，而吴澄所谓"做成"，特指人为导致。他提出疾病形成发展的因素有三，一为病本自生之始，无人为因素，为"生成"；二为病情进展转化，为"变成"；三为"药饵妄施"，即滥用滋补所致，并非疾病本来发展轨迹。就积热而言，吴澄认为初起时元气未伤，针对病因，攻积导滞无妨，至于日久气血亏虚，改用四物汤送消积丸，本是不得已为之；并列举滥用、过用滋补，本无劳嗽"做成"劳嗽、本无蒸热"做成"蒸热、本不失血"做成"失血、本不泄泻"做成"泄泻的种种情况，其实偶感外邪，清除外邪即可，不至于发展到这一步。推而广之，医家如不顺其自然，不按照人体生理、病理的发展变化规律办事，过度医疗、胡乱作为，诸如膨胀、膈噎、妇科难产、小儿急慢惊风、外科痈疽内陷、眼科瞽盲，百病皆可"做成"虚劳，吴澄以此警示世人。

38. 食积忌用消克

澄按: 脾肾交通, 则水谷自化。若禀受素弱, 饥饱过度, 脾元受伤, 当预防调理, 复其健运之常, 则无停积之食矣。盖大饥之后, 则用大饱, 不知已损之脾, 焉能消化? 又挟痰涎, 裹结成形, 经年累月, 或现或隐, 消磨真元, 损耗津液, 辗转相害, 羸瘦日增, 极似虚损。始因伤食, 继用消食以伤脾, 后因脾伤而食积, 食积则各症百出, 如丹溪辨之面有蟹爪文路是也。

——《不居集·下集·卷之九·食积》

按语: 吴澄认为, 食积的原因在于脾失健运, 他描述了"伤食→消食→伤脾→食积"的疾病进展过程, 特别是先天禀赋不足, 大饥之后大饱, 损伤脾胃, 妨碍消化, 长此以往, 必致食积, 面上出现蟹爪纹路, 形成恶性循环。如医者不查其脾胃虚实, 见食积之证便用消克之药, 则使其虚愈虚, 日渐羸瘦, 百症皆出。若久攻之, 则必伤其元气, 其病愈甚。吴澄于此提示后世医者, 宜观病者体质强弱, 病情虚实, 方可选方用药, 力求将药效发挥最大。

39. 脾胃健运有赖命火

澄按: 饮食入胃, 全赖脾土健旺, 消磨水谷。脾土旺则能旋食旋化, 消磨水谷而强健。脾弱则随食随停, 不能运化精微, 水谷反消磨脾土, 而脾益弱矣。然脾之所以能健能运, 变化精微者, 全赖命火上蒸, 方能熟腐。所以中年之后, 大病之余, 积劳积损, 禀受不足之辈, 命火虚衰, 譬如锅底无火, 若不加薪, 何能熟腐水谷也?

——《不居集·下集·卷之九·食积》

按语: 本论在论述脾胃运化功能重要性的基础上, 强调脾胃健运依赖于命门之火的上蒸。脾胃为后天之本, 气血生化之源。凡饮食入胃, 脾土健旺, 则腐熟和运化水谷之力强健; 若脾土虚弱, 则运化无力, 水谷反而积滞伤脾。脾土之所以健运，乃是由于命门之火的蒸化。故年长者病后，或禀赋不足，或劳伤积损者，命门火衰，无法上蒸于脾，则脾失健运，饮食不化。此论与明代新安前辈医家孙一奎发明的命门动气说，有异曲同工之妙。然为命火加薪，又必须通过脾胃这一条道。所以吴澄谓治病者必先充其胃气，因胃气为行药之主。胃气充实者，行药之力强，疾病易治易愈；胃气虚弱者，无力运化药力，药不能行，则疾病难愈。

40. 过啖煿炙动血辨治

澄按：煎、炒、煿、炙，烧酒、椒、姜、葱、蒜，皆辛热动血之品。若喉痒、咳嗽、喘急者，是火热在上焦，而不在肠胃也，二便必如常，内无燥结，所以用紫菀汤。若积热在肠胃，而血吐出紫黑成块者，其肠中必有黑结粪数枚。若不下之，血必不止，当与积热门参看。

——《不居集·下集·卷之九·食积》

按语：本论分析过食辛热动血的种种症情及其应对方药。过食煎、炒、煿、椒、姜、蒜等品，辛热伤肺，则热壅肺脏，咳嗽咽痒，胸胁胀满疼痛，宜用紫菀汤清火润肺；上焦壅热，胸腹胀满，出血色紫黑，宜釜底抽薪，从大便导之。

41. 论左右不得眠

左右者，阴阳之道路也。肝生于左，肺藏于右。所以左属肝，肝藏血，肝阳也，血阴也，乃外阳而内阴也；右属肺，肺主气，肺阴也，气阳也，外阴而内阳也。由阴阳互藏，左胁多兼留血，右胁多兼积痰。虚损多由积痰、留血之病。左不能贴席眠者，肝也，血也；右不能贴席眠者，肺也，气也。此痰挟瘀血凝滞，阻塞道路。宜养血以流动乎气，降火以清乎痰，四物加桃仁、诃子、青皮、竹沥之类，此治虚损未成之左右不得眠也。若病久形脱，左不眠为肝胀，右不眠为肺胀，不治之症。

——《不居集·上集·卷之二十二·怔忡惊悸健忘善怒善恐不眠》

肺胀痰多,胁下一点刺痛,或吐酸水,气胀应背,干烧,或左或右不得眠。此痰挟瘀血,凝气而病。宜养血以流动乎气,降火以清乎痰。

澄按:左不得眠,肝胀;右不得眠,肺胀。此内损之候,不治之症也。惟是痰挟瘀血,壅塞气道,肝木不疏,多有此症。用舒肝理气,消痰逐瘀,往往取效。若以滋补治之,凝结益甚,木气不升,而愈不得眠矣。

——《不居集·下集·卷之十一·积瘀》

按语: 此为吴澄论述左右不得眠之病位、病因、病机和辨治方法。他根据左右不得卧之体位特征,依据《黄帝内经》"左肝右肺"的原理,判定其病体病位在肝和肺,又根据肝与肺气血、阴阳的特性,判断病理上左胁多兼留血、右胁多兼积痰,提出了"痰饮、瘀血阻滞,阴阳、气血道路不通"的不眠病机观点:"虚损之人,不眠之时,则左右之阴阳、气血道路相通,眠则道路阻塞,是以不得眠也。"既然左右不得眠病位在肝肺,是痰夹瘀血凝滞、阻塞道路所致,治疗当从肝肺两脏入手,从痰瘀论治。肝病以养血行血为治疗原则,肺病以清热化痰为治疗原则,尤其疏肝理气、消痰逐瘀往往有效,强调如用滋补治疗则凝滞愈甚,病情加重。不过,《不居集》也谈到左右不得眠亦有肾虚之因,治疗也不可只顾化痰祛瘀,真阴真阳虚者要以补肾为主,兼以和血,可以补气之人参、黄芪与活血之牛膝、桃仁、川芎等配伍,选用"地黄、牛膝、石斛、木瓜、苡仁、桃仁、芎、归、参、芪之属"治疗。但吴澄明确指出,左右不得眠为虚损难治之证,要在虚损尚未成之时及时治疗,形体已脱则不可治,即所谓"左不眠为肝胀,右不眠为肺胀,不治之证"。

42. 论跌打损伤

积瘀凝滞,不问何经,总属于肝,盖肝主血也。故凡败血积聚,从其所属,必归于肝。故见胁肋小腹胀痛者,皆肝经之道也。内有积瘀,停久不行,必痰涎壅塞,凝泣水谷道路,故见咳嗽喘不能卧也。瘀之日久,津液渐枯，与痰涎交结为患，故见吐痰发热，有似虚劳外损也，但脉牢大有形。实证犹可措手，倘见沉涩，既不能自行其血，又难施峻猛之剂，安望其速愈邪？

　　　　　　　　　　　　　　——《不居集·下集·卷之十一·积瘀》

　　按语：本论主要阐述积瘀、凝滞皆属于肝。肝为藏血之脏，故瘀血、积滞者皆可能归于肝。血液积聚于肝经，则胁肋刺痛；夹痰则咳嗽，喘不能卧，或发热吐痰，脉牢大有形。积瘀日久，则津液渐枯。夹痰则为实证，犹可以峻猛之剂消其瘀；若见脉沉涩，则不可妄投峻剂。此所言峻剂，当指滋补重剂。

43. 论疑虑成劳

　　吴澄曰：过虑成虚劳者，病人心志不定，疑虑交加，择医靡所适从，服药每多疑忌，畏首畏尾，朝暮纷更，其故何也？盖未病之先，素性岂无嗜欲；既病之后，耿耿实怯于衷。故每喜补而惮攻，又讳人言虚劳二字，性情偏拗，喜用降火而滋阴，此病人之疑虑也。医家见无一定，真伪不分，满口胡猜，意随病转，或云虚而未损，或云恐变成劳，每顺病者之情，药多迎合其意，以致因循不救，病日益深，朝暮更医，主持不定，此皆疑虑之过也。盖偶尔感冒，亦属寻常，痰嗽失血，亦非奇病，何以遂至于成劳？亦何以遂至于不起？盖缘医家多疑，所见不确，汤药乱施；病家多疑，择医不明，将症试药，胃气日伤，真元日损，以假病做成真病，不变虚劳不已也。

　　　　　　　　　　　　　　——《不居集·下集·卷之十六·疑虑》

　　按语：疑虑有病者所虑与医者所虑之分，本论主要阐述过虑而成虚劳的种种表现。病者之虑，因其心志不定，择医用药每多疑虑，瞻前顾后，朝暮纷更。医者之虑，辨证不清，满口胡猜，选方用药畏首畏尾，主意不定，药多迎合病者之意。病者与医者之虑，皆使病情愈重。本为寻常之疾，盖缘医家多疑、病者多虑而汤药乱投，假病人为做成真病。吴澄以此所论启示后人。

44.诸漏余论

吴澄曰：疮疡变漏而成虚劳者，皆真元不足之人也。倘本体充实，元气壮健，诸邪何由侵入？即偶有所袭，虽痈疽发背大毒，元气足以拒之，亦易化脓成脓，长肉生肌，无大害也。惟真元不足，气血虚馁，三阴亏损，一有所患，淹滞难痊，起管生瘘，清脓黄水，淋沥无休，真精元气日渐消磨，不至成虚劳不止。盖江河日下，久漏枯髓。疮疡门中，自有全书，曷能尽录？略摘数条，以为外损者知所自云耳。故薛氏论疮疡等症，若肾经火气亢盛，致阴水不能生化，而患阴虚发热者，宜用坎离丸，取其苦寒能化水中之火，令火气衰而水自生。若阳气衰弱，致阴水不能生化，而患阴虚发热者，宜用六味丸，取其酸温能生火中之水，使阳气旺而阴自化。况此症属肾经精气亏损者十有八九，属肾经阳气亢盛者十无二三。然江南之人，患此者多属脾经阴血亏损，元气下陷，须用补中益气汤，以培脾肺之气，使阳生而阴长。若嗜欲过多，亏损真阴者，宜用六味丸补肾经元气，以生精血，仍用补中益气汤以培脾肺之生气，而滋肾水。经云：阴虚者，脾虚也。但多误认为肾经火症，用黄柏、知母之类，复伤脾肺，绝其化源，及致不起，惜哉！

——《不居集·下集·卷之十八·诸漏》

按语： 本论主要阐述疮疡变为虚劳与病者禀赋有关。身体健壮，真元充足者虽发疮疡，但无大害。真元不足、禀赋有亏之人，一旦患病则迁延难愈，真元日渐耗损，终成虚劳。吴澄于外损门中，引用薛新甫论治疮疡之说，指出疮疡有肾火亢盛和肾精亏损之分。肾火亢盛者较少，其肾中火气盛，致阴水不化而阴虚发热者，宜用苦寒之品制火，如坎离丸。肾精亏损者常见，肾中阳气虚衰，阴水不化而阴虚发热者，宜酸温之剂生火，如六味地黄丸。而江南之地，又以脾虚而气血亏虚者多见，宜补气生血之类培补中土，如补中益气汤。切勿以脾虚为火证治之，用寒凉之品则复伤气血，以致其病愈深。

45. 论酒伤之害

吴澄曰：曲蘖之戒多矣，而人终日饮酒，肠胃熏蒸，真元暗损，人习以为常，而不察耳。盖人之所赖以生者，气血也，气血有真元以统御之。真元者，人性命之根本也。人之云性命则知重，而不知纵饮则暗损真元，损真元一分，即暗损性命一分，不可轻视也。余少年时亦喜豪饮，后究岐轩之书，猛加警戒，先少饮节饮，渐至不饮，而今已数十年于兹矣。追思曩日畅饮诸友，同席欢娱，厌厌夜饮，不醉无休，曾几何时，而今十无一二人矣。虽曰人之寿命修短自有定数，而未必非狂药之为害也。

澄按：人之禀受，脏腑阴阳，各有偏胜。有能大饮者，有不能饮者，有涓滴不入口者，各有其量，不能勉强。究其为物，米汁化成，原不害人。但酿法多有曲料酷头，做成毒烈峻猛之药，化米成浆，服之顷刻能通十二经络，移情易性。少饮之，则宣和气血，壮神御寒；多饮之，则损神耗血，腐胃铄精；沉湎不歇，毒流肠胃，暗损天年，潜消元气，多变虚损。

澄按：物糟既久，色变为赤，味亦变，便是糟物色。人饮不节，便终日醺醺，沦肤渍髓，则成糟人矣。人糟既久，惟曲蘖用事，并非本来面目，神昏形倦，大则荡家殒命，小则多病生非。嗜饮者虽云陶情遣兴，知己合欢，而不知其失时误事，皆酒之为害也。

——《不居集·下集·卷之十二·酒伤》

按语： 吴澄分别从人体生理和禀赋角度阐述饮酒之戒、纵酒成劳之害，又从酒的生成角度阐述嗜酒为害的原理。首先，人体气血，为真元所化，充养脏腑，营养全身，而终日饮酒之人，不知其酒热郁于内，熏蒸肠胃，暗耗真元。吴澄以自身经历，现身说法，警示世人，饮酒宜适度。其次，人之禀赋，各有偏胜，酒量皆不同，不宜勉强。少饮可抵御寒气，宣通气血，过饮则伤气耗血，熏蒸肠胃，损其真元，导致虚损。三则酒为米汁酿成，米为谷物，众人皆食而无害，然其加曲料后则成峻猛辛烈之液，酒困则成百病；物糟成酒，人饮酒不节成糟人，人糟既久，重则性命不保，轻则致生他病。吴澄以此告诫世人饮酒需适度，过则为害。

46. 论酒余论

吴澄曰：五谷者，种之美者也，最能养人。惟糯米性黏，滞气生痰，壅闭经络，又难消化，则是未经酝酿之先，已不能如五谷之充和，而又加以曲蘖之药，岂甘与日用常行之粥饭同论乎？况曲蘖之料，是郁遏所造，酒又为郁遏所成，是郁而又郁也。夫人之气，郁而不伸者必病。物之气，郁而不伸者必毒。况酒为重郁之下，更兼糯米黏滞之性，本不善乎。诸家言其能变虚劳各病，盖有自也。然今时之人，喜饮者极多，宴嘉宾，娱亲友，冠婚喜庆，无不以酒为先，而未见其为害若是之甚也。又有以酒为生，自朝至暮，而起居如常，至老不衰者，亦不乏人也。又有喜饮之人，未至日暮，心中思索，如有所失，食不甘，寝不安，必欲觅而饮之，则心中顿释，就枕易睡者，比比皆是。所以杜康之流，忽尔不饮，可预知其病之将至；忽尔思饮，可预知其病之将痊。此亦如嗜烟之人，朝夕熏蒸，脾胃习之，日久与此相投相合，胃气不能自主，反为烟酒所化，如痰之在胃中，人赖此以养胃而不可尽攻者，即此也。故不得志之人，心中怨闷，抑郁不舒，消愁遣兴，解恼除烦，借此陶情，万不可缺，家无隔宿，而犹必以此为先务也。信如所言，则此辈皆为酒困，何无病苦，而强健自如，何也？稽之于古则无征，考之于人则不验，豪饮者必以为大谬不然，妄生谤议，云尽信书不如无书也。虽然有说焉，盖酒之性大热，天寒凝冻，惟酒不冰。然能和血行气，壮神御寒，避邪逐秽，人间之美禄，原不可少。惟节饮之，未必无益。而无如今时之人则不然，以酒为浆，以妄为常，醉以入房，以欲竭其精，以耗散其真，于是胃因酒而呕吐，脾因酒而困怠，心因酒而昏狂，肝因酒而善怒，胆因酒而忘惧，肾因酒而精枯，以致变病不测，或虚劳吐血之症，岂有穷乎！但不可一概论耳。天之生人，脏腑阴阳各有不同，虚实寒热各有偏胜，定有限量，无者不可使而有，少者不可使而多也。故有能胜酒者，有不能胜酒者。能饮者，量能受纳，元气足以胜之也。不能饮者，湿热太甚，不能相容，酒反足以胜元气也。俗云：酒不醉人，人尽自醉也。孟子曰：恶醉而强酒，病之端也。孔圣惟酒无量不及乱，饮之节也。人能恒存十分之限量而只饮其六七，斯饮之善者也。然多饮不如少饮，少饮不如不饮，此更善之善者也。而举世之人，果能如是乎？然量之浅深，脏腑之寒热，禀受之偏胜，则多饮少饮，能饮不饮，亦惟人之自揣何如耳，余又何哓哓焉。

张本斯《五湖漫闻》云：余尝于太仆坐上，见张翁一百十三岁，普福寺见王瀛州一百三十岁，毛闲翁一百三岁，杨南峰八十九岁，沈石田八十四岁，吴白楼八十五岁，毛砺庵八十二岁，诸公至老精敏不衰，升降如仪，问之皆不饮酒。若文衡翁、施东冈、叶如岩，毫釐动静，与壮年不异，亦不饮酒。此见酒之不可以沉湎也。

——《不居集·下集·卷之十二·酒伤》

按语： 本论主要阐述吴澄对饮酒的认识和态度。糯米其性黏滞，为五谷之中难消易滞者。加入曲蘗之药酿酒后，使其郁滞更郁，故酒具有重郁之性。诸家皆言饮酒能变虚劳各证，然今时之人好饮酒者多，有会亲友、办婚庆者饮酒；又有以酒为生，而起居如常，至老不衰者；还有喜饮之人，不饮则食不甘、寝不安，饮之则心中顿释，就枕安稳入睡者，未见其有虚损之害。此因人生禀赋不同，有能胜酒者，有不能胜酒者。能胜之人饮酒，元气足以胜之；不能胜者饮酒，酒反胜元气。吴澄引经据典，以孔孟圣人之言，强调多饮不如少饮，少饮不如不饮。但又有几人可以做到？故吴澄谓酒量深浅，脏腑寒热，禀赋强弱，饮酒者多饮少饮，能饮不饮，由其自己选择。酒为辛热之品，若节饮之，则能和血行气，御寒逐秽，未必无益。然今时之人则不然，以酒为浆，以妄为常，醉以入房，以欲竭其精，以耗散其真，则五脏皆因酒而病。故吴澄虽谓其饮酒为个人选择，但应在真正了解自己的身体状态之后，选择适度饮酒，或不饮酒。

47. 论吸烟之害

吴澄曰：今时之烟，为患更甚于酒。酒虽沉湎，不能携瓶随身，啜饮不歇。而烟则终日熏灼，无分昼夜，无论富贵贫贱，男妇老幼，皆有烟具随身，频频喷吸。一口吸入，顷刻周身通体畅快，习以消闲。故客至用以代茶代酒，独坐则解闷解愁。虽赤贫之辈，困苦之时，日给犹可暂缺，而惟烟之一事，不可须臾离也。按烟之性，辛温有毒，其治风寒湿痹，冷积寒痰，山岚瘴气，其功诚不泯。盖有病则病当之，若无病之人，亦频频熏灼，津涸液枯，暗损天年。亦相习成风，举世皆然，殊不之觉耳。所以虚损之人，最宜戒此。然其性与烧酒相类。古时之人，无此二物，皆度上寿；今时之人，度百岁者少，未必非此二物之为暗害也。烧酒创自元朝，烟则盛行于今日，二物并行，贪嗜无厌，脏腑不为之焦坏乎？养生者当细思之。今日奸徒，烟中则用信石拌制，烧酒则用信石烧烟熏缸，所以一口入口，锁喉难吞，以为烟酒力猛，而不知其药之毒也。

服之头疼心烦，眩晕口渴难禁，是有信石之烟酒也，有病者不可不慎。

近日闻有桐树叶杂入烟叶做成，服之顶喉发呃，损人更甚，嗜烟者不可不审。

——《不居集·下集·卷之十二·酒伤》

按语：此烟指鸦片烟，是鸦片（罂粟花熬制出的烟膏）与烟草的混合物。本论主要阐述吸食鸦片烟的危害。罂粟在我国有上千年的种植历史，北宋时期平民将罂粟苗入菜、罂粟籽充饥，熬成佛粥可以调养肺胃；金元时期除用于肺胃疾病以外，还应用于咳嗽、痢疾等顽证，并以之解金石之毒；明·李时珍《本草纲目》就记载了罂粟的食用与炮制方法，罂粟制成鸦片被当做药物治疗疾病。吴澄对其性能功用有客观记载，认为烟之性，辛温有毒，可除湿驱寒，治风寒湿痹，冷积寒痰，山岚瘴气，功不可没。明代东南亚爪哇人将烟草与鸦片掺在一起吸食，后传入中国。由于当时社会生活匮乏，百姓精神无所寄托，吸食鸦片烟作为消遣，逐渐风靡成灾。根据吴澄的描述，当时吸食鸦片烟相习成风，举世皆然，更甚于酒，因其便于携带，吸入一口，周身通体畅快，世人习以消闲，证实清代吸食鸦片确实泛滥成灾。吸食鸦片会产生一种迷幻感，长期食用等于慢性自杀，其毒害之大，吴澄说无病之人，终日熏灼，则津液枯涸，暗损天年；并与上古天真之时相比较，古人无烟酒之物，皆度上寿，今时之人，烟酒并行，贪嗜无厌，脏腑真元败坏，少有百岁之人。为帮助人们戒烟，他甚至说有奸商以砒石掺入烟酒中，以桐树叶拌入烟叶中，药毒损人更甚，可谓用心良苦。

48. 病家座右铭

病有十失

病在骄恣背理，不遵医戒，一失也。轻身重财，治疗不早，诊视不勤，二失也。听从师巫，广行杀戮，不信医药，三失也。忧思想慕，怨天尤人，广生懊恼，四失也。忌医讳疾，言不由衷，药不合症，五失也。不能择医，或信佞言，或凭龟卜，六失也。室家不和，处事乖戾，尽成荆棘，七失也。不明药理，旦暮更医，杂剂妄投，八失也。但索速写方，药材恶滥，妄为加减，九失也。奉侍匪人，煎丸失法，急不精详，十失也。

病中十则

心如木石，观四大假合，一也。烦恼现前，以死譬之，二也。常将不如我者比，巧自宽慰，三也。造物劳我以生，遇病却闲，反生庆幸，四也。痛苦不通，宿业难逃，惟欢喜领受，五也。室家和睦，无交谪之言，六也。

众生各有病根，常自观克治，七也。风露严防，嗜欲淡薄，八也。饮食宁少毋多，起居务适毋强，九也。与良朋讲开怀出世之谈，十也。

病家十要

一择明医，于病有神；不可不慎，生死相随。二肯服药，诸病可却；有等愚人，自家担搁。三宜早治，始则容易；履霜不谨，坚冰即至。四绝房室，自然无疾；倘若犯之，神医无术。五戒恼怒，必须省悟；怒则火起，难以救护。六息妄想，必须静养；念虑一除，精神自爽。七节饮食，调理有则；过则伤神，太饱难克。八慎起居，交际当祛；稍若劳役，元气愈虚。九莫信邪，信之则差；异端诡诱，惑乱人家。十勿惜费，情之何谓；请问君家，命财孰贵？

以上病者当作座右铭。

——《不居集·下集·卷之十九·病后调治》

按语：病家养生却病之要，为历代医家所重视，从司马迁《史记·扁鹊仓公列传》"六不治"，到张仲景叹世人不留神医药，从张景岳的"病家两要说"，到李士材的"不失人情论"，古往今来论述颇详。吴澄所集三论，从不同角度论述了患者从医治病的要点、原则、注意事项，虽非其独家发明，但颇多教益，于虚损患者尤为重要。

（三）药论举隅

药论药话实属医论医话之范围，内容也涉及病因病机、理法方药、本草百科，但侧重于本草品种和功用区别，有其特殊性，故另起一题，予以论述。

1. 论人参伤寒之用

伤寒宜用人参，其辨不可不明。盖人受外感之邪，必先汗以驱之。惟元气旺者，外邪始乘势以出。若素弱之人，药虽外行，气从中馁，轻者半出不出，重者反随元气缩入，发热无休矣。所以虚弱之体，用人参三五七分，入表药中少助元气，以为驱邪之主，使邪气得药一涌而出，全非补养衰弱之意也。即和解药中，有人参之大力者居间，外邪自不争而退舍，否则邪气之纵悍，安肯听命和解耶？不知者谓伤寒无补法，邪得补而弥炽。即痘疹疟痢以及中风中痰、中寒中暑、痈疽产后，初时概不敢用，而虚人之遇重病，可生之机，悉置不理矣。古方表汗用五积散、参苏饮、败毒散，和解小柴胡汤、白虎汤、竹叶石膏汤，皆用人参领内邪外出，乃得速愈，奈何不察耶？外感体虚之人，汗之热不退，下之、和之热亦不退，大热呻吟，津液烁尽，身如枯柴，医者技穷。正为元气已漓，药不应手耳。倘元气未漓，先用人参三五七分，领药深入驱邪，何至汗和不应耶？东垣治内伤外感，用补中益气汤加表药一二味，热服而散外邪，有功千古。伤寒专科，从仲景至今，明贤方书无不用参，何为今日医家，单除不用，全失相传宗旨。使体虚之人，百无一治，曾不悟其害之也。盖不当用参而杀人者，是与参、芪、归、术、姜、桂、附子等药，同行温补之误。不谓羌、独、柴、前、芎、半、枳、桔、苓、膏等药，同行汗和之法所致也，安得视等砒毒耶？嘉靖己未，江淮大疫，用败毒散倍人参，去前胡、独活，服者尽效。万历己卯大疫，用此方复效。崇祯辛巳、壬午，大饥大疫，道馑相望，汗和药中，惟加人参者多活。更有发斑一症最毒，惟加参于消斑药中，用之全活甚众。凡饥馑兵荒之余，饮食起居不节，致患时气者，宜用此法。

　　澄按：人参，生甘苦微寒，熟甘温，大补肺中元气，其药性功用如此。然用之之法，亦无一定。得气药则补气，得血药则补血，消药则消，散药则散，行药则行，止药则止，用得其宜，无不应手。虽有肺热还伤肺之说，但肺中实热者不宜，虚热者何害？又云痛无补法，禁用参、芪，久病虚痛何曾拘此？由医家不分虚实脉症，误用害人，以致纷议不息。然究其弊，大都有三：一则参价腾贵，比先年高加十数倍，寒素之家，日给尚且不敷，安想食此？听命于天，坐以待毙，一也；一则迟疑之辈，信之不深，见之不确，恐病难痊，用之无济，借端推却，意在惜费，二也；又有相习成风，牢不可破，不管何症，视为砒毒，入口杀人，宁死不悟，三也。医家乘此三弊，于中卖弄他人，毁谤邪说，申明服参不救，先发此言，后好泄祸。吁！岂其真有卓见如是耶？亦不过借此以诳惑愚人耳。然间有服之甚多而无功者，此乃死中求生之症，本来真气无存，故不应手，非谓人人症症皆如是也。然亦往往亦多有重用参而起死者，其亦曾知之耶？

——《不居集·下集·卷之三·风寒》

按语：本论一是辨析伤寒宜用人参的原理，二是加按语说明伤寒多有不用人参的人情世故。吴澄认为，外感伤寒之证，用人参配伍发汗和解之剂，是为了助元气以祛外邪，而不是补养作用，并举明代3次瘟疫大流行，于清热解毒或发汗和解之中加人参而获效，凡饥馑兵荒之余、饮食起居不节导致时气流行，均可用此法治疗。他进一步指出，人参并不局限于大补元气，其功用其实很广，配伍气药则补气，配伍血药则补血，配伍消药则消，配伍散药则散，只要使用得当，可以发挥出各种功能。之所以有人参伤肺之说，是由于医家不分虚实脉证，与温补药不当配伍误用所致。吴澄指出，确实有死中求生而用人参不应手者，但更多有重用参而起死回生者。其实医家禁用人参另有隐情：一是参价过高，贫寒之家负担不起；二是对人参效用将信将疑，觉得用之无济于事，浪费钱财；三是以讹传讹，视人参为砒毒。分析鞭辟入里，入木三分。

2. 珠参品性辨

吴澄曰：近日新出一种珠参，其形尖圆而微长，其味苦多而甘少，大者数钱，小仅厘许，人争售之，以其价廉故也。尝考珠参之名，不见于本草，不载于古方，不知何物，妄以名参，误人害世，莫此为甚。按人参之味微苦而甘，能回元气于无何有之乡，非他药所能代也。今珠参小者，苦多而甘少，大者味苦而不甘，若大至数钱，其苦竟不能入口。故好事之辈，往往以大者炫奇，无知之人，又以小者味美。于是挟利之徒，用蜜水拌蒸，去其苦味，润以甘甜。要之总是一物，何分大小，总无补益，蒸浸何为？详稽各家药性，未有大苦之味而能补益者也。所以阳虚之人，苦寒伤胃，服之往往不救者，不知凡几。忽又倡议宜于阴虚有火之症，以其味苦不利于阳虚，而阴虚火动者服之必获其益，以致伤脾败胃，呕恶不食，泻泄而毙者，又不知凡几。又云宜于痘科、外科，以其苦能解毒，参能补托。不知补托全赖甘温，味苦必寒，而云补托宁无误耶？又云宜于丸散，惟无病之人，杂入诸补剂中为丸，服之不见其损，亦不见其益也。吁！此物空有参名，并无实效。世人不察，见其取一参字之名，而遂谓是参皆补，纷纷攘攘，交相赞美，甘受其误而不觉。噫，亦可叹哉！

——《不居集·上集卷之十·吴师朗治虚损法》

按语：珠参在吴澄之前的本草中并无记载，根据其描述和同时代稍后的本草著作《本草从新》（1757）和《本草纲目拾遗》（1765）的记载，结合现代出版的《中药大辞典》《中华本草》《中国植物志》记载看，文中所述珠参当为五加科人参属植物中假人参的一个变种，又称珠儿参，所以《本草纲目拾遗》称"珠参本非参"，《中国植物志》称其为"假人参"。《本草从新》载其："苦，寒，微甘。补肺，降火。肺热者宜之"，"珠儿参，味厚体重，其性大约与西洋人参相同，不过清热之功；热去则火不刑金而肺脏受益，非真能补也"。吴澄指出，珠参苦寒伤胃，服之致死者不计其数，并针对珠参味苦宜于阴虚有火，补托宜于痘科、外科，配入补药宜于丸散调补等似是而非的观点，从理论和临床两方面一一加以辨驳，强调珠参空有参名，并无补益作用，不可滥用、误用。其观点与后世的本草记载既有共同点，又多有不同之处，而与其反对苦寒降火，人为导致虚损的学说相一致。

3. 沙参、桔梗、党参品性功用比较

澄按：沙参形似人参，人参能补五脏之阳，沙参能补五脏之阴，其形类桔梗，其功亦能入阴分，而托邪从外出。若掘新鲜土沙参熬膏，以治虚中夹邪之症，其效甚著。而近日多用北沙参，盖北沙参只有二种，其余非佳品也。一种防风沙参，自防风中拣出，其形长而扁，皮粗不好看，与防风相类，而能兼补兼托。此北地来者，真北沙参也。一种出自上党，其形如参，其色白而微黄，切片有金井玉栏杆，嫩泽而甘平不苦者为最。然虽补阴，其性味平淡，不能捷效。真者竟不可得。一云出自江西，近日肆中所售，皆近山之土桔梗做成也。迩日党参、北沙参，名目更多，计有数十种。有一种防风党，名大头狮子者为最，其皮壳虽粗，亦类人参，其味甘甜，其形长大。有一劈数开者，此平生所用得力有功之品，熬膏入药最良。惟味甘甜，脾虚气胀者忌用耳。

——《不居集·上集·卷之十五·咳嗽纲目》

按语： 这是吴澄为《咳嗽纲目》用药所作的论述，主要描述和比较了当时沙参、北沙参、桔梗、党参等药材的外形特征、市场流通和性味、功效、主治。根据其描述，结合《本草从新》《本草纲目拾遗》《中药大辞典》《中华本草》的相关记载，文中沙参当指桔梗科沙参属，北沙参（防风沙参）当指伞形科植物珊瑚菜，上党沙参当指桔梗科桔梗，防风党当指桔梗科党参属，均用其根。可以看出，吴澄对这几种咳嗽常用中药运用十分娴熟，其中对防风党（即现今党参）尤有体会，为我们提供了宝贵的药材品名变迁的第一手资料，而且于今日临床也有实际指导意义，难能可贵。

4. 论伤寒伤风之用五味子

感寒呕吐脓血：孙真人治吐脓血，用麻黄、升麻之类及青龙汤，亦从伤寒而得也。内多用五味子，皆祖仲景法。无论伤寒伤风，皆可加五味子。

澄按：伤寒伤风，古剂中多加五味子，此乃补中有散，发中有收，立

方之意也。世人不明其理，而嫌其酸敛，此谨慎之过似也。以升发剂之酸敛，尚不敢用，恶其闭邪，而忽又恣用滋补，毫不顾忌，是何故也？

——《不居集·下集·卷之三·风寒》

按语：本论针对时医忌讳五味子酸敛闭邪而不敢用于外感疾病而论。张仲景所创小青龙汤、小青龙加石膏汤、射干麻黄汤、厚朴麻黄汤、苓甘五味加姜辛汤、桂苓五味甘草去桂加姜辛夏汤、苓甘五味加姜辛半夏杏仁汤、苓甘五味加姜辛半杏大黄汤，均巧施五味子于诸辛散药中，为后世所推崇，孙思邈于麻黄、升麻之类及青龙汤中加五味子以治吐脓血，即是效法仲景之法。伤寒伤风方中加入五味子，为补中有散，发中有收，一散一收，一升一降，正与肺气宣发肃降的功能相合，补散兼施才能祛邪外出。所以吴澄认为，伤寒伤风忌用五味子是谨慎太过。不过，他仍不忘补充反问，世世既然如此谨慎，为何对恣用滋补闭门留寇却毫不顾忌呢？以表明他反对滋降恋邪的一贯立场并没有变。

5. 乌梅、韭白配伍之妙

柴前梅连散：治风劳骨蒸，久而不愈，咳嗽吐血，盗汗遗精，脉来弦数，此方主之。柴胡、前胡、胡黄连各一钱，猪脊髓一条，乌梅一个，韭白，猪胆汁。

按：乌梅酸敛，似非所宜，然引诸药入骨除蒸，加韭白以向导，此亦补中有发，散中有收之意。

——《不居集·下集·卷之一·风劳例方》

按语：柴前梅连散出自明代新安医家吴崑《医方考》，用治风劳骨蒸。吴澄对此方倍加推崇，其外损说和解托、补托二法，就是在该方组方用治的启发和影响下提出的。吴澄特加按语，是对乌梅之用的补充说明。乌梅酸敛，确有敛邪于内之弊，似乎不宜使用，但在方中乌梅具有引诸药入经的作用，加之韭白散寒通阳，导向于外，克服了敛邪这一弊端。方中，柴胡和表解里，疏肝解郁；前胡降气化痰，散风清热；胡黄连清热凉血，主治劳热骨蒸；加血肉有情之品猪脊髓，补肝益肾，滋阴降火；猪胆汁益肺补脾，润燥；童便滋阴降火；乌梅、韭白合用，补中有发，散中有收。全方治疗骨蒸痨热、久而不痊，能收良效。

6. 论柴胡轻透蒸热之原理

按：昔人云：热在骨髓，非柴胡不除，取其升清宣畅之气，用之累效。今人概弃不用，嫌其升散，非虚家所宜。不知风邪误用滋补，侵入骨髓，蒸热不退，非此轻清之品，何能透出？况又有扶羸之药，何害乎？

——《不居集·下集·卷之一·风劳例方》

按语：原按是吴澄在"风劳例方"秦艽扶羸汤方后所加。他对柴胡一药备加推崇，充分肯定其在风劳除热中的作用，30多首"风劳例方"中基本都有柴胡。吴澄为外损创立的解托补托十三方，每一方都有柴胡，解托六方尤其以柴胡、葛根为主药，认为解托之妙，其一妙就在柴胡升举拔陷，轻清透邪外出。为防止柴胡过于升散，也可以加秦艽、人参等扶正之品纠偏纠弊。按语中的这番议论，再次阐明了外损说，申明风劳误用滋补之害。

7. 诃子、木通治在破气通利

出声音方：诃子（炮，去核）、木通各一两，甘草五钱。用水三升，煎一升半，生姜、地黄汁一合，再煎数沸，放温，分六服。

澄按：诃子治逆气，破结气；木通利九窍，故能声音。借用治肺痈，亦甚妙。

——《不居集·上集·卷之二十三·咽喉例方》

按语：本方原治声哑失音，吴澄在分析组方用药原理时，根据诃子治逆气、破结气，木通通利九窍，触类旁通，得到二者用治肺痈亦很妙的结论，体现了吴氏的圆机活法，灵活运用。

8. 论干姜治吐血

澄按：除湿汤治冒雨吐血，理中汤治伤胃吐血，皆用干姜为君。丹溪治大吐血不止，亦用干姜一味为末，童便调服，从治之法。可见干姜亦为治吐血要药也。

——《不居集·下集·卷之五·湿劳》

按语：本论举例说明干姜为治吐血要药。干姜味辛性热，归脾、胃、肾、心、肺经，能温中散寒、回阳通脉、温肺化痰，常用于脘腹冷痛、呕吐腹泻、肺寒久咳气喘、痰多清稀等，阴虚内有实热者忌用。而一般多认为血证属阴虚，干姜何以能用于吐血？吴澄认为，干姜虽温但不燥，属从治之法。但在此处重点还是以实事说话，体现了吴澄实事求是的作风。

9. 炮姜、山栀异曲同工

澄按：太无以炮姜一味，最能清胃脘之血。丹溪又以山栀一味，能清胃脘之血。师弟二人，一用寒，一用热，何其相反如此？但胃脘之血，亦各有因，求其故而施之，二者均有神效。

——《不居集·下集·卷之八·积痰》

按语：宋末元初医学家罗知悌，号太无，与朱丹溪为师徒关系，两人清胃脘之血，用药寒热相反。吴澄解释，实则出血之因有异，体现了中医审因论治、治病求本的诊疗模式。

10. 桂附姜用治唾血专为少阴虚寒而设

百部丸：治诸咳不得气息，唾血。百部二两，升麻五钱，桂心、五味子、甘草、紫菀、干姜各一两。上七味，蜜丸桐子大。每服三十丸，日三次，知为度。忌生葱、海藻、菘菜。

款冬散：治肺偏损，胸中虚；肺偏痛，唾血气咳。款冬花、当归各六分，桂心、川芎、五味子、附子（炮）各七分，细辛、贝母各四分，干姜、生地各八分，白术、炙甘草、杏仁（去皮）各五分，紫菀三分。上为末，清酒服方寸匕，日二服。忌生葱、生菜、桃、李、雀肉、海藻、菘菜、猪肉、芜荑。

澄按：唾血、咯血属寒者少。今此二方，用姜、桂、附热剂，盖为肾足少阴脉是动病咳、唾血者设也。用者审之。

——《不居集·上集·卷之十四·唾血方》

按语：唾血、咯血多属阴虚热证，但百部丸、款冬散却用桂心、干姜、附子之类大辛大热之药，令人疑惑。吴澄解释，此两方专为少阴肾经"是动而病生"而设，适用于肾阴虚寒性唾血、咯血。吴澄为此谆谆告诫，一般唾血、咯血多为血热迫血妄行，属于寒证唾血者较少，一定要审察清楚，谨慎从事。

11. 血余炭止血之妙用

九窍出血：耳、目、口、鼻、大小便皆出血者，是燥火上炎也。丹溪用大蓟饮，孙真人用黄荆叶捣汁和酒服之。

按：本草谓发灰消瘀血，通关格，利水道，破癥瘕血蛊。有人生血瘤大如粟，常被衣擦破，则血出不止，血余灰敷之而愈。

又一人刀伤流血不止，用胎发灰敷之立止。

——《不居集·上集·卷之十三·血症全书》

按语：原按是吴澄为九窍出血用药所加。血余炭早在南朝梁代陶弘景《名医别录》中就有"乱发止血，鼻衄烧之吹内立已"的记载，明代新安医药学家陈嘉谟在《本草蒙筌》中明确要求"烧灰存性，入剂汤调"，至明代李时珍《本草纲目》方定名血余炭。吴澄认为，血余灰具止血散热之功，为止血之要药，敷之则血立止。

12. 论人乳之用法

参乳丸：大补气血。人参末，人乳粉，等分蜜丸。炖乳取粉法：取无病少妇人乳，用银瓢倾乳少许，浮滚水上炖，再浮冷水上立干，刮取乳粉用，如摊粉皮法。

按：人乳乃阴血所化，服之润燥降火，益血补阴，所谓以人补人也。然湿脾滑肠腻膈，久服亦有不相宜者，惟制为粉，则有益无损。须用一妇人之乳为佳，乳杂则气杂。又须旋用，经久则油膻。

——《不居集·上集·卷之二·附吴师朗增方》

按语：原按是吴澄为人乳粉服用的必要性所加的说明，并提出了两点注意事项。人乳，味甘，气平、寒，无毒。服用之后可以清热滋阴，润燥通便；可健四肢，荣五脏，明眼目，悦容颜，安养神魂，滑利关格。书中还记载人参末和人乳粉制成蜜丸，可以大补气血。但久服易滋腻肠胃，制成人乳粉可克服这一弊端。制备人乳粉一是最好不要杂用，乳杂会导致气杂；二是要及时使用，防止过久变质。

13. 论紫河车治虚损之用

按：杏轩翁云：凡虚损中诸症，务要得紫河车，取效甚速。入血药中则补血，入气药中则补气，入去热药中则退药。又治癫痫健忘，怔忡失志之症，及恍惚惊怖，神不守舍，多言不定，此药大能安心养血定神。又治骨蒸传尸，数种虚劳邪热，滋阴补阳，乃养寿之圣药也。予用此屡验。

——《不居集·下集·卷之一·风劳例方》

按语：吴氏治虚损以脾胃为重，并认为理脾阴是重中之重，其创的理脾阴方就十分重视使用血肉有情之品，如理脾阴正方及味补汤就都用紫河车。紫河车治疗虚损诸证，加入血药中则能补血，加入气药中则能补气，同时又可以治疗癫痫健忘、怔忡失志之证，治疗骨蒸传尸、虚劳邪热，取效甚速，吴澄临床中屡用屡验。此为吴澄于风劳方河车如圣丹后，引用清代前辈新安医家程杏轩之言所加的按语，其实代表了自己的心声，亦所谓英雄所见略同。

14. 论蛤蚧通补之性

人参蛤蚧散：治二三年间肺气上喘，咳嗽咯吐脓血，满面生疮，遍身黄肿。蛤蚧一对（全者，河水浸五宿，逐日换水，洗去腥气，酥炙黄色），杏仁（去皮尖）五两，甘草（炙）、人参、茯苓、贝母、知母各三两，桑白皮二两。上为细末，每日如茶点服，神效。

澄按：蛤蛤鸣时，声闻数里，补中有通，善保肺气，久嗽不愈者宜之。

——《不居集·上集·卷之十四·嗽血方》

按语：人参蛤蚧散出自宋代王衮《博济方》，用治肺痿喘嗽、肺痈咯血之证，适用于久嗽不愈者。蛤蚧补肺，主治肺痨虚嗽，久嗽不愈，肺积蓄热，久则成疮，嗽出脓血；苦杏仁、贝母、桑白皮止咳平喘；茯苓利水渗湿，健脾宁心；知母清热泻火，滋阴润燥；人参补益肺气。吴澄按语言蛤蛤鸣声有数里之遥，旨在强调其补中有通，善保肺气，并非只有滋补一端，既体现了中医传统的取类比象思维的特点，又体现吴氏不居之道的特色。

15. 回护元气四方通变之妙

澄按：洁古枳术丸，东垣改为补中益气汤，以治阳气不足，虚邪外侵。加减主治，启后世无穷之悟端。赵氏改用六味地黄汤，而不用白虎、承气，以治阴虚之里热，而不治阴虚之外邪。张景岳又制补阴益气煎，以治阴气不足，虚邪外侵。一以治阴，一以治阳，一治阴虚邪热，一治阴虚内热，皆以回护内伤元气为主也。

——《不居集·下集·卷之七·屡散》

按语：李东垣创立"内伤兼外感"，吴澄有感而发而加此按。他认为，一切阳虚者皆宜补中发散，一切阴虚者皆宜补阴发散。金代医学家张洁古创立枳术丸治疗脾胃内伤，引出李东垣改为补中益气汤以治内伤脾胃、虚邪外侵，启发后世对元气的重视。明·赵献可用六味地黄汤治阴虚之里热，引出张景岳以补阴益气煎治阴气不足、虚邪外侵。四者之中，枳术丸、补中益气汤治阳气不足，六味地黄汤、补阴益气煎治阴虚不足；补阴益气煎治阴虚邪热，六味地黄汤治阴虚内热，总以顾护元气为主。

16. 斑龙丸方解

斑龙丸：治虚损，理百病，驻颜益寿。鹿角胶、鹿角霜、菟丝子、柏子仁、熟地，一方加补骨脂。等分为末，酒化胶为丸。歌曰：尾闾不禁沧海竭，九转灵丹都漫说，惟有斑龙顶上珠，能补玉堂关下穴。

按：鹿角胶、霜、菟丝，熟地，皆肾经血分药也，大补精髓；柏子仁入心而养心气，又能入肾而润肾燥，使心肾相交，志旺而神魂安，髓充而筋骨壮，真阴亏者宜之。若阳虚者，当峻补气血，加鹿茸、肉苁蓉、阳起石、附子、黄芪、当归、枣仁、辰砂。

——《不居集·上集·卷之二·附吴师朗增方》

按语：原按是吴澄为斑龙丸功效主治所作的方解。大队补益精髓之药，加柏子仁养心气、润肾燥，以治真阴亏虚之证，而阳虚也可以加大队峻补气血治疗。

17. 论八味地黄汤血证之用

八味地黄丸：熟地八钱，山萸肉、山药各四钱，丹皮、茯苓、泽泻各三钱，附子、肉桂各一钱。

澄按：古方只有六味丸、八味丸，而无六味汤、八味汤，后人改丸为汤，以应一时之急。今人竟有频服者，无论其相宜不相宜，凡见血症，一概用之，谬之甚也。

——《不居集·上集·卷之十四·血症例方》

按语：元代医学家王海藏《汤液本草·东垣用药心法》曰："汤者荡也，去大病用之。""丸者缓也，舒缓而治之。"六味地黄丸与八味地黄丸（又名金匮肾气丸、桂附地黄丸），一则滋阴补肾，一则温补肾阳，分别用于治疗肾阴虚和肾阳虚，属于慢性病证，需长期服用，久久为功。改丸剂为汤剂，乃是应急之用。吴澄一直反对滥用补益，而时人一见血证也不问子丑寅卯，一概用之，而且频频服用，一错再错、错上再错，所以他说"谬之甚也"。

18.大阿胶丸纯补血虚

大阿胶丸：治血虚嗽血、吐血。阿胶（微炒）、生地、熟地、大蓟、山药、鸡苏叶、五味子各一两，柏子仁（另研）、麦冬、茯苓、百部、远志、人参、防风各五钱。上末，炼蜜丸如弹子大。小麦麦冬汤嚼下一丸。

澄按：此罗太无方也。保精养血，血虚有潮热者甚相宜，纯补剂也。

——《不居集·上集·卷之十四·血症例方》

按语：罗太无即宋末元初医学家罗知悌，所创大阿胶丸一派滋补收涩之品，治血虚嗽血、吐血，吴澄按语对此加以肯定。

19.论七珍散治咯血劳证之理

七珍散：治久病咯血成劳等症。人参、白术、茯苓、甘草、山药、黄粟米、黄芪。

论曰：此纯是气药，今以治血者，以久病伤脾肺，虽用血药，恐滋润之品，益足损脾，脾为金母，故只以脾为重也。虚则补其母，且培其土，能不作泻，纵咯血甚，尚可调治。若滋阴药多，病虽似减，一旦食少作泻，则不可知矣。故血症必用脾肺药收功，亦一定之法也。

——《不居集·上集·卷之十四·咯血方》

按语：七珍散出自宋代《普济本事方》，治咯血成劳，但组方却是一派补益中气之药，吴澄为此特加解释和说明。他认为痨病咯血，脾肺两虚，滋阴之品足以损脾碍胃，恐怕过于滋润，使脾胃损伤更甚，一旦过用导致泄泻，后果不可预知。宜虚则补其母，以脾为重，培土生金，以通过补脾而达补肺之功。因此，血证后期用脾肺之药收功，也是一种确定不移的有效方法。

20.论人参散组方微旨

人参散：治邪热客于经络，痰嗽烦热，头痛目昏，盗汗倦息，一切血热虚劳。即人参柴胡散每药一两，加黄芩五钱。每服三钱，加姜、枣煎服。

按：喻嘉言云：此邪浅在经络，未深入脏腑，虽用柴、葛之轻，全藉芪、参之力，以达其邪。又恐邪入痰队，用茯苓、半夏兼动其痰；合之归、芍、黄芩并治其血中之热，止用三钱为剂。盖方成知约，庶敢用柴、葛耳。此叔微一种苦心，特为发之。

——《不居集·下集·卷之一·风劳例方》

按语：人参散出自宋代医家许叔微《普济本事方》，用治邪在经络未入脏腑的血热虚劳证。吴澄在此借用清代医学家喻嘉言的分析，强调虽用柴胡、葛根轻清之剂，关键在于以人参、黄芪之力以透达邪气，加茯苓、半夏防止邪气与痰互结，又有当归、芍药、黄芪并治血中之热，正与其解托、补托治疗虚损之法相合。但血热劳之证不耐柴胡、葛根升散，故用量宜轻。苦心孤诣，不仅倡发许叔微的微言大义，也是借此进一步表达自己的主张和观点。

21. 大圣枕中丹来历考疑

大圣枕中丹：败龟甲（酥炙）、龙骨（研末，入鸡腹中煮一宿）、远志（去心苗）、九节菖蒲（去毛）各等分，为末。每服一钱，酒调下，日三服。

宏格曰：是方出于孙真人之《千金方》，其来必有所自。但曰孔子大圣之方，则未敢是非也。

——《不居集·上集·卷之二十二·怔忡惊悸健忘善怒善恐不眠例方》

按语：大圣枕中丹方中，败龟甲滋阴潜阳，养血补心；龙骨主治心悸怔忡，失眠健忘；远志安神益智，治疗心肾不交引起的失眠；九节菖蒲开窍豁痰，治疗失眠多梦。全方共奏养心安神之功。古代名方喜以名家托名，吴宏格肯定该方出自《千金方》，认为追溯其源必有来头，但并不同意源自孔子所传。在古代，不被名称所惑、不迷信文字记载，说明其人其学已日臻完善了。

22. 生韭饮用治瘀血食郁

生韭饮：治诸血上行。韭菜取汁，用姜汁、童便磨郁金饮之，其血自清。如无郁金，以山茶花代之。

澄按：食郁久则胃脘有瘀血作痛，此方大能开提气血。

——《不居集·上集·卷之十四·血症例方》

按语：吴澄按语是对验方生韭饮适应证的补充说明。该方主治阴虚火升引起的咯血、吐血、鼻出血，其中韭菜汁止血，姜汁温中止呕，童便滋阴降火、凉血散瘀，郁金活血止痛、清心凉血，山茶花凉血止血，全方开提气血，止血而不留瘀，擅治食滞不消、气机郁阻、胃脘瘀血作痛之食郁证。

23. 风劳轻清和解例方宜忌

前方皆用轻清和解，如柴胡、干葛、防风、秦艽、薄荷之品，用之无不效验，但热退则止。若无邪热，服之热必愈甚，亦宜急止。

——《不居集·下集·卷之一·风劳例方》

按语：此为吴澄在一味黄芩散等14首"风劳例方"轻清和解之剂后所加的按语。他认为，凡外风劳怯，不必用补，只需先退潮热，即可调理可愈，书中所列轻清和解之剂退热效果很好。如果并无邪热而误服，其热必更加严重，当然也应立即停用。经验之谈，弥足珍贵。

24. 风劳祛邪例方再论

按：今时之弊，皆喜滋补，如此等方，置之不用，以致不起者甚众。若有一二明达者用之，不惟病家不合其意，即旁人亦多谤议，畏治不服，及行怨责，甘死不悔，良可悲哉！

——《不居集·下集·卷之一·风劳例方》

按语：此为吴澄在"风劳例方"清骨散、枳壳地骨皮散后所加的按语。其按前所例16首"风劳例方"，为发散和解、达邪透邪、托邪外出、轻清退热之剂，他对时医治风劳置之不用甚为惋惜。此番议论针对时弊，观点鲜明，与其主张外损风劳祛邪为先、反对滋补造成虚损不治的学术观点，是完全一致的。

25. 论防风通圣散之妙用

防风通圣散：治一切风热，以其主消风退热，散郁闭，开结滞，使气血宣通，怫热除而诸病自愈矣。防风、川芎、当归、芍药、薄荷、连翘五钱，黄芩、桔梗一两，滑石三两，甘草二两，荆芥、白术一钱，栀子一钱，麻黄五钱，石膏一两，大黄一钱，芒硝五钱。

按：此方疏风解热，利水泻火，扶脾燥湿，上下分消，表里交治，而于散泻之中，犹寓温养之意。汗不伤表，下不伤里，最妙之方也。若症不甚实，则除后四味，随其症而加减之，亦可统治百病。

双解散除去大黄、芒硝，予欲再除麻黄、石膏，不失立方之意乎？但南方腠理虚弱，不任麻黄，另拟四味代之，此亦一隅之见耳。

麻黄：轻者葱、苏，重者羌活代之。石膏：花粉代之。大黄：生地黄，便结瓜蒌仁代之。芒硝：食盐代之。

——《不居集·下集·卷之二·风热例方》

按语：防风通圣散出自金代医学家刘河间《宣明论方》，为表里双解剂。刘河间是吴澄推崇的几位金元医学家之一，其"感寒则损阳，感热则损阴"之论即被列为虚损十法之一，其防风通圣散、双解散都是吴澄治疗风热极力推荐的方药，而吴澄虚损祛邪为先的观点也吸收了刘氏学说及其临床用法。吴澄对防风通圣散评价很高，方解也十分到位，并借鉴双解散除去大黄、芒硝的思路，认为如非实热可除去麻黄、石膏、大黄和芒硝4味，尤其南方腠理虚弱，不耐麻黄发汗之力，除去这4味后随症加减，可统治百病。在此方基础上，他还因人因地制宜加以改进，拟出了这4味的代替之药，即麻黄一药，发热轻者以葱、紫苏代之，重者以羌活代之；石膏一药，以天花粉代之；大黄一药，以生地黄代之，如便结以瓜蒌仁代之；

芒硝一药，以食盐代之。一得之见，十分珍贵，可资临床运用和鉴借。

26. 再造散与大温中饮用药之义

澄按：伤寒之症，有气虚不能托邪外出者，宜再造散；有血虚不能托邪外出者，宜大温中饮。一用参、芪，一用归、地，其中深意，有非浅见所能识者。人但知参、芪敛汗，而不知参、芪能发表。盖邪甚阳虚，有参、芪在表药队中，则不固肌表，而反托邪外出。人但知归、地养血，而不知归、地能发汗。盖阳根于阴，汗出于液，有归、地在表药队中，则不滋补，而反托邪外出。此托补之大法，万世不易之理也。凡禀质薄弱者速用此法，自有云腾致雨之妙。

——《不居集·下集·卷之三·风寒》

按语：再造散出自明代陶节庵《伤寒六书》，方由人参、黄芪、桂枝、甘草、附子、细辛、羌活、防风、川芎、白芍、干姜、大枣组成；大温中饮出自张景岳《景岳全书·卷五十一德集·新方八阵》，方由熟地黄、白术、当归、人参、甘草、柴胡、麻黄、肉桂、干姜组成。两者都由补益药与解表药配伍组成，同为温补解表之剂，均可用于阳虚伤寒之证。但吴澄认为，两方的组成原理富有深意，一般医家没有深究。他认为，人们只关注人参、黄芪敛汗而不知人参、黄芪能发表，只关注当归、熟地黄养血而不知当归、地黄能发汗，在大队解表药中加入人参、黄芪与当归、地黄，并非发挥补益作用而致恋邪，反而起到托邪外出的作用。吴澄针对外损致虚或虚人外损，提出了托补之法，其补托七方无一不是根据这一原理和思路拟定的。现代药理实验早已证明，人参、黄芪具有双向调节作用，人参、当归含有的挥发油类成分有发汗解热作用，与吴澄的分析多有相合之处。但两方运用具有差异的，再造散更重于助阳益气，偏于伤寒阳虚不能作汗，气虚而不能托邪外出；大温中饮温中补虚，偏于伤寒营虚不能作汗，血虚不能托邪外出，以及四时劳倦伤正者。

27. 香薷饮治暑气非人人所宜

香薷饮：治感冒暑气，皮肤蒸热。香薷，扁豆，厚朴。四物加黄连；五物加赤苓、甘草，除黄连；六物加木瓜；四物除扁豆，即黄连香薷饮。

论曰：香薷饮乃夏月通用之药饵，常见富贵之家，多有备此，令老少时常服之，用以防暑。而不知人之宜此者少，不宜此者多也。若误用之，必反致疾，何也？盖香薷一物，气香窜而性沉寒。惟其气窜，所以能通达上下，而去菀蒸之湿热；惟其性寒，所以能解渴除烦，而清搏结之火邪。然必果属阳脏，果有火邪，果脾胃气强，肥甘过度，而宜寒畏热者，乃足以当之，且赖其清凉，未必无益。若气本不充，则服之最能损气；火本非实，而服之乃以败阳。凡素禀阴柔，及年质将半，饮食不健，躯体素弱之辈，不知利害，而效尤妄用者，未有不反助伏阴，损伤胃气，而致为吐泻腹痛及阴寒危败等症。若加黄连，其寒尤甚；厚朴破气，均非所宜。

——《不居集·下集·卷之四·暑症例方》

按语：香薷既能发汗解表，又能祛暑化湿，夏季感寒饮冷常用，素有"夏月麻黄"之称。香薷饮乃治疗夏月暑病第一方，人们经常服用以防止中暑。但吴澄有不同的看法，认为并非人人都适合香薷饮，多数人不宜用。香薷饮气香窜而性沉寒，气本虚者服之损气，非实热证者服之败阳，素体阴柔或年高之人妄用则反助伏阴，损伤胃气，致吐泻、腹痛甚至阴寒危败等证。此方若加黄连其寒尤甚，加厚朴破气伤正，均非虚体者所宜。

28. 神芎丸、禹功散、舟车丸之用有故无殒

澄按：世人治虚损专尚滋补，一见神芎、禹功、舟车之论，必大骇惊呆。医家病家，不能悟其玄妙，以为此种峻厉猛悍之剂，决非病症相宜，宁死不悟。岂知前贤著方立言，必不杜撰好奇而为此也。河间、戴人主此以治湿劳，盖病根不除，病必不去，宣通气血，非此不能。药虽峻猛，似非虚者所宜，然火热怫郁，津液凝滞，大便燥结，经络闭塞，非此不通。

而用之之法，亦有斟酌，看人虚实强弱，于丸数增减，或初服三五丸，再服加二三丸，是急药缓攻，病久亦不碍。经曰有故无殒，此之谓也。

——《不居集·下集·卷之五·湿劳》

按语：金元刘河间、张子和立神芎汤、禹功散、舟车丸等方，用治湿劳郁热诸般热证，吴澄极为赞同，特加按语以阐述。神芎丸出自刘河间《黄帝素问宣明论方》，明代王肯堂改名神芎导水丸，方由黄芩、黄连、川芎、滑石、薄荷、黑牵牛、大黄组成；禹功散出自张子和《儒门事亲》，药由牵牛、茴香同研制成；舟车丸又名舟车神佑丸，录自《景岳全书·古方八阵》，亦为刘河间方，方由甘遂、醋炒大黄、芫花、醋炒轻粉、大戟、醋炒青皮、木香、槟榔、陈皮、芫荑组成。三方均为峻厉逐水之剂，一般认为虚损病证决非相宜，当时医家一旦见用此类方剂即大为惊讶，但吴澄却不以为然。他强调，病根不除病必不去，前贤立方自有其立方的道理，如神芎丸宣通气血，用以治疗风热上侵，痰火内郁，津液凝滞，大便燥结，经络闭塞，非此方不能通其郁结滞塞，所谓有故无殒也。当然，具体运用也要考虑体质因素，根据虚实强弱加减用量，循序渐进，急药缓攻。

29. 刘河间虚损诸方补论

澄按：以上治阴阳虚损诸方，盖谓虚劳而内无热、外无邪者设也。若虚而有热，当作虚热治之。若挟外邪，当于补托、解托二法求之。

——《不居集·上集·卷之五·刘河间治虚损法》

按语：此为简述刘河间"脾损""心肺损及胃""肝损""肝肾损""肝肾损及脾"治疗方药之后所加的按语，重点强调各方是针对真虚真损而设，如果有热又当兼清虚热，夹外邪又当补托、解托，念念不忘其内外真假虚损不居于一之说，治疗不可拘泥。

30. 平补理痨煎用药之妙

平补理痨煎：治未成痨而将成痨者。熟地一两，地骨皮、麦冬各五钱，人参五分，北五味二十粒，山药三钱，白术、白芥子各一钱。上药八味，水煎服。

宏格曰：此方妙在平补而无偏胜之弊，虽熟地多用，然有参、术行气，自易制其腻滞，故转能奏功。倘谓参、术助阳，熟地过温，举世皆不知其妙也。

——《不居集·上集·卷之十一·水丘道人紫庭治传尸痨疗法》

按语：平补理痨煎为《不居集》所附的水丘道人治痨方，吴宏格之言是对其组方原理的解说。他认为，方中重用熟地黄，则配以人参、白术行气，以牵制其滋腻碍胃之性，全方补而不过，药性平和。妙在平补而无偏胜，防痨治痨不要拘泥于人参、白术助阳，熟地黄性温，确属心得之谈。

31. 论杀虫神丹

杀虫神丹：治痨虫尸气。鬼箭三钱，鳖甲一两，地栗粉、生首乌、熟地各半斤，神曲二两，白薇三两，人参五钱，柴胡五钱，沙参五两，地骨皮五两，鹿角霜六两。上药十二味，各为细末，炼蜜为丸。每日服前汤后送下五钱，一日二次。

宏格曰：此方善能杀虫，又不伤耗真阴之气，真治之巧者，则天下无痨虫尸气之忧矣。

——《不居集·上集·卷之十一·水丘道人紫庭治传尸痨疗法》

按语：杀虫神丹是水丘道人治传尸秘录方，此为吴宏格对杀虫神丹效用的肯定。方中鬼箭羽善于治疗败血之证，鳖甲滋阴潜阳、退热除蒸、软坚散结，地栗粉、神曲消脾积、辟瘴气，生首乌、熟地黄补益肝肾，白薇、地骨皮除虚烦、清热散肿，人参、柴胡升提补气，沙参、鹿角霜滋补脾肾，全方共奏解毒杀虫之效，却又不耗伤真阴之气。

32. 论救痨杀虫丸

救痨杀虫丸：鳖甲（醋炙）、山药、熟地、地骨皮、山萸、沙参各一斤，白芥子、茯苓、白薇各五两，人参二两。以鳗鱼一斤煮熟，先将鳗鱼捣烂，各药研为末，米饭为丸。每日五更送下三钱，服过一斤，虫即化为水矣。

宏格曰：此方大补真阴，全非杀虫伤气之药，然补中用攻，而虫又潜消于乌有，真治痨之神方也。

——《不居集·上集·卷之十一·水丘道人紫庭治传尸痨瘵法》

按语：救痨杀虫丸是水丘道人治传尸痨瘵秘录方，吴宏格在此论其用药特色。方名杀虫丸，实则并非以杀虫药组成，反以滋阴补益为主，而寓杀虫之效于其中，配以血肉有情之品，米饭为丸，却能发挥杀虫治痨的作用，确实神奇。

三、特色方药

吴澄以"不居"为魂，著《不居集》，各门各证所列方药均多，加减变化亦甚多，均体现了不居义。吴澄十分重视方药的运用，各门、各病证之中，经旨、脉法、病证、治法、例方为必设之项，而且其临证阅历丰富，创制了解托、补托和理脾阴系列方，个性鲜明，疗效确切，丰富了中医学的方药体系。

吴澄补托、解托、理脾阴系列方，方药、剂量、用法均有详注，并且由其子吴宏格疏释方意。现按组成、功效、用法、吴释（其子吴宏格释）、按语的体例，重新进行统一整理和归纳。其中，中药名加以规范而保留炮制等特色标识，剂量保留旧制单位。读者可参照宋元明清度量衡制度（库平制），折合成现代法定计量单位（如1斤≈596.82g，1两≈37.30g，1钱≈3.73g，1分≈0.373g）学习、参考和使用。

（一）解托补托系列方

吴澄《不居集》倡导"外损说"，创解托、补托二法，创制解托方6首和补托方7首，治虚劳而兼外感，或外感而兼虚劳，或内伤夹外感不任疏散者。柴胡、葛根之性能升能散，走肌达表，透达外邪，多与人参、黄芪、当归、熟地黄同用，以杜绝外损之源。内伤轻而外感重者，宜用解托法。解托之法不专于解，亦重于托。外感大汗、大下后，邪反增剧，一解一托病势顿减。其中意义，总以培护元气为主。元气一旺，则轻轻和解，外邪必渐渐托出，不争而自退。若内伤重而外感轻者，宜用补托法。凡邪实则正虚，正旺则邪退，邪实正虚之人，专事和解，邪不听命，必兼托兼解，纵有余邪，亦无停身之处。若气血大虚之辈，邪将陷入者，不唯发表和解无功，即兼解兼托亦无益，此时正宜补托之法。

1. 解托方一：柴陈解托汤

组成：柴胡、干葛根、半夏、厚朴、泽泻各6分，甘草3分，秦艽、藿香各6分，陈皮5分，生姜、大枣、山楂各8分。

主治：外感之证，寒热往来，寒重热轻，有似虚劳者。

加减：外邪盛者，加防风、荆芥7分；营虚者，加当归8分；气陷者，加升麻5分；脾胃热或泻者，加白术8分；腹中痛者，加芍药8分，甘草5分；有汗者，加桂枝5分；气滞者，加香附子6分。

吴释：此方小柴胡合二陈加减，仿佛乎正疟之治。以其热轻于寒，故去黄芩。以其寒重于热，故加厚朴。有二陈之祛痰，藿香之快气，山楂之导滞启胃，泽泻之分利阴阳。加秦艽以治太阳，葛根以治阳明，倘二经伏有余邪，而亦无不托出矣。

按语：此方为小柴胡汤去人参、黄芩，二陈汤去茯苓，加干葛、厚朴、泽泻、秦艽、藿香、山楂而成，治疗外感证，寒热往来，寒重热轻，虚劳寒热。热轻于寒，去味苦性寒之黄芩；寒重于热，加性温之厚朴。兼有二陈汤祛痰，藿香辟秽和中，山楂消食健脾、行气散瘀，泽泻利水渗湿；同时，秦艽、葛根分别治疗太阳、阳明经伏有余邪，可托邪外出。

2. 解托方二：柴芩解托汤

组成： 柴胡、黄芩、干葛根各 1 钱，陈皮 8 分，山楂、泽泻各 1 钱，甘草 5 分，赤芩 1 钱。

主治： 寒热往来，热重寒轻，有似虚劳寒热者。

加减： 内热甚者，加连翘 7 分；外邪盛者，加防风 1 钱；痰甚者，加贝母、橘红 6 分；兼风热者，加玉竹 1 钱；小便不利者，加车前子 1 钱。

吴释： 柴芩和解汤者，治热胜之症。用黄芩之苦而清，以彻外邪蒸灼之热。重用柴、葛之升，取其凉润而解托入内之邪。陈皮利气，山楂消滞。再加赤芩、泽泻，与柴、葛一升一降，而邪自解矣。

按语： 柴芩解托汤，和解之剂，治疗热重寒轻，用黄芩之苦寒以清热泻火，以抗外邪熏蒸之热。同时，重用升提作用较强的柴胡、葛根，取其辛凉甘润之效以达解托外邪之功。陈皮理气健脾，燥湿化痰；山楂消食导滞，茯苓、泽泻利水消肿，引外邪从下焦而祛，与柴胡、葛根一升一降相配合，邪自外解。

3. 解托方三：和中解托汤

组成： 柴胡、干葛根、山楂、泽泻各 1 钱，陈皮 8 分，甘草 3 分，加生姜、大枣同煎。

主治： 外感之证，手足厥冷，恶寒淅沥，肢节酸疼，有似阳微者；口渴欲饮，舌上微苔，有似阴弱者。

加减： 头痛者，加川芎 8 分；呕恶者，加半夏 5 分；兼寒滞不散者，加桂枝、防风；胸腹有微滞者，加厚朴 8 分。

吴释： 此外邪不解，里郁内热之方也。若体虚之人，过于清凉邪愈不解，只用柴胡提清，葛根托里。此二味者，一则味甘性寒，一则气清味辛，清辛而不肃杀，甘寒而不壅遏，能使表气浃洽。陈皮辛以利气，山楂酸以导滞，泽泻渗以分消，此三味者，辛而不烈，渗而不燥，导而不峻，虚弱者宜之。更有甘草以调表里之和，姜、枣平营卫之逆也。

按语： 此方治疗外邪不解、里郁内热之证。若体虚之人，体质过于寒凉，邪愈不散，选用柴胡和解表里、疏肝升阳，葛根解肌退热、生津止渴，且柴胡味甘性寒却不壅遏，葛根气清味辛而不肃杀，使得表里融洽，托邪外出。陈皮味辛以理气，山楂味酸以消食导滞，泽泻淡渗以分利水湿，这3味药辛而不烈，渗而不燥，导而不峻，虚弱者十分适用。再加甘草调和表里，生姜、大枣调和营卫。

4. 解托方四：清里解托汤

组成： 桔梗、麦冬、干葛根、柴胡、瓜蒌仁、泽泻、车前草各1钱，黄芩1钱5分，生甘草3分。

主治： 外感之邪，蒸蒸烦热，躁闷喘渴，有似阳虚内热者。

加减： 如阴不足而邪不解者，加生地1钱；如外邪甚者，加防风、秦艽各1钱；热甚者，加连翘6分；虚热有痰，加玉竹、贝母各7分。

吴释： 内邪蒸热，与阴虚不同，舌苔必有芒刺，不能红润。所以用柴、葛一提一托，使客邪之热迅达肌表，更用车前、泽泻，使邪从小便出，且与柴、葛并用，上下分消，何热不除，何邪不解乎？

按语： 体内有热邪熏蒸，舌苔必生芒刺，与阴虚之舌红、少津又有所不同。所以选用柴胡、葛根一提一托，使得热邪迅速达到肌表而散。车前草和泽泻利水渗湿，使热邪从小便排出，且与柴胡、葛根同用，分消上下水湿，使邪热外解。

5. 解托方五：葛根解托汤

组成： 干葛根、柴胡、前胡各8分，防风6分，陈皮、半夏、泽泻各1钱，生甘草3分，加生姜、大枣同煎。

主治： 正气内虚，客邪外逼，有似虚劳各证。

加减： 寒气盛者，加当归7分，肉桂5分；阴气不足者，加熟地黄1

钱；若元气大虚，正不胜邪，兼用补托之法；头痛者，加川芎、白芷各7分；气逆多嗽者，加苦杏仁1钱；痞满气滞者，加芥子5～7分。

吴释： 此症原非内虚，补之而邪益壅，托之而邪易解。盖解托之妙，妙用葛根。葛根味辛性凉，诸凉药皆滞，能遏表寒，惟葛根之凉，凉而能解；诸辛药皆燥，能发内热，惟葛根之辛，辛而能润。其用与柴胡互有短长，柴胡妙于升，能拔陷；前胡妙于降，能平气；干葛妙于横行，能托里。用二陈、姜、枣之辛甘温以和营卫。外有柴、前、防风以托出，内有泽泻以分消，解托之妙，尽于此矣。

按语： 本方证为正气内虚，若采用补发易致壅遏，采用解托法则邪气易解。解托之法的精髓，在于妙用葛根。葛根性凉，却又与诸凉药皆滞遏表寒的功效不同，葛根之凉，能清解里热；葛根味辛，却又与诸辛药燥而生热之功效不同，葛根辛而能润。其用与柴胡各有短长，柴胡妙于升，能拔陷；前胡妙于降，能平气；干葛妙于横行，能托里。佐以陈皮、半夏、生姜、大枣之辛甘温调和营卫。另外有柴胡、前胡、防风托邪外出；泽泻利水渗湿，使邪从水湿而祛，增强解托之功，配伍精妙。

6. 解托方六：升柴拔陷汤

组成： 升麻，柴胡，前胡，葛根，陈皮，半夏，枳壳，山楂，泽泻，车前子，加生姜、大枣同煎。

主治： 外感客邪，日轻夜重，有似阴虚者。

加减： 阳虚内陷者，用补中益气汤，或举元煎；阴虚内陷者，补阴益气煎、理阴煎；初起而邪有内陷不出者，照方随症加减；虚甚者，宜用补托之法。

吴释： 升麻、柴胡皆辛清升举之品，能引阳气于至阴之下，故邪之未陷，能拔而正之，此升、柴之超于诸药也。前胡平寒热，干葛清肌肉，皆托邪外出之圣药。陈皮、半夏匡正中气，使中气内充，逐邪出外。枳壳、山楂清导中宫，使贼邪不得援引，无由内据。至于泽泻、车前皆导水之品，使邪热分消而出，有潜移默夺之功。加姜、枣者，取其甘辛相济，有辅正黜邪之用也。

按语： 升麻、柴胡均为升举之品，可以托邪外出，使正胜邪退，这是升麻和柴胡不同于诸药的性能。前胡平寒热，干葛清肌肉，均为托邪外出之圣药。陈皮、半夏扶正中气，使中气内充，祛邪外出。枳壳、山楂理气宽中，使内外邪气不相引。泽泻、车前子均为利水渗湿之药，使邪热分消水湿而出。加生姜、大枣取其甘辛相济，加生姜、大枣同煎。

7. 补托方一：益营内托散

组成： 柴胡7分，干葛根1钱，熟地黄1钱，当归8分，人参5分，甘草3分，秦艽8分，续断8分，生姜，大枣。

主治： 阴虚不足，不能托邪外出者。

加减： 阴盛之时，外感寒邪者，去秦艽、续断，加细辛、附子各5～6分；火盛阴虚，而邪有不能解者，加人参5分；脾肾两虚而痰多者，加茯苓8分，芥子5分；泄泻者，加山药、扁豆1钱；腰腹痛者，加杜仲、枸杞子1钱。

吴释： 营不能营，则虚邪客入，表散不愈，治当补血以托邪。故用人参、熟地补营中之虚，同当归、秦艽活营中之血，续断以理营中之伤，茯苓以解营中之热。柴胡、干葛，一提一托，迅达肌表。生姜、大枣，一辛一甘，调和营卫。更有人参、熟地与柴、葛并用，鼓舞诸经之邪。托者自托，提者自提，两不相碍，使清浊攸分，表里融洽，何邪不散，何表不解乎？

按语： 阴虚导致营气不能发挥营养作用，邪气就会乘虚而入，无法予以解表散邪，治疗应当补血以托邪外出。因此，用人参、熟地黄滋阴补营，配合当归、秦艽活血补血；续断补肝肾、续筋骨、调血脉，以调理所伤之营气。茯苓解营中之热，柴胡和葛根，一味升提药，一味解肌退热托邪外出药，一提一托，可以迅速托邪外出抵达肌表。生姜味辛，大枣味甘，两者合用，一辛一甘，可调和营卫。同时，人参、熟地黄和柴胡、葛根同用，可以疏散各经邪气。药物发挥各自提、托之功效，使正胜邪退，表里融洽，两不相碍，可以解散一切表邪。

8. 补托方二：助卫内托散

组成：柴胡8分，干葛根2钱，黄芪1钱，白术1钱，人参5分，甘草3分，茯神8分，当归6分，加生姜、大枣同煎。

主治：阳虚不足，不能托邪外出者。

加减：气滞者，加藿香、砂仁6分；外邪盛者，加羌活、防风各7分；咳嗽者，加佛耳草、款冬花8分；兼痰者，贝母、橘红8分；腹痛或泻者，加炮姜、木香5分；气虚甚者，人参、黄芪加至1～2钱为主。

吴释：卫不能卫，邪乘虚入，欲达外而不能，欲内迫而益炽，表散则不为汗解，清里则凝滞更深。虚人至此，惟补托一法最善。盖补则正气旺，托则邪气散，人参、黄芪辅正之品也，正旺则邪自出；柴胡、葛根驱邪之品也，邪退则正不伤。当归气轻味辛，解营中之表；白术补土和中，壮脾胃之虚。茯神用以通心，甘草用以托里。邪将内陷，柴、葛能提；营卫不调，姜、枣可理。

按语：阳虚导致卫气不能发挥防御作用，邪气乘虚而入。阳虚不能托邪外出，邪气愈发向里蒸腾，阳气虚弱而不能使邪气从汗而解，也不能使用清热药使寒邪凝滞更深。此种情况最适合应用补托之法。补则正气旺，托则邪气散。方中人参、黄芪补气升阳，扶正祛邪，正气旺盛则邪气自能外出。柴胡、葛根托邪外出，且不伤正气。当归味甘，性辛、温，解营中之表。白术健脾益气，壮脾胃之虚。茯神归心经，宁心安神。甘草味甘性平，补脾益气，调和诸药。柴胡、葛根托邪外出，以治邪气内陷。生姜、大枣调和营卫。全方共奏扶正祛邪之功。

9. 补托方三：双补内托散

组成：人参5分，黄芪1钱，熟地黄1钱，当归8分，柴胡8分，干葛根8分，白术8分，秦艽7分，川芎6分，甘草3分，加生姜、大枣同煎。

主治：阴阳两虚，不能托邪外出者。

加减：寒盛阳虚者，加制附子7～8分；表邪盛者，加羌活、防风各7～8分；头痛者，加蔓荆子8分；阳气虚陷者，加升麻3～5分。

吴释：阴阳两虚之人，气血亏衰，无力以拒邪也。故用人参、黄芪、白术以补其气，熟地、当归、川芎以补其血，柴胡、干葛、秦艽以托其外邪。如四君而不用茯苓者，恐其渗泄；如四物而不用芍药者，恐其酸寒。或加肉桂有十全之功，佐以姜、枣有通调营卫之美。虚人服之，邪可立散矣。

按语：阴阳两虚不能托邪外出之人，可选用双补内托散。阴阳两虚，气血俱亏，无力抵抗邪气。用人参、黄芪、白术等补气药以补真气；熟地黄、当归、川芎补血养血；柴胡、葛根、秦艽托邪外出。佐以茯苓、甘草通调营卫。体虚之人服之，邪立疏散。四君子汤中不加茯苓则不能利水渗湿，四物汤中不加芍药则少了酸甘养阴之效。吴宏格认为，若加入引火归元的肉桂则全方更为完善，与生姜、大枣共奏调和营卫之功。阴阳两虚之人，邪可立散。

10. 补托方四：宁志内托散

组成：柴胡8分，茯神6分，葛根1钱，人参5分，当归8分，酸枣仁6分，远志6分，橘红6分，益智仁5分，贝母8分，加生姜、大枣同煎。

主治：外感客邪，内伤情志，忧思抑郁，矜持恐怖，神情不畅，意兴不扬，恶寒发热，身胀头疼者。

加减：阳分虚者，加黄芪、白术各1钱；阴分虚者，加熟地黄、白芍各1钱；气滞者，加木香3～5分；虚火者，加牡丹皮、栀子各7分；肝脾虚者，加何首乌、圆龙眼肉。

吴释：人知有七情之内伤，而不知有七情之外感。人知外感之表散，而不知外感之宁神。盖情志之病，本无用疏散之理。而外邪客之，不得不藉人参之大力，以助柴、葛之托提。茯神、当归养血宁神，远志、枣仁交通心肾，益智启脾，贝母开郁，橘红除痰利气，姜、枣调和营卫，再与人参、柴、葛并用，则邪无不透也。

按语：人之内因有七情内伤，当从情志治疗；然外感除解表散邪之治外，却也有宁神定志之治。情志因素导致的疾病，一般不用疏散之药；但是外邪客里，需借助人参之大补元气，以帮助柴胡、葛根之托提。茯神、当归养血宁神，远志、酸枣仁交通心肾、益智健脾，贝母清润开郁，橘红除痰利气，生姜、大枣调和营卫，和人参、柴胡、葛根同用，则邪气必散。

11. 补托方五：补真内托散

组成：柴胡8分，干葛根8分，人参5分，黄芪1钱，熟地黄1钱，当归8分，茯神8分，酸枣仁6分，麦冬7分。

主治：房劳过度，耗散真元，外夹客邪者。

加减：虚火上泛，或吐衄血者，加泽泻6分，茜根8分，牡丹皮8分；血不止者，加牛膝、丹参各1钱；咳嗽痰多者，加贝母、阿胶、天冬各7～8分；脾胃弱者，加山药、扁豆各1钱。

吴释：房劳挟外感，当以培补精神为主。故用参、芪以益元气，归、地以补精血，柴、葛以托外邪，茯神、枣仁以安神志，麦冬生津润燥。以欲竭精枯之躯，而感冒四时不正之邪，以大补气血之品，而加入柴胡、葛根之内，则补者自补，托者自托，而散者自散矣。

按语：房劳兼有外感，应当培补精神。所以本方选用人参、黄芪补益元气；当归、熟地黄补益精血；柴胡、葛根托邪外出；茯神、酸枣仁养心安神；远志、麦冬养阴生津润燥，滋养精枯之躯；治疗感冒等四时邪气，在大补气血之品的基础上，加入柴胡、葛根之类，在补益的同时托邪外出。

12. 补托方六：宁神内托散

组成：丹参1钱，茯神8分，酸枣仁6分，人参5分，甘草3分，当归8分，续断1钱，柴胡8分，干葛根8分，远志6分，加生姜、大枣同煎。

主治：食少事烦，劳心过度，兼感外邪，寒热交作者。

加减：用心太过者，加丹参1钱，柏子仁1钱；兼用力太过者，加秦艽、续断各1钱；食少心烦者，加莲子肉、扁豆、谷芽各1钱；心虚不眠多汗者，加五味子3分；邪甚不能解散者，加秦艽、羌活各5～7分。

吴释：曲运神机，劳伤乎心；多言事冗，劳伤乎肺；谋虑不决，劳伤乎肝；风寒不谨，劳伤乎营卫。故用茯神、丹参以宁神，枣仁、当归以补肝血，柴胡、葛根以托外邪，远志交通心肾，续断专理劳伤，更有人参、甘草驾驭为之主宰，则客邪无容身之地矣。

按语：曲运神机伤于心，多言事冗伤于肺，谋虑不觉伤于肝，风寒不谨伤于营卫。因此本方选用茯神、丹参宁心安神；酸枣仁、当归养肝补血；柴胡、葛根托邪外出；远志交通心肾；续断补肝肾，强筋骨，专治劳伤。再加人参、甘草大补元气，邪气无容身之处。

13. 补托方七：理劳神功散

组成：秦艽1钱，续断1钱，杜仲1钱，香附7分，当归8分，骨碎补1钱，陈皮7分，甘草3分，五加皮8分，金毛狗脊8分，柴胡8分，葛根8分，加生姜、大枣同煎。

主治：伤筋动骨，劳苦太过，损气耗血，而邪有不能外出者。

加减：若发热，加柴胡7分，干葛根8分；若咳嗽，加白前、桔梗6

分；若久嗽，加紫菀、百部8分；若腰痛，加破故纸（补骨脂）1钱；若骨蒸夜热，加地骨皮、青蒿、鳖甲8分；若胸满，加砂仁、木香6分。

吴释：用力太过，则气血不和而营卫虚；劳伤筋骨，则正气不充而邪易入。秦艽、续断，善理劳伤；柴胡、葛根，托邪外出；当归、杜仲，养血舒筋而宣通脉络，陈皮、香附，宣郁壅滞而理气宽中；骨碎补、金毛脊、五加皮，活血荣筋，大能坚肾；生姜、甘草、大枣，调和营卫，且能逐邪。虚人劳力，而所以善理劳伤，功效若神也。

按语：伤筋动骨，劳苦太过，损伤气血而营卫俱虚，正气不足，邪易内侵。秦艽、续断长于祛风湿、强筋骨，善理劳伤；柴胡、葛根长于升提，托邪外出；当归、杜仲长于养血舒筋，宣通脉络；陈皮、香附宣郁壅滞，理气宽中；骨碎补、金毛狗脊、五加皮活血补肾强筋；生姜、甘草、大枣调和营卫，祛邪外出。本方为治疗虚人劳力、损伤筋骨之经验方。

（二）理脾阴系列方

李东垣《脾胃论》谓，脾为死阴，受胃之阳气，方能上升水谷之气于肺。若脾无所禀，则不能行气于脏腑，故专重以胃气为主。然脾与胃相互为用，饮食不节则胃先受病，劳倦者则脾先受病，脾受病则不能为胃行其津液，则脾病必及胃，胃病亦必及脾。吴澄认为，古方理脾健胃，多偏补胃中之阳，而不及脾中之阴。虚损之人多为阴火所烁，津液不足，筋脉皮骨皆无所养，而精神亦渐羸弱，百证丛生。故吴澄著《不居集》，倡脾阴虚论，创理脾阴法，他认为："脾为胃之刚，胃乃脾之柔，脾病必及胃，胃病必及脾，一脏一腑，恒相因而为表里也。"故以芳香甘平之品培补中宫，而不燥其津液，虽曰理脾，其实健胃，虽曰补阴，其实扶阳，乾资大始，坤作成物，中土安和，天地位育。吴澄理脾阴喜用"忠厚平和"之类，刚柔互济，不燥不润，如芳香醒脾喜用味轻气淡莲类药，滋阴喜配血肉有情之品，健脾不用偏燥之白术而用扁豆、山药，补血不用辛窜之当归、川芎而用白芍等，创制了 9 首理脾阴方。

1. 中和理阴汤

组成：人参 1 钱，燕窝 5 钱，山药、扁豆各 1 钱，莲子肉 2 钱，老米 3 钱。

主治：中气虚弱，脾胃大亏，饮食短少，痰嗽失血，泄泻腹胀，不任黄芪、白术、当归、熟地黄者。

加减：凡肺有火者，以沙参易人参，或二者并用，后数方准此；阴虚火泛者，加海参 3～5 钱；痰多者，加橘红、半夏曲 5～7 分；泄泻者，加脐带；嗽不止者，加枇杷叶、款冬花 8 分；失血者，加丹参、荷叶 1 钱；热盛者，加牡丹皮、地骨皮；汗者，加桑叶、荷叶 1 钱。

吴释：万物皆生于土，脾胃者后天之根本，人之所赖以生者也。脾胃一亏，则气血不行，五脏六腑无所禀受，而生机渐微矣。古方救脾胃，多用芪、术、归、地甘温益胃之剂，然以补胃阳则有余，若以补脾阴则不足。盖虚劳而至于脾胃亏弱，虽有参、芪、桂、附、归、地等药，亦难为力矣。于是以人参大补五脏之阳而不燥，以燕窝大补脾胃之阴而不滋，佐以山药、扁豆健脾，加以莲肉、老米养胃，以致中土安和，万物并育而不相害也。

按语：脾胃为后天之本，脾主运化，胃主收纳、腐熟水谷，人的生存有赖于脾胃的运化吸收功能。若脾胃亏虚，则气血化生不足，不能濡润五脏六腑，使人体逐渐亏虚。在吴澄之前，古人治疗脾胃病，多采用黄芪、白术、当归、地黄等甘温益胃之药，但吴澄认为，这些药可以补胃阳却不能补脾阴。虚劳病脾胃亏虚，即使有人参、黄芪、肉桂、附子、当归、熟地黄等药，也难以做到完全补足脾胃之亏虚。而方中以燕窝补脾阴而不滋腻；人参补脾胃之阳而不燥；佐以山药、扁豆甘平健脾；加莲肉、老米养胃。全方共奏补气健脾、滋阴养肺之功。既补脾阴，又健脾气。

2. 理脾阴正方

组成： 人参 1 钱，紫河车 2 钱，白芍、山药、扁豆、茯苓各 1 钱，橘红 6 分，甘草 5 分，莲子肉 1 钱 5 分，荷叶 1 钱，老米 3 钱。

主治： 食少泄泻、痰嗽失血、遗精等症，虚劳不任黄芪、白术者。

加减： 食少泄泻者，加冬瓜仁 1～2 钱；汗多者，加浮麦、牡蛎 1 钱；咳嗽甚者，加枇杷叶 1 钱；痰多者，加贝母 8 分；失血者，加血余炭 1 钱，藕节 3～5 个；遗精者，加芡实、鱼鳔 2～3 钱。

吴释： 脾喜温而恶凉，喜燥而恶湿，故理脾之方多燥湿之品。虚劳日久，胃少脂膏，略兼香燥，便发虚火；少加清润，泄泻必增。然食少痰多，遗精失血，皆脾胃亏损也。方以人参、荷叶保其肺气，以河车大补其真元，佐以扁豆、山药固守中州，以白芍、甘草缓其肝而不下克脾土，以橘红、老米醒其脾而不上侵肺金，补脾阴而胃阳亦不相碍也。

按语： 凡脾阴虚累及肺金时，吴氏以理脾阴正方为治。脾喜温恶凉，喜燥恶湿，因此理脾之方药多燥湿之品。虚劳日久，胃阴不足，而发虚火；若理脾之方少加清润之品，导致胃火旺盛，食少痰多，遗精失血，均为脾胃亏损之象。因此，理脾阴正方以人参、荷叶保全肺气；紫河车大补元气；佐以茯苓、扁豆、山药、莲肉调和脾胃；白芍、甘草柔肝缓肝而不克脾土；橘红、老米醒脾不伤肺。全方共奏补肺健脾、滋阴益气之功效。

3. 资成汤

组成： 人参、白芍、扁豆、山药、茯神各 1 钱，丹参 8 分，橘红 6 分，甘草 5 分，莲子肉 1 钱 5 分，檀香 3 分，雄健无病猪肚 1 具（酒洗磨净，取清汤煎药，或为丸亦可）。

主治： 虚劳遗精盗汗，食少泄泻，血不归经，女子崩漏不止，虚劳不任黄芪、白术、当归、地黄者。

加减： 虚热者，加牡丹皮、地骨皮；惊恐怔忡，不眠多汗者，加酸枣仁；火烁肺金，干枯多嗽者，加百合；便血失血者，加地榆、续断；小水不利，加车前子；痰多者，加贝母。

吴释： 心藏神其用为思，脾藏智其用为意，是以神智思意，火土合德者也。用人参大补元气，以猪肚大健脾胃，茯神、丹参滋养心阴，扁豆、山药培补脾元，白芍缓肝，甘草补土，佐以莲肉合丹参而交通心肾，加以檀香佐陈皮而芬香醒脾。合而用之，则脾胃之气上行心肺，下通肝肾，一滋心阴，一理脾元，壮子益母也。

按语： 肝藏血，脾统血，心主血脉，肺主气，推动血液运行。心肺肝脾共同调节机体血液的正常运行。资成汤主治虚劳遗精盗汗，食少泄泻，血不归经，女子崩漏不止，虚劳不任黄芪、白术、当归、地黄等。本方由人参、白芍、扁豆、山药、茯神、丹参、橘红、甘草、莲肉、檀香、猪肚组成。方中人参大补元气，猪肚健运脾胃，扁豆、山药培补脾土，茯神、丹参滋养阴液，白芍缓肝，甘草补土，加檀香佐陈皮芳香醒脾，佐莲子肉合丹参交通心肾，合而用之，共奏补益心脾、交通心肾之功效。一滋心阴，一补脾元，壮子益母也。

4. 升补中和汤

组成： 人参5分，谷芽、山药各1钱，茯神8分，甘草3分，陈皮7分，扁豆1钱，钩藤8分，荷鼻1个，老米3钱，红枣2个。

主治： 虚劳寒热，食少泄泻，不任升麻、柴胡者。

加减： 气血弱而似疟者，加制何首乌3钱；筋骨不利者，加秦艽、续断1钱；微有火者，加玉竹8分；泄泻者，加冬瓜仁2～3钱；大便下血者，加地榆8分；食少者，加莲子肉3钱；失血者，加茅根、藕节3～5钱。

吴释： 升补中和，为清阳下陷而设也。盖阴亏火泛，法不宜升，而肝肾空虚，更不宜升。惟是泄泻食少之人，清阳不升则浊阴不降，于法不可以不升，而又非升、柴之辈所能升者，故以人参、钩藤、荷鼻升胃中之阳，以谷芽、山药、扁豆、老米补脾中之阴，陈皮快气，甘草和中，红枣助脾，虽非升、柴、芪、术之品，而功效实同补中益气之立法矣。

按语： 脾气亏虚，易导致中气下陷，便溏泄泻，神疲乏力，内脏下垂等。升补中和汤可治疗脾虚气陷证。方中人参、钩藤、荷叶蒂升胃中之阳，谷芽、山药、扁豆、老米补脾中之阴，茯神益心，甘草和中，陈皮行气，红枣助脾，全方共奏醒脾益气、调理脾胃之功，使脾运化水谷精微的功能恢复正常，营养输布全身，生命活动维持正常。

5. 畅郁汤

组成： 丹参、谷芽各 1 钱，白芍、茯苓、扁豆、钩藤、菊花、连翘各 8 分，甘草 5 分，荷叶 1 钱。

主治： 肝脾血少，血虚有火，不能用当归、白术、柴胡者。

加减： 胁痛者，加女贞子、鳖甲 8 分；气逆者，加降香 1 钱；火盛者，加牡丹皮、地骨皮 8 分；咳嗽者，加橘红、贝母 5～6 分；兼外感者，加紫苏梗 3～5 分；痰多眩晕者，加天麻 8 分；泄泻者，加莲子肉、老米 3 钱。

吴释： 古方枳术丸变为补中益气汤，越鞠丸变为逍遥散，此皆青出于蓝也。如越鞠丸之川芎即归、芍也，苍术即白术也，神曲即陈皮也，香附即柴胡也，栀子即逍遥之加味也。然虚劳之人，亦有不宜于柴胡、薄荷、归、术者，今又变为畅郁汤。如丹参即逍遥之当归也，钩藤即柴胡也，扁豆、谷芽即白术也，菊花即薄荷也，连翘、荷叶即丹皮、栀子也。功能培本以舒中，益营以养木。以越鞠为祖，而逍遥散、畅郁汤、解肝煎、化肝煎、逍遥饮，皆自越鞠支分派衍也。

按语： 肝失疏泄，脾失健运，两脏关系失调，导致肝脾不和。常见症状为胁腹胀痛。吴氏确立凉肝解郁理脾之法用于治疗肝脾不和证，可以治疗泄泻、月经不调及一些慢性虚劳病证。其代表方剂为畅郁汤。方中丹参凉血补血，扁豆、谷芽、甘草消食不伤阴，钩藤、菊花凉肝解郁，连翘与荷叶清热疏肝解郁，共成凉肝解郁理脾之方。

6. 理脾益营汤

组成：制首乌3钱，海参、莲子肉、黑豆各2钱，山药、扁豆各1钱。

主治：脾虚血少，阴虚发热，不任当归、地黄者。

加减：阴阳两虚者，加中和理阴汤；血分热者，加牡丹皮、地骨皮各8分；痰多者，加橘红、贝母6分；咳嗽者，加紫菀、枇杷叶1钱；汗多者，加浮小麦1钱；失血者，加金墨、藕节；食少者，加谷芽、薏苡仁各1～2钱。

吴释：人身之血，内外流通，水火合德而生，人所赖以相依立命者也。心主之，肝藏之，脾统之，濡润筋脉，充养百骸者也。今虚劳之人，血少而不能补血，脾虚而不能健脾。故用海参以有气血之属，补阴而养血；二豆以五谷之属，养胃而健脾；用莲肉补心，则心有所主，而血运化；制首乌补肝，则肝有所藏，而血不妄行；以山药佐扁豆扶脾，则脾有所统，而为胃行其津液，灌溉四旁，而五脏均受其益矣。

按语：脾虚则无以生血，阴虚则导致发热，当患者出现脾虚且伴有阴虚并且不能用当归、生地黄时，则可以使用理脾益营汤。方中海参补阴而养血、黑豆、扁豆养胃健脾；莲子肉补心，心有所主，则血运化；制何首乌补肝，则肝有所藏，血不妄行；山药佐扁豆扶脾，使脾统摄功能恢复正常，助胃行其津液。

7. 培土养阴汤

组成：制首乌3钱，丹参、扁豆、谷芽各1钱，白芍、车前草各8分，莲子肉1钱5分，猪腰1具。

主治：虚劳食少痰多，阴分不足，自汗盗汗，遗精，不任熟地黄、山茱萸等药者。

加减：阳经火甚，痰嗽喘急者，加保金汤；心脾气虚失血者，加薏苡仁、藕节各 2 ～ 3 钱；积瘀胸膈胀满者，加白茅根 1 钱；血中气滞者，加降香 8 分；气血大虚弱者，加人参、燕窝 3 钱；尾闾骨痛者，加鹿角霜 1 钱；泄泻不止者，加脐带；汗多者，加桑叶 1 钱；咳嗽不止者，加枇杷叶、佛耳草 7 ～ 8 分；遗精者，加芡实、莲须 1 钱。

吴释：形不足者，温之以气；精不足者，补之以味。今虚劳之人，温气则火生，补精则濡泄，虽六味、四物、生脉皆非所宜也。以制首乌为君，固精养血，有地黄之功而无地黄之滞；以猪腰为臣，补肾生精，有生血之功而无败胃之虞；扁豆、谷芽补脾阴，而不燥肺金；丹参、莲肉交通心肾，而不耗阴血；白芍酸收以缓肝；车前利小便而不走精气。扶脾保肺，平补肝肾。食少不碍，痰多，亦宜此温气补味之变方也。

按语：形不足者，温之以气；精不足者，补之以味。脾虚易导致虚劳，虚劳则阴分不足，出现自汗、盗汗、遗精等。治虚劳食少、痰多自汗、遗精等现象，吴氏确立了扶脾补肾一法，选用培土养阴汤。方中制何首乌固精养血，猪肾补肾生精，扁豆、谷芽补脾阴，白芍酸收缓肝，车前草利小便，丹参、莲子肉交通心肾，全方有扶脾保肺、平补肝肾之功效。

8. 保金汤

组成：人参，玉竹，百合，猪肺，清汤煎服。

主治：痰嗽喘急，虚劳不宜于麦冬、五味子者。

加减：咳嗽者，加枇杷叶、款冬花；食少泄泻者，加薏苡仁、扁豆；虚汗者，加桑叶、浮小麦；见血者，加丹参、紫菀；便血者，加地榆、扁豆、白芍。

吴释：肺为娇脏，而朝百脉，一身之元气所主者也。今虚劳日久，喘嗽痰多，火盛刑金，而有不利于麦冬、五味者。故以玉竹之清润，能清权衡治节之司；以人参之补阴，能益后天营卫之本；以百合之酸温，能收先天癸水之源。加以猪肺载诸药入肺，而不走他脏。三气通而三才立，则水升火降，而痰嗽气喘自定矣。

按语： 对虚劳痰嗽喘急者，吴氏创立了保金汤，由人参、玉竹、百合组成，猪肺清汤煎服。方中取玉竹之清润，清金保肺，取人参之补阴，能益后天营卫之本；以百合之酸温，收先天癸水之源；加猪肺，载诸药入肺。共奏止咳平喘、清金保肺之功效。

9. 味补汤

组成： 燕窝，海参，淡火腿肉，鳗鱼。上 4 味药煮汁饮，或用鲜紫河车 1 具，同入煮极烂，饮其汁。

主治： 虚劳日久，脾胃薄弱者更妙。

加减： 遗精者，加鱼鳔；泄泻者，加莲子肉、山药。

吴释： 精不足者，补之以味。此数者皆气血有情之物，非泛常草木可比。但虚劳日久，脾薄胃弱，不胜肥浓，上易恶心，下易作泻，况前服补脾阴正方，而继之以数味，只饮其汁，食其精华而去其渣滓，自有斡旋造化之功，不可因其日食恒常之味而忽之也。盖病得其养，即饮食亦可以为药；失其养，即药亦可以为病。语曰药补不如食补，此之谓也。

按语： 对虚劳日久、脾胃薄弱者，吴氏创制了味补汤，由燕窝、海参、淡火腿肉、鲤鱼组成，上 4 味煮汁饮，或用鲜紫河车 1 具，同入煮极烂，饮其汁更妙。可见其喜用血肉有情之品，药食同源滋补脾阴。血肉有情之品主入脾胃二经，是中医对具有填精益血、滋补强壮作用的动物药的统称，可助虚劳患者改善体质，非寻常草木可比。

理脾阴系列方中不用滋腻之品，但都收到良好的滋补脾阴之效。甘药以白术、莲子肉为代表，张山雷说："白术补脾益营气，且补且行，益营气而能辟湿。"莲子肉甘平而涩，既能健脾，又能涩肠固津。酸药以乌梅、五味子、白芍为代表，均有敛阴生津作用。

吴澄

后世影响

吴澄博采前贤治虚损之法，又结合自身的临证心得，创外感致虚之说，总结阐述内损之理，确立解托、补托二法，翼羽李东垣内伤学说，并全面阐述了脾阴虚的证治方药，完善了虚损证治理论，可谓集虚劳病之大成而又自成一家之言，对后世治疗虚损的一切外感内伤之证，提供了有益的借鉴和启发。外损致虚说无论在发病学还是治疗学上，都有重要的研究价值和意义。吴澄脾虚当分阴阳、"虚损健脾勿忘脾阴"的观点，与李东垣脾胃学说相得益彰而补其未备，充实和完善了调理脾胃法，是脾胃学说继《黄帝内经》和李东垣之后的第3次高峰。

一、历代评价

清乾隆七年（1742），《不居集·吴炜序》评吴澄曰："其仙风道骨，气足神完，俨然救世一位活菩萨也。"又曰："其设施之广，其流泽之长，诚有如不愿为良相而愿为良医者。"评其书曰："不特可以活吾乡，而可以活天下；不特可以活一时，而并可以活万千世。"

清道光十五年（1835），《不居集·徐卓序》曰："又有外感类内伤似损非损一种，汉唐以来，绝少宣发。惟吴氏独得其秘，详采诸书，参以己意，以救今时之弊，以补前人之阙，集虚损之大成，治法始为完备，非居于水、居于火、居于阳虚阴虚绝少变动者可比，岂非有功于不居者哉！"

清道光十六年（1836），《不居集·汪俊后序》曰："其源清，其派的，其切摘时弊也，阐道而不顾人之惊疑；其反复推求也，明道而不厌辞之繁琐。是书一出，而虚损无坏证矣。"

　　近代著名医家费绳甫，在《近代中医流派经验选集》中评价说："东垣虽重脾胃，但偏于阳，近代吴师朗《不居集》补脾阴之法，实补东垣之未备。"

　　现代《新安医学流派研究》一书将吴澄"外损致虚说"列为"新安医学十大学说"之一。《新安医学研究集成·学术研究》一书评价说："虚劳大家吴澄发明外损致虚说，创解托、补托二法，羽翼李东垣内伤学说，自成一家之言，完善了虚损证治理论，扩大了虚损病因学和治疗学的研究范畴，充实了虚劳发热论治的认识，对慢性虚损性病证的论治具有重要的指导意义。"书中还指出"理虚大家吴澄提出脾阴虚说和理脾阴的大法脉络，叶桂提出胃阴虚说和养胃阴、救胃阴的治法，完善了脾胃学说，填补了理论空白"。

二、学术传承

　　追溯中医脾胃学说之源流，大约经历了3次高峰，《黄帝内经》为渊薮，《脾胃论》为第2个里程碑，明清理脾阴及养胃阴治法使脾胃学说达到第3次高峰。但明清之前医家重视脾阳而忽略了脾阴，脾阴学说真正确立是在明清时期，代表性医家有周慎斋、缪希雍、胡慎柔、吴澄、林珮琴、唐容川等，皆做出了重大贡献。

　　其中，吴澄倡导的芳香甘平法，与明代胡慎柔所倡甘淡实脾法、缪希雍所倡甘寒滋润法，被认为是脾阴虚的三大治法，共同开创了治脾阴之先河，为后世医家所沿用。但脾阴证在治疗方面的贡献首推吴澄，其从"善补阳者必于阴中求阳"，悟出补脾阴以扶脾阳的道理，发朱丹溪等前贤未尽之余蕴，创制了"中和理阴汤""补脾阴正方""资成汤""理脾益营汤"等9首有效系列方剂，使"阳得阴助而生化无穷"。其在治则、方药上用力颇多，贡献卓著。吴澄理脾阴说，系统地提出了脾阴虚的辨治方案和理法方药，既丰富了虚损病的辨治，又开创了治脾阴的大法脉络，是脾阴学说发展史上的一个重要里程碑。由此，脾阴理论作为脾胃学说的一个分支逐渐成熟，"调理脾胃"之治更加全面完善。

明清的脾阴不足论治，对新安后学产生了一定影响。清代江之兰在《医津一筏·治病必求其本》中，第一句就说："脾喜燥，伤于寒湿则不能消磨水谷，宜术、附以温燥之。然脾阴不足而谷亦不化，又不可以温燥为治。"清代罗浩认为，补脾不能一味使用刚剂，除"白术、二陈"等扶土之品外，只要辨证准确，"熟地、麦冬亦培土之药"。其所著《医经余论》指出："脾与胃两脏之中又各有阴阳偏盛之别，胃为燥土，有时为水湿所伤则阳气不振；脾为湿土，有时为燥火所烁则精液大伤，治法又不可拘泥矣。"又言"况脾之湿每赖胃阳以运之，胃之燥又借脾阴以和之，是两者有相需之用"。并提出治脾与治胃的不同方法，也认为脾阴不足，谷亦不化，不可温燥为治。

徐雯洁等[①]对新安医学基于护阴理论的汪机、吴澄、叶天士三家脾胃思想作了比较研究，认为重视机体阴液的顾护，是新安医家临床辨治思路的一大特色。汪机为温补培元派的代表人物，其"营卫论"奠定了新安医学重视脾胃、顾护营阴的基调，人参、黄芪益养脾胃之阴的治法由此肇端。吴澄、叶天士同时吸取养阴清润治法，善用理脾阴、养胃阴法，倡言脾之阴阳分论。这3次突破，是对脾胃学说日益补充和细化的过程；同时，也体现了新安医家不断汲取时代营养，形成新安医学以理论领先、勇于创新、学派纷呈特色的过程。

传承发展吴澄等形成的脾阴学说，以清代唐容川最为突出。《血证论》言："脾阳不足，水谷固不化；脾阴不足，水谷仍不化也。""脾阳虚则不能

---

① 徐雯洁，徐世杰.基于护阴理论的汪机、吴澄、叶天士三家脾胃思想研究［J］.中华中医药杂志，2017，32（3）：1206-1208.

统血，脾阴虚又不能滋生血脉。""脾称湿土，土湿则滋生万物，脾润则长养脏腑。""但调治脾胃，须分阴阳。李东垣后重脾胃者，但知宜补脾阳，而不知滋养脾阴。脾阳不足，水谷固不化；脾阴不足，水谷仍不化也。譬如釜中煮饭，釜底无火固不熟，釜中无水亦不熟也。""补脾阴以开胃进食，乃吾临证悟出，而借《伤寒论》存津液三字为据，此外固无证据也。"唐容川提出，脾阴有主运化、统血及濡养作用，认为脾阴和脾湿是生理和病理的两个不同内容，提出了脾阴虚的临床证候，又论及脾阴虚导致其他脏腑的证候，提出补脾阴以开胃进食为先，由此脾阴理论作为脾胃学说的一个分支已经成熟。

近现代张锡纯、蒲辅周等，都承陈修园"脾为太阴，为三阴之长"之论。《医学衷中参西录》言："治阴虚者，当以滋脾阴为主；脾阴足，自能灌溉诸脏腑也。""药之健脾胃者，多不能滋阴分，能滋阴分者……若取苦味与甘草相合，有甘苦化阴之妙，故能滋阴分……故能益脾胃。"提出"淡味之品善能养脾阴也"，并创甘淡养阴之效方资生汤（与吴澄资成汤完全不同）。蒲辅周在临床中也体会到"脾阴虚，手足烦热，口干不欲饮，烦满，不思食"的特点。现代研究证明，滋补脾阴确实具有润养五脏、扶助正气，提高机体抗病能力的作用。

张仲景开顾护脾阴之先河，脾阴雏形衍于金元，补偏救弊完善形成于明清，求同存异于近代。脾阴学说的发现，为中医学基础发展的一个里程碑。

脾阴学说在症状、诊断、治疗上各有其特点。1983 年全国中西医结合虚证研究与老年病防治会议制定了《中医虚证辨证参考标准》，1986 年作了修订 [①]。其中，结合临床实际归纳了脾阴虚的主要症状：不思食，食后腹胀，

---

① 沈自尹整理 . 中医虚证辨证参考标准 [J] . 中西医结合杂志 .1983，（2）：117.

大便干燥，口干咽燥，舌红少苔或光剥苔；次要症状为：形体消瘦，面色无华，手足心热，或见少量出血症状，脉细无力。凡具备上述4项主症或3项主症加2项次症（都必具舌象）者，即可诊断为脾阴虚证。施翔等[1]认为，吴澄理脾阴法是治疗极虚而不耐受补益病证的总法，理脾阴九方能治疗不同的虚损病危候，为濒死患者提供了一线生机。现代常运用脾阴虚理论治疗内妇科诸多病证，诸如干燥综合征、糖尿病、慢性咳嗽、肝炎、慢性萎缩性胃炎、胃癌术后、溃疡性结肠炎、功能性便秘等，疾病范围十分广泛。

王棉娟[2]观察理脾阴正方治疗小儿厌食症脾阴虚型的临床疗效，选取80例辨证为脾阴虚证功能性厌食症患儿，随机分为治疗组和对照组各40例，对照组选用葡萄糖酸锌颗粒，治疗组采用吴澄理脾阴正方为基础的汤药，两组均治疗4周，观察近期疗效。结果治疗组总有效率为95%，明显优于对照组（$P < 0.05$）；治疗组用药后症状明显减轻或消失，明显优于对照组（$P < 0.05$）；治疗组体重增加也优于对照组（$P < 0.05$）。唐林容[3]运用吴澄中和理阴汤加减，从脾阴虚角度治疗小儿厌食证50例，痊愈45例，好转5例，取得较满意疗效。

现代实验研究证明，脾阴虚确有微观物质基础的改变，理脾阴治法确能起到改善这些表征的作用。宋雪娇[4]发现脾阴虚时血清胃动素含量下降，

---

[1] 施翔，战丽彬，陈静，等.从虚不受补证辨析吴澄理脾阴法 [J].中医杂志,2014,55（18）: 1613-1615.

[2] 王棉娟.理脾阴正方治疗小儿厌食症脾阴虚型80例 [J].陕西中医，2012, 33（7）: 803-805.

[3] 唐林容.加减中和理阴汤治疗小儿厌食证50例 [J].成都中医学院学报，1994, 17（1）: 31-32.

[4] 宋雪娇.理脾阴正方对脾阴虚证大鼠血清胃动素含量的影响.[J].辽宁中医药大学学报，2011, 13（1）: 197-198.

理脾阴正方可能通过增强营养物质供给，促进胃动素合成，起到提高胃动素含量的作用。战丽彬等[1]研究表明滋补脾阴方药对脾阴虚痴呆大鼠的阴虚表现及学习记忆能力有一定改善作用。王彩霞等[2][3][4][5]研究表明理脾阴正方能显著提高东莨菪碱 Alzheimer 痴呆模型小鼠的抗氧化酶活性，降低过氧化损伤；补脾方药可通过降低过氧化损伤，提高动物的学习记忆能力；理脾阴正方能明显减轻铅中毒引起的大白鼠海马结构损伤，使神经细胞结构趋于正常；补益脾胃方药能显著提高大白鼠大脑细胞膜 M- 受体结合容量（$P < 0.01$），降低血中 AchE 的活性（$P < 0.01$），使其恢复至正常水平，且作用略优于西药乙酰胺吡咯烷酮。于漫等[6][7]研究表明，脾阴虚模型组回肠组织 Na^+-K^+ ATP 酶、Ca^{2+}-Mg^{2+} ATP 酶及线粒体呼吸链酶复合物 I、IV 活性均显著低于健康对照组（$P < 0.05$）；脾阴虚中药反证组回肠组织 Na^+-K^+ ATP 酶、Ca^{2+}-Mg^{2+} ATP 酶及线粒体呼吸链酶复合物 I、IV 活性明显高于脾阴虚模型组（$P < 0.05$）。

---

① 战丽彬，刘莉，宫晓洋，等.脾阴虚痴呆证病结合模型建立及滋补脾阴方药干预的实验研究［J］.中华中医药学刊，2008，26（1）：9-12.

② 王彩霞，夏永良，江哲浩，等.理脾阴正方对铅中毒大鼠海马超微结构的影响［J］.辽宁中医杂志，2000，27（10）：477-478.

③ 王彩霞，李德新.理脾阴正方对胆碱能神经影响的实验研究［J］.中医药学刊，2001，19（2）：107-108.

④ 王彩霞，李德新，夏永良，等.理脾阴正方提高 Alzheimer 痴呆小鼠抗氧化酶活性的研究.［J］.中医药学刊，2002，20（2）：214-215.

⑤ 王彩霞，李德新，江哲浩，等.理脾阴正方提高 Alzheimer 痴呆模型动物学习记忆能力的机理探讨［J］.辽宁中医杂志，2002，29（4）：242-243.

⑥ 于漫，王彩霞，宋雪娇.理脾阴正方对脾阴虚大鼠回肠水通道蛋白 4 表达及分布的影响［J］.辽宁中医药大学学报，2014，29（10）：3298-3310.

⑦ 于漫，王彩霞，崔家鹏，等.“脾阴”之探源［J］.中华中医药杂志，2017，32（3）：1203-1205.

胡渊龙等[①]选录明清及民国理脾阴方剂 31 首，其中包括吴澄理脾阴方 9 首，基于数据挖掘与方剂计量学方法研究虚劳（重症迁延期）的治疗规律，认为理脾阴法补泻兼施，滋阴辅以和阳；治法上以和法与补法并重，以甘淡扶脾法与酸甘化阴法合用补脾阴；用药五味配伍以甘淡酸苦为主；用药平和，四气配伍以平性药为主，辅以寒热并施。

综上所述，吴澄在《不居集》上集，集成秦越人、张仲景、葛可久、刘河间、李东垣、朱丹溪、薛新甫、张景岳、水丘道人等各家合其本人诊治虚损之法为十大法；详述嗽、热、痰、血四大证及内损杂证辨治；下集以风劳为首，专论外损之具体辨治。吴澄将虚损分为内损、外损，将外感、内伤及各种疑难杂症，均纳入虚损的考察范围；首创外损之说，指出"频感外邪，消耗气血""内伤底子，即病无阳"可致虚损，尤多误判、误治人为做成虚损，包括滥用滋阴降火及表散祛邪过度；其不论外感似损未损或已成损，不居于内外真假虚损，均以治损防损为纲要；祛除病因、审机论治，发明解托、补托、理脾阴之三大法则。解托、补托法，祛邪与扶正并用，创制了柴陈解托汤、葛根解托汤等解托六方和益荣内托散、助卫内托散等补托七方；妙用柴胡、葛根，一举一托，以托法托邪外出、回护元气。理脾阴法，强调"脾虚有阴阳之分"，虚损首当健脾，健脾不忘理脾阴，倡芳香甘平法，药用人参、山药、莲子肉及血肉有情之类；"芳香甘淡之品，培补中宫而不燥津液""惟选忠厚和平之品，补土生金，燥润合宜，两不相碍"，创制了补脾阴正方等 9 首有效方。解托法用于虚损早期，补托法用于中期，理脾阴法用于晚期；解托六方用于内伤轻而外感重者，补托七方用

① 胡渊龙，罗伟康.基于数据挖掘的理脾阴法治疗虚劳（重症迁延期）规律探讨［J］.中国中医急症，2018，27（4）：573-575.

于内伤重而外感轻者，理脾阴九方用于虚劳脾薄胃弱者。吴澄辨治虚损之证，血证以八卦统八法；热证治法以卦象比拟；咳嗽立三纲八条目，外感分寒、热二证，内伤分金、水二脏，虚中夹邪分轻重察虚实；治痰立三法，肺虚有痰保肺以滋其津液，脾虚有痰培脾以化其痰涎，肾虚有痰补肾以引其归脏；其他杂证并各有法。吴澄认为，外损以风劳为枢纽，论治以祛邪为先，以脾胃为主。《不居集》总以不居为魂，虚损为纲，外损为说，解托、补托、理脾阴为法，创 22 首系列得效方，自成一家之言。分而言之，一是虚损不居之论尤其外损说，扩大了虚损病因学和治疗学的范畴，充实了虚劳论治体系；二是解托、补托、理脾阴三法丰富了中医的治则治法，尤其理脾阴作为脾阴虚三大治法之一，既发展了中医脾阴学说，也使中医脾胃学说继《黄帝内经》《脾胃论》之后达到了第 3 次高峰，为脾胃学说完整体系的形成做出了重要贡献；三是系列得效方丰富了外感及内伤疾病的方药运用体系。合而言之，吴澄学说作为一个有机统一的学术体系，充实和发展了中医发病学说、治法学说、方药体系和养生预防思想，理法方药相互贯通，丰富了各类有关虚损性疾病的理论和辨治，对外感致虚、虚人外感、反复外感和内伤杂证的论治具有重要指导意义。

吴澄

参考文献

著作类

［1］吴澄.不居集［M］.芸香阁刻本.程芝云，程芝华，校.1833（清道光十三年）.

［2］吴澄.不居集［M］.芸香阁刻本之手抄本.程芝云，程芝华，校.具体年代不详（清）.

［3］吴澄.不居集［M］.秦伯未，校订.上海：国光印书局，1935（民国二十四年）.

［4］吴澄.不居集［M］.何传毅，祝新年，陈加玉，点校.北京：人民卫生出版社，1998.

［5］吴澄.不居集［M］.达美君，王荣根，孙炜华，等，校点.北京：中国中医药出版社，2002.

［6］卜应天.地理雪心赋［M］.上海：铸记书局，1919（民国八年）.

［7］王焘.外台秘要［M］.北京：人民卫生出版社，1955.

［8］重广补注黄帝内经素问［M］.王冰，注.林亿，校.北京：人民卫生出版社，1956.

［9］葛可久.十药神书［M］.北京：人民卫生出版社，1956：2.

［10］张景岳.景岳全书（上下册）［M］.上海：上海科学技术出版社，1959.

［11］张锡纯.医学衷中参西录［M］.王云凯，李彬之，韩煜，重校.石家庄：河北科技出版社，2002：例言，17–22.

［12］宋濂.元史（15册）［M］.北京：中华书局，1976.

［13］中医研究院.蒲辅周医疗经验［M］.北京：人民卫生出版社，1976.

［14］李鼎祚.周易集解［M］.北京：中国书店，1984.

［15］黎靖德.朱子语类［M］.王星贤，点校.北京：中华书局，1986.

［16］白寿彝.中国通史（第14卷）［M］.上海：上海人民出版社，1989.

［17］汤一新，安浚，龙治平.中医脾阴学说研究［M］.北京：科学技术文
　　　献出版社，1992：38.

［18］徐春甫.古今医统大全［M］.项长生，点校.//余瀛鳌，王乐匋，李
　　　济仁，等.新安医籍丛刊.合肥：安徽科学技术出版社，1995.

［19］秦越人.难经［M］.北京：科学技术文献出版社，1996.

［20］吴承洛.中国度量衡史［M］.北京：商务印书馆，1998.

［21］永瑢，纪昀.四库全书总目提要（整理本）［M］.海口：海南出版社，
　　　1999.

［22］王乐匋.新安医籍考［M］.合肥：安徽科学技术出版社，1999.

［23］缪希雍.神农本草经疏·卷一［M］//任春荣.缪希雍医学全书.北京：
　　　中国中医药出版社，1999：31.

［24］缪希雍.先醒斋医学广笔记［M］//任春荣.缪希雍医学全书.北京：
　　　中国中医药出版社，1999：24，703.

［25］唐容川.血证论［M］//王咪咪.唐容川医学全书.北京：中国中医药
　　　出版社，1999：8.

［26］朱震亨.格致余论［M］.天津：天津科学技术出版社，2001：37，
　　　43.

［27］上海中医学院.虚损专辑［M］.上海：上海科学技术出版社，1986：
　　　184.

［28］李其忠．中医基础理论研究［M］．上海：上海中医药大学出版社，2002：2.

［29］孔颖达．周易正义［M］．余培德，点校．北京：九州出版社，2004.

［30］张仲景．伤寒论［M］．王叔和，撰次．钱超尘，郝万山，整理．北京：人民卫生出版社，2005.

［31］张仲景．金匮要略［M］．何任，何若平，整理．北京：人民卫生出版社，2005.

［32］李东垣．脾胃论［M］．文魁，丁国华，整理．北京：人民卫生出版社，2005.

［33］汪昂．本草备要［M］．郑金生，整理．北京：人民卫生出版社，2005.

［34］刘完素．素问玄机原病式［M］．孙治熙，孙峰，整理．北京：人民卫生出版社，2005.

［35］吴翟．茗洲吴氏家典［M］．刘梦笑，校点．合肥：黄山书社，2006.

［36］胡慎柔．慎柔五书［M］．郑金生，整理．北京：人民卫生出版社，2006：33–35.

［37］汪昂．医方集解［M］．苏礼，焦振廉，任娟莉，等，整理．北京：人民卫生出版社，2006.

［38］秦景明．症因脉治［M］．秦皇士，补辑．郭霞珍，王志飞，曹幽子，等，整理．北京：人民卫生出版社，2006：195.

［39］太平惠民和剂局．太平惠民和剂局方［M］．刘景源，整理．北京：人民卫生出版社，2007.

［40］李东垣．内外伤辨惑论［M］．李一鸣，整理．北京：人民卫生出版社，2007.

［41］吴崐．医方考［M］．张宽，齐贺彬，李秋贵，整理．北京：人民卫生

出版社，2007.

［42］王纶．明医杂著［M］．薛己，注．北京：中国中医药出版社，2009：
　　　12.

［43］周之干．周慎斋医学全书［M］．吴志国，点校．海口：海南出版社，
　　　2010：101.

［44］上海中医药大学．近代中医流派经验选集［M］．3版．上海：上海科
　　　学技术出版社，2011.

［45］江之兰．医津一筏［M］//余瀛鳌，周仲瑛，于文明．中医古籍珍本集
　　　成．长沙：湖南科学技术出版社，2014.

［46］罗浩．罗浩医书二种［M］．王兴伊，干旦峰，王丽丽，校注．北京：
　　　中国中医药出版社，2015.

［47］王怀隐．太平圣惠方（上下册）［M］．郑金生，汪惟刚，董志珍，整
　　　理．北京：人民卫生出版社，2016.

［48］任军伟．中国绘画大师精品·查士标［M］．天津：天津出版传媒集团
　　　天津人民美术出版社，2016.

［49］王键．新安医学流派研究［M］．北京：人民卫生出版社，2016.

［50］黄辉．新安医学研究集成·学术研究［M］．合肥：安徽科学技术出版
　　　社，2018.

论文类

［1］沈自尹，王文健．中医虚证辨证参考标准［J］．中西医结合杂志．1983
　　　（2）：117.

［2］王士荣．吴澄理脾阴小议［J］．中医药信息，1986（2）：23-24，27.

［3］汤一新，熊维美.脾阴学说源流述略［J］.陕西中医，1987，8（7）：316-317.

［4］唐林容.加减中和理阴汤治疗小儿厌食证50例［J］.成都中医学院学报，1994，17（1）：31-32.

［5］汪运富，迟华基.脾阴、脾阴虚研究述评［J］.安徽中医学院学报，1998，17（4）：62-64.

［6］王彩霞，夏永良，姜哲浩，等.理脾阴正方对铝中毒大鼠海马超微结构的影响［J］.辽宁中医杂志，2000，27（10）：477-478.

［7］王彩霞，李德新.理脾阴正方对胆碱能神经影响的实验研究［J］.中医药学刊，2001，19（2）：107-108.

［8］徐仪明.简论朱熹对古代中医学发展的影响［J］.中华医史杂志，2001，31（4）：72.

［9］王彩霞，李德新，夏永良，等.理脾阴正方提高Alzheimer痴呆小鼠抗氧化酶活性的研究.［J］.中医药学刊，2002，20（2）：214-215.

［10］王彩霞，李德新，姜哲浩，等.理脾阴正方提高Alzheimer痴呆模型动物学习记忆能力的机理探讨［J］.辽宁中医杂志，2002，29（4）：242-243.

［11］徐树楠，王文智.脾阴虚的探讨［J］.中国中医基础医学杂志，2002，8（12）：1-2.

［12］王国良.朱熹理学体系及其对徽州文化的影响［J］.徽学，2002，2（0）：13-24.

［13］郑国庆，王小同，胡臻.脾阴学说的建立和发展［J］.浙江中医杂志，2006，41（12）：683-685.

［14］刘凯军，陈自强.脾阴虚证治沿革初探［J］.江西中医药，2006，37

（12）：14–15.

[15] 战丽彬，刘莉，宫晓洋，等．脾阴虚痴呆证病结合模型建立及滋补脾阴方药干预的实验研究［J］．中华中医药学刊，2008，26（1）：9–12.

[16] 濮正琪，董娟．吴澄的脾阴观［J］．陕西中医，2008，29（12）：1648–1649.

[17] 杨尚荣，熊维美．《金匮要略》脾阴虚急症证治规律探讨［J］．中国中医急症，2009，18（2）：269–270.

[18] 陈爱萍，陈自强．脾阴虚的学术源流及研究发展［J］．黑龙江中医药，2009，38（5）：53–54.

[19] 宋雪娇．理脾阴正方对脾阴虚证大鼠血清胃动素含量的影响．［J］．辽宁中医药大学学报，2011，13（1）：197–198.

[20] 张秀芳，李净．论吴澄《不居集》之学术贡献［J］．西部中医药，2011，24（11）：5–7.

[21] 张秀芳．论吴澄外损学说之特色［J］．山西中医，2012，28（1）：60–61.

[22] 黄金花，叶进．脾阴学说研究概况［J］．中医杂志，2012，53（1）：68–72.

[23] 金景熙，孟静岩．补脾阴方用药规律［J］．天津中医药，2012，29（1）：88–90.

[24] 王棉娟．浅谈缪希雍、吴澄、张锡纯三家治脾阴虚用药特色［J］．四川中医，2012，30（2）：43–44.

[25] 梁皓越．吴澄解托、补托二法治疗外损初探［J］．中国中医急症，2012，21（5）：758，777.

[26] 王棉娟．理脾阴正方治疗小儿厌食症脾阴虚型 80 例［J］．陕西中医，

2012, 33（7）：803-805.

［27］王键，黄辉，蒋宏杰.新安医学十大学说（下）［J］.中华中医药杂志，2013, 28（7）：2051-2057.

［28］王键，黄辉，蒋怀周.新安医家治法创新［J］.中华中医药杂志，2013, 28（10）：2980-2987.

［29］徐旭.中医古代脾阴学说源流和脾阴学说内涵［J］.辽宁医学院学报（社会科学版），2015, 13（3）：73-75.

［30］陈聪，宋咏梅.浅析《不居集·不寐》的论治特色［J］.中医药学报，2014, 42（5）：155-156.

［31］汪伟，黄莉.吴澄"理脾阴"治疗虚损病学术思想初探［J］.广州中医药大学学报，2014, 31（6）：1019-1020, 1026.

［32］于漫，王彩霞，宋雪娇.理脾阴正方对脾阴虚大鼠回肠水通道蛋白4表达及分布的影响［J］.中华中医药杂志，2014, 29（10）：3298-3301.

［33］施翔，战丽彬，陈静，等.从虚不受补证辨析吴澄理脾阴法［J］.中医杂志，2014, 55（18）：1613-1615.

［34］吴振.浅论"酒伤"发病规律［J］.山东中医药大学学报，2015, 39（5）：408-409.

［35］徐雯洁，夏洁楠，徐世杰.吴澄论治风劳思想探赜［J］.亚太传统医药，2015, 11（18）：1-2.

［36］臧镭镭，张丽君，孙光荣.从《不居集》看易学对中医的影响［J］.环球中医药，2016, 9（2）：171-173.

［37］姚慧，冯烨，张浩，等.吴澄《不居集》理脾阴法治疗虚损［J］.长春中医药大学学报，2016, 32（5）：1072-1074.

［38］徐雯洁，王键，徐世杰．从简单性原则的视角探讨吴澄运用易理论治热证［J］.中华中医药杂志，2016，31（10）：3904–3907.

［39］姚慧，郭锦晨，徐慧，等．浅析新安医家吴澄《不居集》虚损辨治特色［J］.浙江中医药大学学报，2016，40（11）：861–864.

［40］刘俊兰，于漫，翟美丽，等．理脾阴正方对脾阴虚大鼠能量代谢障碍调节作用［J］.辽宁中医药大学学报，2017，19（1）：28–31.

［41］徐雯洁，徐世杰．基于护阴理论的汪机、吴澄、叶天士三家脾胃思想研究［J］.中华中医药杂志，2017，32（3）：1206–1208.

［42］于漫，王彩霞，崔家鹏，等．"脾阴"之探源［J］.中华中医药杂志，2017，32（3）：1203–1205.

［43］杨杰．吴澄《不居集》脾阴学说探幽［J］.中医药通报，2017，16（5）：30–32.

［44］徐雯洁，王键，徐世杰．中医传统思维发展之"伤寒论""内伤学说"到"外损致虚"的认识推进［J］.中华中医药杂志，2017，32（6）：2362–2364.

［45］张声生，胡玲，李茹柳．脾虚证中医诊疗专家共识意见（2017）［J］.中医杂志，2017，58（17）：1525–1530.

［46］胡渊龙，罗伟康．基于数据挖掘的理脾阴法治疗虚劳（重症迁延期）规律探讨［J］.中国中医急症，2018，27（4）：573–575.

［47］周建刚．吴澄与周敦颐［J］.湖南科技学院学报，2018，39（8）：8–10.

［48］杨丹．论吴澄《不居集》驳诸医治疗虚损妄用滋阴降火法［J］.安徽中医药大学学报，2019，38（1）：11–13.

汉晋唐医家（6名）

张仲景　王叔和　皇甫谧　杨上善　孙思邈　王　冰

宋金元医家（19名）

钱　乙　刘　昉　陈无择　许叔微　陈自明　严用和

刘完素　张元素　张从正　成无己　李东垣　杨士瀛

王好古　罗天益　王　珪　危亦林　朱丹溪　滑　寿

王　履

明代医家（24名）

楼　英　戴思恭　刘　纯　虞　抟　王　纶　汪　机

薛　己　万密斋　周慎斋　李时珍　徐春甫　马　莳

龚廷贤　缪希雍　武之望　李　梴　杨继洲　孙一奎

吴　崑　陈实功　王肯堂　张景岳　吴有性　李中梓

清代医家（46名）

喻　昌　傅　山　柯　琴　张志聪　李用粹　汪　昂

张　璐　陈士铎　高士宗　冯兆张　吴　澄　叶天士

程国彭　薛　雪　尤在泾　何梦瑶　徐灵胎　黄庭镜

黄元御　沈金鳌　赵学敏　黄宫绣　郑梅涧　顾世澄

王洪绪　俞根初　陈修园　高秉钧　吴鞠通　王清任

林珮琴　邹　澍　王旭高　章虚谷　费伯雄　吴师机

王孟英　陆懋修　马培之　郑钦安　雷　丰　张聿青

柳宝诒　石寿棠　唐容川　周学海

民国医家（7名）

张锡纯　何廉臣　陈伯坛　丁甘仁　曹颖甫　张山雷

恽铁樵